MAYO CLINIC
Cases in Neuroimmunology

梅奥神经免疫学
临床病例精析

原著 [美] Andrew McKeon　　[美] B. Mark Keegan　　[美] W. Oliver Tobin

主译　全　超　张包静子

中国科学技术出版社
·北 京·

图书在版编目（CIP）数据

梅奥神经免疫学临床病例精析 / (美) 安德鲁·麦基恩 (Andrew McKeon), (美) B. 马克·基冈 (B. Mark Keegan), (美) W. 奥利弗·托宾 (W. Oliver Tobin) 原著 ; 全超 , 张包静子主译 . 北京 : 中国科学技术出版社 , 2024. 10.

ISBN 978-7-5236-0988-0

Ⅰ. R392.9

中国国家版本馆 CIP 数据核字第 2024TW8140 号

著作权合同登记号 : 01-2024-0725

策划编辑	丁亚红　孙　超
责任编辑	张凤娇
装帧设计	佳木水轩
责任印制	徐　飞

出　　版	中国科学技术出版社
发　　行	中国科学技术出版社有限公司
地　　址	北京市海淀区中关村南大街 16 号
邮　　编	100081
发行电话	010-62173865
传　　真	010-62179148
网　　址	http://www.cspbooks.com.cn

开　　本	889mm×1194mm　1/16
字　　数	469 千字
印　　张	19
版　　次	2024 年 10 月第 1 版
印　　次	2024 年 10 月第 1 次印刷
印　　刷	北京盛通印刷股份有限公司
书　　号	ISBN 978-7-5236-0988-0/R·3331
定　　价	198.00 元

版权声明

译者名单

主　译　全　超　张包静子
副主译　章殷希　王　蓓　刘　强
译　者　（以姓氏笔画为序）

王　蓓	复旦大学附属静安区中心医院
全　超	复旦大学附属华山医院；国家神经疾病医学中心
刘　强	宁夏医科大学总医院
江飞飞	衢州市人民医院
杜　磊	新疆医科大学附属第一医院
李　恒	山东第一医科大学附属中心医院
李　翔	复旦大学附属华山医院；国家神经疾病医学中心
李文玉	浙江大学医学院附属邵逸夫医院
李晓阳	美国梅奥医学中心
杨　洁	武汉市第一医院
张包静子	复旦大学附属华山医院；国家神经疾病医学中心
陈　莹	皖南医学院弋矶山医院
陈瑞芳	郑州大学附属郑州中心医院
范宇欣	复旦大学附属华山医院；国家神经疾病医学中心
罗苏珊	复旦大学附属华山医院；国家神经疾病医学中心
周　磊	复旦大学附属华山医院；国家神经疾病医学中心
郑　扬	浙江中医药大学附属第一医院
孟　强	云南省第一人民医院
夏君慧	温州医科大学附属第一医院
黄文娟	复旦大学附属华山医院；国家神经疾病医学中心
常乔乔	西安市第一医院
章殷希	浙江大学医学院附属第二医院
景黎君	郑州大学第一附属医院
谭红梅	复旦大学附属华山医院；国家神经疾病医学中心

中文版序

神经免疫病种类繁多且临床表现复杂，其诊断和治疗对临床神经科医生要求较高，但同时也充满魅力，让人着迷。临床医学是一门实践性很强的学科，早在古希腊的希波克拉底时代，就非常强调临床观察、检查、记录和患者问诊分析，即使在医学技术高度发达的今天，通过直观且鲜活的临床病例学习仍是临床医生掌握疾病的重要形式。

本书以梅奥医学中心的真实病例为基础，将最新的诊疗知识融入每一个具体的病例中，病例简明扼要且不失生动，图表精美、层次丰富，内容全面、新颖、重视归纳，使读者能够很快抓住疾病的重点，以最新的认知维度理解各种神经免疫疾病的临床表现、诊断、治疗和预后。

非常高兴复旦大学附属华山医院神经内科全超教授的团队翻译了本书，把这部"有灵魂"的病例集呈现给国内对神经科疾病感兴趣的读者。在此，我强烈推荐广大同仁阅读。

复旦大学附属华山医院神经内科

内容提要

本书引进自牛津大学出版社，由梅奥医学中心的众多神经免疫学专家共同撰写，并得到了梅奥医学教育与研究基金会的大力支持。书中收录了来自梅奥医学中心的 83 个真实病例，著者将诊疗知识融入各个病例中，帮助读者快速抓住疾病重点，进而更好地理解各种神经免疫疾病的临床表现、诊断、治疗和预后。本书阐释简洁，图表丰富，讨论全面，非常适合神经科医生及相关住院医师、进修医师阅读参考。

原书序

近几十年来，梅奥医学中心（Mayo Clinic）研究者一直走在神经免疫学领域的前列。梅奥医学中心研究者发现，视神经脊髓炎（NMO）的特征是患者存在 AQP4 自身抗体，这证实 NMO 与多发性硬化不同。而后，梅奥医学中心的神经病学家制订了 NMO 谱系疾病的诊断标准，全面定义了其临床病程和神经影像学特征，并确定了依库珠单抗是治疗 NMO 的有效药物。梅奥医学中心研究者在识别影响神经系统的副肿瘤性疾病方面也处于领先地位，并为临床提供了诊断检测方法。

基于梅奥医学中心丰富的专业知识，主编 Andrew McKeon、B. Mark Keegan 和 W. Oliver Tobin 汇集了一批杰出的神经学家和神经免疫学家，记录了 83 个极具指导意义的病例，这些病例均来自编者接诊的真实病例。尽管编者众多，但所有病例病史的编写和格式均统一化，因此更易阅读。撰写每个病例的编者都是相关领域知名和备受尊敬的临床研究者。大多数编者被公认为相应领域关键文献的作者。

本书分为三篇，分别介绍了中枢神经系统脱髓鞘疾病、自身免疫性神经系统疾病、其他中枢神经系统炎性疾病和易与神经免疫病混淆的疾病。通过阅读这些病例，可了解这一快速发展的领域中多种疾病的临床诊断和治疗。这部病例集阅读起来十分有趣，有些是临床常见的诊断问题，有些则颇为深奥。各病例均可看作一个待解的谜。每个病例均从典型病史和检查开始，提供诊断流程，包括相关阴性检查，最后给出正确诊断和当前最佳治疗方法。病例格式允许读者根据具体情况展开，尝试诊断并应用于实践中。每个主题还包括相关的阅读建议和简短测验，以进一步强调关键点。

希望这部神经免疫学病例汇编能够获得对多发性硬化和相关疾病，以及对中枢神经系统自身免疫感兴趣的普通神经科医生、中级神经科医生、住院和进修医师的青睐。此外，本书的问答部分可作为临床医师准备医师资格考试的重要辅助材料。

祝贺 Andrew McKeon 医生、B. Mark Keegan 医生和 W. Oliver Tobin 医生组建了杰出的撰稿团队，以生动有趣的形式提供了有关神经系统疾病的全面且最新指导。

Anne H. Cross, MD
Professor of Neurology and
Section Head, Neuroimmunology/Multiple Sclerosis
Washington University School of Medicine
St. Louis, Missouri USA

译者前言

  过去的 10 余年间，神经抗体检测在我国蓬勃发展，以视神经脊髓炎、MOG 抗体相关疾病为代表的神经免疫性疾病在诊断上取得了长足的进步。随之，我们对这些疾病的临床表现有了更加深刻的认识，我国的代表性疾病队列在国际顶级刊物上报道。在多发性硬化领域，疾病修饰治疗的选择越来越多，国内的临床医生正努力再次熟悉这一经典疾病的早期识别、鉴别诊断和个体化治疗。通过对本书的翻译和整理，我们重温了多种疾病的基本临床思辨过程。对于这 83 个珍贵的病例，我们常常一边翻译，一边思考并猜测诊断，急于想知道答案是什么。当发现我们的思考与梅奥医学中心的同仁一致时，觉得非常高兴。其间，也发现了一些我们不太关注的细节，如孤立性硬化的识别、自身免疫性自主神经系统疾病容易被忽略的表现等。本书的翻译过程充满乐趣，是学习和交流的旅程。虽然技术日新月异，但本书再次强调了神经科临床基本功是第一位的。

  希望本书中文版的出版，能够给广大的神经科医生带来一段可以回味的体验，在工作中遇到具体病例时，能在脑海中想起本书中的相似病例。

复旦大学附属华山医院（国家神经疾病医学中心）神经内科
泛长三角脱髓鞘疾病协作组

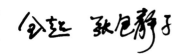

原书前言

在过去 20 年中，神经免疫学的诊断和治疗方法迅速发展，复杂性大大增加。多种实验室检查和先进的成像技术用于协助诊断。针对多发性硬化和视神经脊髓炎（NMO）开展的多项随机临床试验及罕见自身免疫病中开展的小型研究，催生了直接靶向免疫分子、机制特异性的疗法。脑血管、神经肿瘤和神经感染领域也取得一定进展。然而，这些进步对临床实践提出了更多挑战，早期准确的神经病学诊断比以往任何时期都重要。根据我们的经验，一些诊断误区在于仅关注检查和影像学的解读，而忽略了临床病史和体格检查的细微差别。尽管一些东西在不断改变（如科学技术），但仍有永恒不变的事情（如临床常识）。

MAYO CLINIC Cases in Neuroimmunology 收录了 83 个病例，均来自明尼苏达州、亚利桑那州和佛罗里达州梅奥医学中心多发性硬化和自身免疫神经专科的临床经验示例。这些病例主要关注病史、体格检查和实验室检查结果的关键内容及鉴别诊断，同时也广泛涉及治疗方法。为统一这些病例的形式，我们将本书分为三篇，即中枢神经系统脱髓鞘疾病（MS、NMO 和这些疾病的限制型）、自身免疫性神经系统疾病(通常根据 IgG 抗体生物标志物定义)、其他中枢神经系统炎性疾病和易与神经免疫病混淆的疾病。我们结合影像学、相关的病理学图像来全面解析这些病例。在评估神经系统疾病时，本书对普通神经科和神经免疫学亚专业的医学生、实习生、住院医生及内科和精神科医生具有非常重要的指导意义。

感谢 Kenna Atherton、LeAnn Stee、Jane Craig、Ann Ihrke 和 Alyssa B. Quiggle 博士在稿件编辑和准备过程中的鼎力相助。感谢 Collette Justin 在准备相关插图时提供的专业帮助。感谢我们的患者，也感谢我们亚专业以外的其他神经内科同事（其中几位参与编写了本书的部分章节），没有他们，我们就不可能遇到书中所描述的多位患者。最后，我们要向我们的伙伴 Jen、Jenny 和 Mairead，以及我们的孩子表达诚挚的感谢，感谢他们持久的耐心和爱心。

Andrew McKeon, MB, BCh, MD

B. Mark Keegan, MD

W. Oliver Tobin, MB, BCh, BAO, PhD

献　词

谨以此书纪念梅奥医学中心神经免疫学同事和朋友 Istvan Pirko, MD。

业内赞誉

"在过去的 30 年里，神经免疫学领域取得了蓬勃发展。我们了解如何诊断和治疗一系列神经免疫性疾病，从炎性肌病到多发性硬化。我们还可以诊断和治疗以前未被识别的疾病，如 MOG 抗体相关脱髓鞘疾病及鲜为人知的疾病（如视神经脊髓炎）。McKeon 博士和他在梅奥医学中心的同事一直站在最前沿，以拓展我们的神经免疫学知识。*MAYO CLINIC Cases in Neuroimmunology* 是非常吸引人的系列病例介绍，揭示了神经病学这一重要领域的现状。所有从事神经学相关专业的人都需要了解这一新兴领域的最新情况。没有比从 McKeon 博士及其同事的病例中学习更好的方法了。"

Dennis Bourdette, MD, FANA, FAAN,
Chair and Professor Emeritus, Department of Neurology,
Oregon Health & Science University

"*MAYO CLINIC Cases in Neuroimmunology* 是学习如何治疗神经系统自身免疫性疾病的绝佳方法。简洁的病例形式有助于读者快速获取相关信息，以便在自己的临床实践中想到这些诊断。每个病例都是独特的谜团，让读者着迷、投入并渴望阅读下一个病例。我强烈推荐这部令人爱不释手的书给临床医生，以使他们紧跟神经免疫学和自身免疫性神经病的发展。"

Stacey L. Clardy MD PhD,
University of Utah and Salt Lake City VA,
Salt Lake City, UT

目　录

中篇　自身免疫性神经系统疾病

下篇 其他中枢神经系统炎性疾病和易与神经免疫病混淆的疾病

附录　问与答

上 篇

中枢神经系统脱髓鞘疾病
CNS Demyelinating Disease

病例1 亚急性视力下降伴眼痛
A Woman With Subacute Painful Vision Loss

Jiraporn Jitprapaikulsan　M. Tariq Bhatti　Eric R. Eggenberger　Marie D. Acierno　John J. Chen　著

黄文娟　译　　张包静子　全　超　校

【病例描述】

1. 病史及查体

51 岁白种人女性，因上呼吸道感染后视力下降 1 周就医。患者诉双眼转动痛数天，视力下降至指数。诊断为视神经炎（optic neuritis，ON），给予 1g 甲泼尼龙静脉输注（intravenous meth-ylprednisolone，IVMP）治疗 3 天后患者视力显著改善，口服糖皮质激素治疗期间眼痛缓解。1 周后，患者晨起后又出现右眼痛及视力下降。再次接受为期 5 天的 IVMP 治疗，视力恢复至近基线水平。2 周后患者再发双眼痛及视力下降。右眼视力下降至手动，左眼视力下降至 20/50，伴右侧相对性传入性瞳孔障碍。眼底显示双侧视盘水肿（图 1-1A）。光学相干断层扫描（optical coherence tomography，OCT）显示双侧视网膜神经纤维层增厚（图 1-1B）。眼外肌运动未见异常。神经系统检查结果正常。ON 的鉴别诊断见表 1-1。诊断为慢性复发性炎性视神经病变（chronic relapsing inflammatory optic neuropathy，CRION）。

2. 辅助检查

患者眼眶 MRI 显示双侧（右侧较左侧显著）视神经和视神经周围强化（图 1-1C 和 D）。头颅及颈胸椎 MRI 未见明显异常。脑脊液检查显示，白细胞 2/μl（87% 淋巴细胞），蛋白质 31mg/dl，葡萄糖 63mg/dl，寡克隆带（oligoclonal band，OCB）阴性，IgG 指数正常，副肿瘤指标阴性。

血清 ACE、抗中性粒细胞胞质抗体、抗核抗体、Lyme 病、梅毒、结核和 AQP4-IgG 均为阴性。

血清 MOG-IgG 强阳性，滴度为 1∶1000。

3. 诊断

MOG-IgG 相关的复发性 ON。

4. 治疗

被诊断为 MOG-IgG 相关的复发性糖皮质激素依赖性 ON 后，该患者接受了 5 天的 IVMP 治疗。治疗后眼痛消退，视力恢复正常。静脉滴注治疗结束时患者开始口服糖皮质激素 50mg/d 和硫唑嘌呤 100mg/d（分次给药）治疗。1 周后硫唑嘌呤剂量增加至 150mg/d（分次给药），口服糖皮质激素在 6 个月内逐步减停。后续随访显示，患者双眼视力、色觉、视野均正常，双侧视盘轻度苍白。在接受长期免疫治疗期间，患者无脱髓鞘事件复发。

【讨论】

ON 是一种视神经的炎性脱髓鞘病变，表现为急性至亚急性视力丧失，多伴眼球转动痛。通常起病 1 周内视力下降至最差。ON 症状可表现为轻度色觉障碍至无光感。体格检查常可见相对性传入性瞳孔障碍。1/3 的患者存在视盘水肿。典型急性 ON 的治疗包括 3～5 天 IVMP（1g/d），常序贯短期口服糖皮质激素阶梯减量治疗。血浆置换可用于严重的糖皮质激素难治病例。长期的预防和预后取决于 ON 的病因。

在发达国家 ON 最常见的病因是特发性 ON 及多发性硬化（multiple sclerosis，MS）。近期，一些 ON 及中枢神经系统（central nervous system，

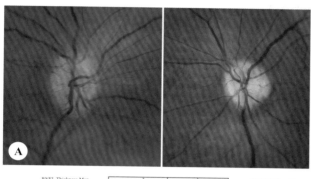

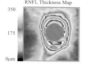

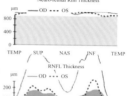

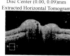

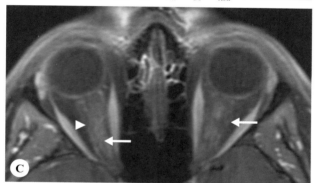

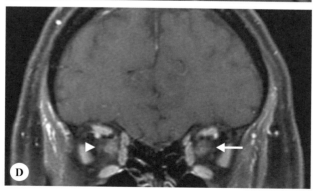

▲ 图 1-1　病例 1 的影像学检查

A. 眼底镜显示双侧视盘水肿；B. OCT 显示右眼视盘周围视网膜神经纤维层厚度为 333μm，左眼为 136μm；C 和 D. 轴位（C）和冠状位（D）MRI 显示双侧视神经强化（白箭）累及视神经鞘及眶周脂肪（箭头）。RNFL. 视网膜神经纤维层

表 1-1　视神经炎的病因及诊断	
病　因	诊　断
多发性硬化相关 ON	• 非糖皮质激素依赖 • 通常有异常的脑部和（或）脊髓 MRI 表现
AQP4-IgG 阳性 ON	• 非糖皮质激素依赖性 • 视力恢复往往较差 • 视盘水肿少见
系统性炎症或感染相关视神经病变	• 常出现系统性症状 • 通常有异常的影像学检查或实验室检查结果，如结节病可见胸部 CT 异常
特发性高颅压	• MRI 无视神经强化 • 可有头痛和其他颅内压增加的症状，但无眼痛 • 除严重或慢性视盘水肿外，一般不会有严重的视力丧失
Leber 遗传性视神经病变	• 假性视盘水肿 • 不伴眼痛 • MRI 上视神经强化少见 • 常见于年轻男性 • 非糖皮质激素治疗反应性或依赖性

AQP4-IgG. 水通道蛋白 4 - 免疫球蛋白 G；MRI. 磁共振成像；ON. 视神经炎

CNS）脱髓鞘病的血清学标志物被发现，如视神经脊髓炎谱系疾病（neuromyelitis optica spectrum disorders，NMOSD）和 MOG-IgG 相关疾病。表 1-2 比较了 MS、AQP4-IgG 及 MOG-IgG 相关的 ON。1/4 的 MS 患者起病时表现为 ON，整个病程中有 3/4 的患者会发生视神经炎；MS 患者最差视力较 MOG-IgG 及 AQP4-IgG 介导的 ON 患者好，眼眶 MRI 上呈典型的短节段视神经强化，脑脊液寡克隆带及头颅 MRI 上 MS 样的颅内病灶均有助于做出 MS 相关 ON 的诊断。50% 的患者在 ON 发作后的 15 年出现 MS 病程进展，如果基线头颅 MRI 没有 MS 特异性表现则这一比例为 25%，如果存在 MS 典型颅内病灶则为 72%。目前有许多用于 MS

特　点	AQP4-ON	MOG-ON	MS-ON
典型起病年龄	40 岁	30 岁	20 岁
性别分布	女性＞＞男性	女性 ≈ 男性	女性＞男性
眼痛	++	+++	+++
双侧同时发生的视神经炎	++	++	+
最差视力	严重	严重	不那么严重
ON 复发风险	+++	+++	++
CRION	罕见	++	罕见
其他症状或发现			
ADEM	罕见	++	罕见
脑干受累	+	++	+
间脑症状	++	罕见	罕见
LETM	+++	++	罕见
脊髓圆锥受累	+	+++	+
其他自身免疫疾病	+++	+	+
MRI 视神经病灶	长节段且靠后	长节段且靠前	通常为短节段
MRI 视神经周围强化	罕见	常见	罕见
视交叉受累	+++	+	罕见
MRI 颅内病灶	+	+	MS 样颅内病灶
脑脊液 OCB	罕见	罕见	+++
快速缓解	罕见	++	+
自发缓解	罕见	++	++
糖皮质激素依赖	罕见	++	罕见
视功能预后	差	好	好

表 1-2　AQP4-ON、MOG-ON 及 MS-ON 的比较

+. 不常见；++. 常见；+++. 非常常见；ADEM. 急性播散性脑脊髓炎；AQP4-ON. 水通道蛋白 4 抗体阳性的视神经炎；CRION. 慢性复发性炎症性视神经病变；LETM. 长节段横贯性脊髓炎；MOG-ON. 髓鞘少突胶质细胞糖蛋白抗体阳性的视神经炎；MRI. 磁共振成像；MS-ON. 多发性硬化相关的视神经炎；OCB. 寡克隆带；ON. 视神经炎

的疾病修饰药物。总体来说，MS 相关的 ON 视力恢复较好，92% 的患者可恢复至 20/40 或更好的视力水平。

NMOSD 的责任抗体 AQP4-IgG 于 2004 年被发现，这不仅改善了 NMOSD 的诊断，也彻底改变了我们对 NMOSD 的理解。NMOSD 的表型不再局限于 ON 及横贯性脊髓炎，还可有其他脱髓鞘表现，如极后区综合征（呃逆、恶心或呕吐）、急性脑干综合征、发作性睡病样症状或急性间脑综合征和伴有 NMOSD 特征性大脑病变的大脑综合征。AQP4-ON 患者视力丧失通常要比 MS-ON 患者严重。与其他类型的 ON 相比，AQP4-ON 眼

眶 MRI 呈长节段的视神经强化且通常累及视交叉。AQP4-IgG 阳性 ON 具有更高的复发风险及较差的视功能转归，最终视力中位数为数指。由于发作严重且预后差，AQP4-ON 除糖皮质激素冲击治疗外，还应使用早期血浆置换。所有患者也应接受长期免疫维持治疗。利妥昔单抗、吗替麦考酚酯和硫唑嘌呤均被作为预防 NMOSD 复发的超适应证用药。依库珠单抗、萨特利珠单抗、伊奈利珠单抗已获美国 FDA 批准治疗 NMOSD。

　　这个病例展示了 ON 最新生物标志物 MOG-IgG 介导的 MOG-ON 的经典临床表现。MOG-IgG 相关疾病的表型多种多样，但患者通常有严重的 ON，糖皮质激素治疗有效且预后好。86% 的患者存在视盘水肿，并且高达 50% 的病例为双侧视盘水肿。MOG-IgG 相关疾病患者可伴复发性脊髓炎，从而符合 AQP4-IgG 阴性 NMOSD 的诊断标准，也可出现 MRI 上 ADEM 样的颅内病灶和脑病表现。MOG-IgG 在 25%～50% 的先前被诊断为特发性 CRION 的病例中呈阳性。眼眶 MRI 增强通常可见大于 1/2 视神经长度的强化。有 50% 的 MOG-ON 病例可见视神经周围强化，这是 MOG-ON 的特征性表现。相比其他中枢神经系统症状，MOG-IgG

相关脱髓鞘病的复发更倾向为 ON 发作。与 AQP4-ON 相似，MOG-ON 发病时最差视力平均值为指数，但 MOG-ON 通常预后好，最终视力恢复较好。MOG-ON 发病后推荐糖皮质激素缓慢减量，因为许多病例呈糖皮质激素依赖性。长期免疫抑制治疗被推荐用于预防疾病复发，超适应证维持治疗包括硫唑嘌呤、吗替麦考酚酯、利妥昔单抗和 IVIG。

【要点】

• ON 是一种多病因的炎性疾病，包括与 MS、AQP4-IgG、MOG-IgG 相关的原因。

• 血清学和影像学检查有助于确立诊断。

• MOG-IgG 相关疾病可表现为严重的双眼痛性 ON，糖皮质激素治疗反应良好，与 AQP4-IgG 相比预后较优。

• 大剂量糖皮质激素冲击治疗是大多数 ON 发作的主要治疗方法，血浆置换被推荐用于重症且对大剂量糖皮质激素冲击疗法反应差的 AQP4-ON。

• 长期预防复发治疗的选择取决于 ON 的病因。

病例 2 软组织脓肿后快速进展的麻木无力
Rapidly Progressive Numbness And Weakness After Soft-Tissue Abscess

Elia Sechi　Dean M. Wingerchuk　著
黄文娟　译　张包静子　全　超　校

【病例描述】

1. 病史及查体

45 岁男性患者，既往体健，出现颈部疼痛和肿胀，1 周后出现发热、寒战及盗汗。颈部 CT 显示左侧颈部软组织脓肿。该患者最先接受了 10 天口服头孢氨苄治疗，无明显改善。肿块细针穿刺活检显示肉芽肿性炎和异质性淋巴细胞浸润，无恶性肿瘤的证据。病原培养显示鲍特杆菌，后调整其抗生素方案为阿莫西林 / 克拉维酸和阿奇霉素。2 周后再次穿刺和培养提示鲍特菌种对多数抗生素敏感，以及凝固酶阴性葡萄球菌。开始美罗培南和庆大霉素治疗。10 天后，他出现了急性尿潴留需要导尿，下肢麻木和无力，以及上肢麻木。2 天后，症状最重，他需要助行器辅助才能行走，存在 Lhermitte 征和勃起障碍。该患者被收治入院。

2. 辅助检查

脊髓 MRI 显示长节段非强化的 T_2 高信号病变，主要累及颈髓和胸髓腹侧和外侧（图 2-1A、B、E 和 F）。头颅 MRI 无明显异常。脑脊液检查显示，白细胞计数 581/μl（参考范围＜5/μl），中性粒细胞 42%，淋巴细胞 35%，单核细胞 22%，蛋白质水平升高（10^9mg/dl，参考范围＜45mg/dl），糖正常。未检测到脑脊液特异性寡克隆带，IgG 指数正常。脑脊液感染指标均为阴性。血清 AQP4-IgG、MOG-IgG 阴性，自身免疫性血清学结果和副肿瘤抗体检查均为阴性。

3. 诊断

感染后特发性横贯性脊髓炎（idiopathic transverse myelitis，ITM）。

4. 治疗

患者接受了 IVIG、IVMP（500mg/d，连续 5 天）和广谱抗生素治疗，脓肿和神经系统症状均得到改善。出院后，他能够在无辅助下行走。6 个月后的随访中，神经系统检查仅显示左侧髂腰肌轻度无力，下肢反射亢进。复查脊髓 MRI 显示病灶较前显著改善（图 2-1C、D、G 和 H）。为排除亚临床炎症活动行全身 ^{18}F-FDG-PET 检查，未发现明显异常。

【讨论】

急性横贯性脊髓病是一组异质性脊髓病变，表现为急性或亚急性脊髓功能障碍的症状及体征，通常是感觉、运动和自主神经表现的组合。可能病因包括血管性（如脊髓梗死）、感染（如梅毒）、肿瘤、放疗后、创伤性、遗传性 / 代谢性（如维生素 B_{12} 缺乏）和炎症。炎性脊髓病（脊髓炎）可发生于任何年龄或性别，总体上年轻女性（20—50 岁）更易患病。多发性硬化（MS）是脊髓炎的最常见原因，通常表现为脊髓 MRI 上短节段脊髓炎病灶（≤3 个连续椎体节段），导致不完全的脊髓功能障碍（部分横贯性脊髓炎），并且很少会导致截瘫。常伴随头颅 MRI 上的特征性 MS 脱髓鞘病变和脑脊液特异性寡克隆带（见于约 90% 的病例）。

脊髓炎的其他原因包括急性播散性脑脊髓炎（通常伴颅内病灶），全身性炎症性疾病（如结节病），以及中枢神经系统特异性自身抗体相关的脊髓炎。其中，AQP4-IgG 和 MOG-IgG 常与急性横贯性脊髓炎相关。与 MS 不同的是，AQP4-IgG 和 MOG-IgG 相关性脊髓炎通常呈长节段（＞3 个连续椎体节段），并通常检测不到脑脊液特异性寡克隆带。MRI 上主要累及腹侧脊髓实质，这也可见于脊髓前动脉相关的脊髓梗死和一些病毒感染。

然而，本例患者感染相关的全面评估未提示存在感染，亚急性病程和脑脊液细胞显著升高不支持脊髓梗死诊断。脊髓结节病也可能表现为长节段脊髓炎，但其通常伴有 MRI 上背侧软脊膜下强化，临床进展更缓慢（几周到几个月），并且激素减停时症状易复发。如果怀疑有神经结节病，全身 FDG-PET（该患者为阴性）有助于识别反应

全身性炎症的隐匿病灶，以便进行活检来明确诊断。本例患者也没有副肿瘤性脊髓病的危险因素（如吸烟史），副肿瘤性脊髓病呈对称性的脊髓背侧和（或）脊髓外侧受累。

尽管进行了全面的检查，但很大一部分的脊髓病最终被定性为特发性。ITM 是指炎性可能但无法确定确切病因的一组急性脊髓病。拟议的诊断标准旨在区分 ITM 与特异性疾病相关的脊髓病。依据这些标准，确诊 ITM 需满足：①发病时间为 4h 至 21 天（与超急性脊髓梗死和更隐匿的炎症性或代谢性脊髓病区分开）；②双侧（虽不一定对称）脊髓功能障碍的体征 / 症状；③明确的感觉平面；④MRI（如强化的脊髓病灶）或脑脊液（细胞增多症）提示炎症的证据；⑤排除其他可能原

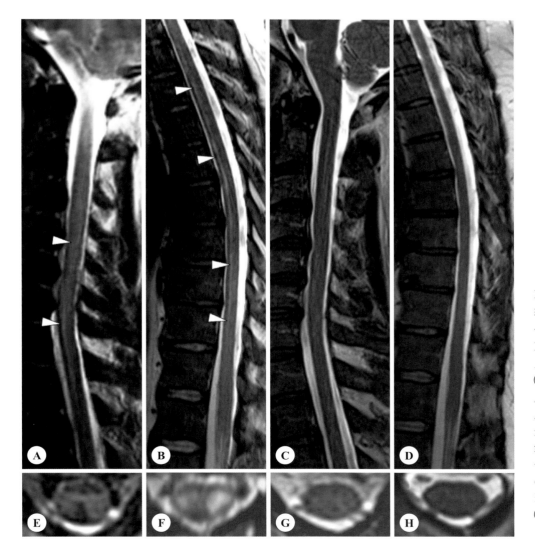

◀ **图 2–1　病例 2 的脊髓 MRI**

轴位（A 至 D）和冠状位（E 至 H）图像。A、B、E、F. 急性 T_2 加权序列显示长节段横贯性病变（箭头），主要累及颈髓腹外侧区域（A 和 E）和胸髓（B 和 F）；胸髓病灶表现出不太明显的连续性。该病灶无强化（图像未展示）。C、D、G、H. 6 个月时随访，图像显示颈髓（C 和 G）和胸髓（D 和 H）病灶几乎完全消退

因。采用这些诊断标准得出 ITM 的每年发病率和患病率分别为 8.6/1 000 000 和 7.9/100 000。然而，这些标准不是 100% 特异的，大约 15% 的患者最初诊断为 ITM 后满足 MS 诊断标准。此外，ITM 的临床和 MRI 特征常常是异质的（可从较轻微的 MS 样脊髓炎到严重致残的长节段脊髓炎），提示其不同的潜在病因。

ITM 可继发于感染或疫苗接种（感染后 / 疫苗接种后 ITM）。病原体通常为病毒性，有时也可是细菌性，在没有证据支持存在直接的 CNS 感染的情况下，感染被认为会触发自身免疫性 CNS 反应。虽然机制尚不明确，但据推测，可能是针对病原体或疫苗上抗原的抗体与具有相似构象（"分子模拟"）的 CNS 抗原发生交叉反应，从而导致自身免疫性中枢神经系统损伤。然而，感染也可能引起有潜在疾病的患者（如 MS 或携带 AQP4-IgG 或 MOG-IgG 者）出现急性发作，因此即使在有明确感染的情况下，也要对这些抗体进行检测。

尚无临床试验确定 ITM 的最佳治疗策略。常在诊断后开始使用大剂量激素冲击的经验治疗，血浆置换补救治疗、IVIG 和环磷酰胺可能也可用于重症或激素难治性病例。

【要点】

- 尽管进行了全面的检查，但仍有相当一部分的急性炎性脊髓病是特发性的。
- 由于缺乏特异性的生物标志物，ITM 诊断仍为排除性诊断。脊髓 MRI 强化病灶或脑脊液细胞增多支持病因为炎症，但也可见于其他非炎症性脊髓病变。
- ITM 的临床和 MRI 特征是异质的，并且常与其他类型疾病相关的脊髓炎（如 MS 脊髓炎、AQP4-IgG 和 MOG-IgG 相关性脊髓炎）的特征有所重叠。
- 标准治疗为大剂量激素冲击治疗，血浆置换或 IVIG 可用于重症或激素难治性病例中。

病例 3　颈部屈曲无力
Weakness With Neck Flexion

Brian G. Weinshenker　著

黄文娟　译　张包静子　全　超　校

【病例描述】

1. 病史及查体

51 岁女性，因 "行走 30min 后右足上抬困难" 就诊。休息后症状可缓解。数月后，她在颈部屈曲时出现自右手第四指、第五指和右侧身刺痛感。夜间有足部感觉异常，暴露于热环境时加剧。无小便障碍。

既往有 2 型糖尿病，目前饮食调节和口服药物治疗；高血压，血压控制良好；长期哮喘。

体格检查显示轻微的双侧手指轻度伸肌无力和骨间肌无力，颈部屈曲时无力加剧。双腿轻度痉挛，腱反射亢进。跖反射显示，右侧足趾无跖屈或跖伸，左侧足趾跖屈。步态正常，足跟 / 足尖走路轻度异常。

2. 辅助检查

脑部 MRI 显示微小的非特异性病灶，不提示脱髓鞘改变，延髓 – 颈髓交界处有一处 T_2 高信号灶，不伴强化（图 3-1）。脑脊液检查显示寡克隆带阳性，IgG 指数为 0.73（轻度升高）。EMG 无慢性失神经或神经再支配改变。

进行性脊髓病的鉴别诊断繁多，篇幅所限无法在此详细论述，但结合本例患者颈部屈曲时力量变化的特点，在表 3-1 中列出其鉴别诊断的关键点。

随后，应用带有扭矩测量传感器的装置（握力器）评估肌力，测量其颈部屈曲时手指肌力的改变。结果显示，屈颈时手指背伸肌力较颈部伸展时下降 14%（超过 4 次测试的平均值）（图 3-2）。

3. 诊断

患者被诊断为孤立性硬化，这是一组病因不明且未分类的疾病，可能是中枢神经系统脱髓鞘疾病的一种表现形式，并且与多发性硬化（MS）密切相关。

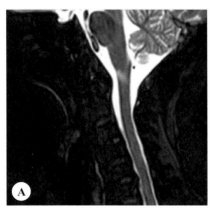 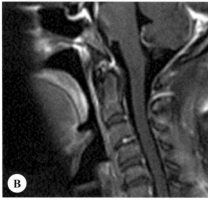 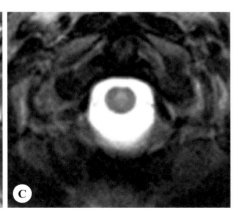

▲ 图 3-1　病例 3 的 MRI

图片展示了延颈交界处脂肪抑制成像（A）、矢状 T_1（B）和轴位 T_2 序列（C）。腹侧灰质 T_2 点状高信号，T_1 低信号，未见异常强化的信号，位置对应于锥体交叉

表 3-1 病例 3 的鉴别诊断	
可能的诊断	说　明
多发性硬化（MS）	缺乏提示既往脱髓鞘事件的症状及明确的头颅 MRI 影像学改变，这点降低但不能排除 MS 的可能；患者不满足诊断 MS 所需的空间多发的 MRI 标准
低级别胶质瘤	脑脊液中的寡克隆带在神经胶质瘤中不常见；无相应的强化及占位效应
肌萎缩侧索硬化 / 原发性侧索硬化	缺乏下运动神经元或延髓症状；阴性 EMG 结果；存在可靠的脊髓责任病灶
动态的脊髓压迫	与颈椎病相关的动态压迫，症状通常会随着脊柱的伸展而恶化；平山病可能是由颈部屈曲时硬膜后囊动态压迫所致，其表现是手臂的非进行性萎缩，通常见于年轻人，在该患者中未见该特征

EMG. 肌电图；MRI. 磁共振成像

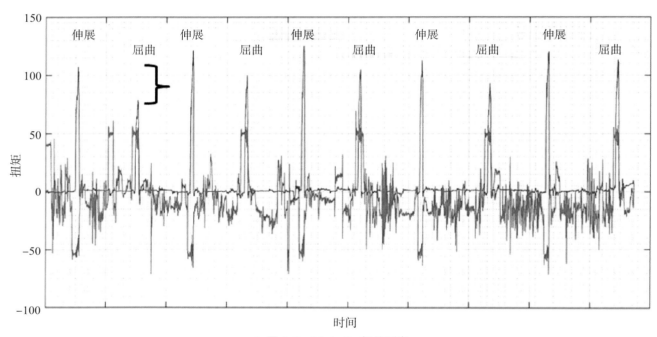

▲ 图 3-2　McArdle 征的测定

通过扭矩传感强度测量装置（握力器），测试患者颈部交替伸展（橙色线向下偏转）和屈曲（橙色线向上偏转）时的肌力大约 15min。蓝色峰表示患者对抗掌指关节屈曲所施加的力。图中括号显示，颈部屈曲时肌力均下降，尽管下降程度略有不同。与伸展颈部相比，在 5 次连续试验中前 4 次该患者颈部屈曲时的肌力较伸展颈部平均减弱 14%

4. 治疗

　　尽管患者不满足空间多发的诊断标准，但其治疗依据"原发进展型 MS"的诊断进行。在梅奥医学中心就诊之前患者拟诊为 MS，接受了醋酸格拉替雷（每周 3 次，每次 40mg）治疗。我们评估之后，告知患者当前尚无有效防止原发进展型 MS 患者病情恶化的治疗。奥瑞珠单抗最近获批了原发进展型 MS 适应证，如果在那个时候获批适应证，则也可作为备选治疗。奥瑞珠单抗的疗效较温和。故这个患者的主要治疗方法是物理治疗，包括保存体能，必要时助行器辅助行走，如脚撑或拐杖。

【讨论】

该患者临床表现符合慢性脊髓病变。病程非急性进展，并且症状在行走一段距离后才显露。

上下肢均受累、颈部屈曲时出现 Lhermitte 征提示病变位于脊髓，通常为脱髓鞘病变。然而，仅在延髓 – 颈髓交界处单个脊髓病灶，无既往发作史及支持"空间多发"的其他脊髓或颅内病灶，故不支持 MS 诊断。寡克隆带在健康人群中一般为阴性。有时在涉及脊髓病变的中枢神经系统感染或副肿瘤疾病的患者中可检测到寡克隆带，如 HIV 感染和 Amphiphysin 或坍塌反应调节蛋白 5（collapsin-response mediator protein 5，CRMP5）自身抗体相关的脊髓病变，鉴别诊断时需考虑到这些疾病。

McArdle 征是指表现为上运动神经元瘫痪的颈髓脱髓鞘患者出现一过性（颈部背伸时）肢体肌力增强。屈颈后无力在 1987 年也曾有报道，一名进展型 MS 患者在颈部屈曲状态下无法走下楼梯，因为屈颈加重了他的无力。大多数有脊髓病变的 MS 患者似乎都存在颈部屈曲时无力加重，即使他们没有脊髓病变的症状；脊髓有脱髓鞘的患者也普遍存在这种现象，正如本例孤立性硬化的患者存在颈部屈曲时无力加重的现象。McArdle 征通常在床边即能可靠评估，由于其对脱髓鞘疾病的高度特异性，它可能是寻找隐源性脊髓损伤病因的有用的临床线索。梅奥医学中心一项盲法研究定量评估 McArdle 征在各种病因的脊髓病中出现的情况，包括脊椎病引起的脊髓压迫、肌萎缩侧索硬化或脊髓肿瘤等，发现其具有高度特异度和中等程度的灵敏度。根据受试者操作特征曲线（ROC 曲线）下面积分析确定的截断值，相较其他非脱髓鞘性颈椎病变，肌力下降 10% 对 MS 的诊断具有完全的特异性。

针对单个脱髓鞘病灶相关的进行性脊髓病，梅奥医学中心的研究人员提出了孤立性硬化这一术语。孤立性硬化病灶通常为楔形偏心的典型 MS 脊髓病灶，病灶常位于延髓 – 颈髓交界处。关于进展型 MS 疾病进展的病理基础（通常以进行性脊髓病的症状为主）仍存在广泛争议。进展型 MS 患者常存在广泛的中枢神经系统病理改变，包括萎缩（尤其是灰质结构）和神经元标志物（如 N- 乙酰天冬氨酸）的逐渐减少，这些改变常常被传统 MRI 低估。此外，进展型 MS 出现广泛的皮质脱髓鞘病变，也与本例患者表现出的进展和临床特征相关。但也有临床医生认为脊髓上的"关键"病灶——局灶性脊髓萎缩，实际上与症状的定位所在相符，并可能是"疾病进展"的关键因素，而不是 MS 相关颅内病灶或弥漫性 CNS 病理过程所决定的。

【要点】

• 进行性脊髓病有多种多样的鉴别诊断。

• McArdle 征，颈部屈曲时短暂性的上运动神经元瘫痪加重，以手指伸肌无力加重为典型表现，是确诊脱髓鞘疾病的有用体征。

• 脱髓鞘疾病可能导致进行性脊髓病，即使只有孤立的影像学慢性脱髓鞘病灶（孤立性硬化）。在这种情况下诊断的关键是将症状和体征与病灶关联。孤立性硬化与肿瘤不同，病变通常无强化，也不会逐渐扩大。寡克隆带阳性是协助诊断的另一有用线索。

病例 4 新发右侧肢体麻木和复视
New-Onset Right-Sided Numbness And Double Vision

W. Oliver Tobin 著

黄文娟 译 张包静子 全 超 校

【病例描述】

1. 病史及查体

40 岁男性，右利手，因右手麻木、右侧面部麻木和复视就诊，症状在 10 天内达高峰。最严重时，患者无法书写。其症状持续 4 周后住院并接受了 5 天静脉甲泼尼龙治疗。患者的症状在 4 周内改善至正常水平的 95% 左右。残留右侧面部和右腿轻度麻木。起病 6 个月后体格检查正常。

2. 辅助检查

全血细胞计数，肾功能，肝酶、维生素 B_{12} 和叶酸水平，HIV、Lyme 病和巴尔通体的血清学检测，甲状腺功能，血清蛋白电泳，AQP4-IgG 和 MOG-IgG 正常或阴性。JC 多瘤病毒与水痘带状疱疹病毒抗体阳性，提示上述病毒前驱感染史。总 25(OH)D 水平低至 8.2ng/ml。OCT 结果正常。起病 3 个月后脑部 MRI 显示左中脑脚延伸至脑桥的 T_2 高信号病灶，无增强（图 4-1A 和 B）。右侧额叶深部白质可见小面积 T_2 高信号。起病 9 个月后随访头颅 MRI 显示，左侧中脑脚病变几乎完全消退，右额深部白质病变持续存在（图 4-1C 和 D）。颈髓和胸髓 MRI 结果正常。脑脊液白细胞 1/μl（参考范围 0~5/μl），其中 95% 为淋巴细胞；蛋白质 35mg/dl（参考范围 ≤35mg/dl）；寡克隆带阴性；IgG 指数正常（0.54，参考范围 ≤0.85）。

3. 诊断

诊断为临床孤立综合征（clinically isolated syndrome，CIS），即 MS 首次发作。

4. 治疗

在与患者详细讨论后，选择启用芬戈莫德作为疾病修饰治疗，每年常规复查头颅和颈 - 胸髓 MRI，在 5 年的随访中无复发。

【讨论】

典型脱髓鞘综合征（包括视神经炎、横贯性脊髓炎和核间性眼肌麻痹）的患者可能并不总是符合 MS 的诊断标准。在仔细排除其他相似疾病，主要是 AQP4-IgG 和 MOG-IgG 相关疾病后，可以做出 CIS 的诊断。

随着 MS 的 McDonald 诊断标准的更新，符合 CIS 的患者比例也下降了。在 2010 年修订之前，时间多发性的确立需要多次临床发作史，或系列 MRI 上出现新发 T_2 病变。2010 年修订版允许单次 MRI 在同时存在增强和非增强的典型 T_2 病灶的情况下诊断 MS。最新的标准（2017 年修订版）中寡克隆带阳性也可作为时间多发的替代证据。最初的 CIS 疾病修饰治疗临床试验中纳入的大部分患者放到今天来看也可被诊断为 MS。

尽管早期的 MS 治疗可以改善患者总体的预后，但在 15 年随访中，仅表现为视神经炎的 CIS 患者中只有 1/4 最终会发展为 MS。CIS 的诊断可能会让患者感到沮丧，因为它有时可能意味着医生无法做出 MS 的诊断。出于这个原因，我们通常将 CIS 视作 MS 的首次发作。

建议尽早与患者沟通疾病修饰治疗的风险和益处，而不是进行系列 MRI 随访。如果对 CIS 患

第 3 个月　　　　　　第 3 个月

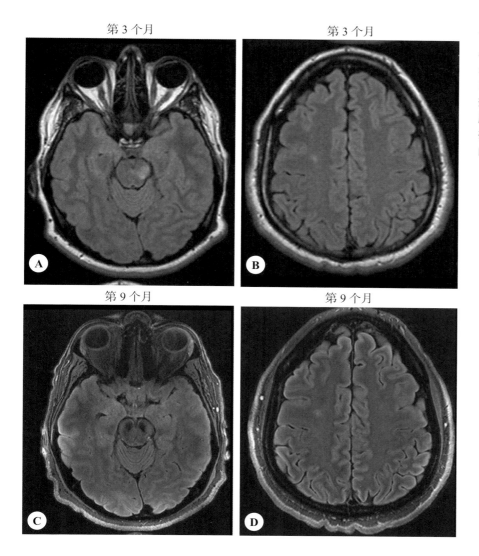

第 9 个月　　　　　　第 9 个月

◀ 图 4-1　病例 4 的 MRI

A 和 B. 起病后 3 个月的头颅 FLAIR 显示左侧中脑脚高信号和右侧深部白质的一小枚高信号病灶；C 和 D. 起病 9 个月后的随访影像显示左中脑脚病变几乎完全消退，右额叶病变持续存在，符合典型的脱髓鞘事件的演变过程

者采用观察，建议密切随访 MRI。目的是在没有疾病修饰治疗的情况下监测疾病活动，通常在首次 MRI 发现病灶后的 6～8 个月进行随访。其他检查，如 OCT 或视觉诱发电位可用于识别其他无症状的脱髓鞘病灶，这可能对疾病修饰治疗的决策过程有一定帮助。

　　总之，单次脊髓炎发作且寡克隆带阴性的患者通常可被诊断为 CIS。尽管不符合复发 - 缓解型 MS 的诊断标准，但这些患者随后可能出现进行性神经功能障碍，从而符合继发进展型 MS。因此，

同确诊复发 - 缓解型 MS 的患者一样，建议对这类患者也进行持续随访。

【要点】

- CIS 本质上是 MS 的首次发作。
- CIS 的定义随着 MS 诊断标准的更新而改变。
- 排除易与 MS 混淆的疾病，特别是 AQP4-IgG 和 MOG-IgG 相关疾病，对于确保正确治疗和随访尤其重要。

病例 5　进行性左下肢无力和胸髓病变
Progressive Left Lower Extremity Weakness And Thoracic Spinal Cord Lesion

B. Mark Keegan　著

黄文娟　译　张包静子　全　超　校

【病例描述】

1. 病史及查体

76 岁男性，因进行性左下肢无力就诊神经科。患者既往行走正常，直至 39 岁时才发现左下肢行走拖步，伴轻度跛行。随着时间的推移，这种情况逐渐加重，但进展非常缓慢。他在 40 岁时接受了评估，当时 EMG、头颅 CT 和体感诱发电位结果均正常。因存在进行性功能障碍，他不得不在 47 岁时停止滑雪。在 56 岁和 76 岁（20 年后）再次接受了评估。他曾接受过 2 次腰椎手术，最近一次在 68 岁时，并在 67 岁时因一次重大机动车事故发生了骨盆骨折。根据病史记载，他在手术和创伤后出现新发的右脚踝及下肢远端肌力下降。他开始使用左侧踝足矫形器，但没有使用其他步态辅助工具。

患者从未出现过急性神经功能障碍发作及缓解的病程，也没有视神经炎、无痛性双眼复视、Lhermitte 征、偏瘫、偏侧感觉障碍或已缓解的感觉性脊髓病的症状。无多发性硬化（MS）家族史。无其他重要的合并症。

在目前的神经系统查体中，精神状态和脑神经检查结果正常，面部、颈部和双侧上肢的肌力也正常。左下肢锥体束损害，中度无力；右下肢胫骨前肌、足内翻和外翻、伸大脚趾轻度下运动神经元瘫。与右侧相比，他的左侧反射亢进，左侧病理征阳性（跖反射足趾跖伸），右侧跖反射足趾跖屈。双侧脚趾振动觉中度减弱，但手部关节位置觉和振动觉正常。步态提示左下肢上运动神经元损伤，右下肢呈下运动神经元损伤，足跟站立困难，左侧重于右侧。

2. 辅助检查

颅脑 MRI 显示额叶脑白质中有 2 个明确的 T_2 高信号病灶，伴脑室周围 T_2 高信号（图 5-1A）、T_1 低信号病灶，无强化或颅后窝病变。颈髓 MRI 检查结果正常。胸髓矢状位和轴位 MRI 显示 $T_3 \sim T_4$ 水平左侧偏侧 T_2 信号异常，不伴强化（图 5-1B 和 C）。MRI 上的脑和脊髓变化与 7 年前及 20 年前发现的相似。从未做过脑脊液检查。双侧 OCT 结果正常。神经传导检测和 EMG 显示慢性右侧 L_5 神经根病变，没有活动性失神经支配的电生理证据支持右下肢无力为下运动神经元瘫。

3. 诊断

鉴别诊断见表 5-1。该患者诊断为原发进展型 MS。

4. 治疗

最初考虑使用奥瑞珠单抗（CD20 抗体），但考虑到几十年来病情进展极其缓慢，无新发 MRI 病灶或增强病灶，也考虑到患者年龄，建议改为保守的康复治疗。

【讨论】

人们逐渐认识到，脱髓鞘病灶的部位可能对 MS 运动症状的进展至关重要。最佳证据可能是进行性孤立性硬化的患者，这些患者在中枢神经系

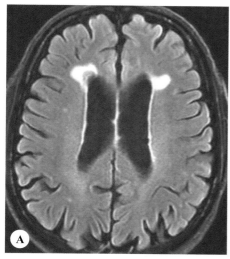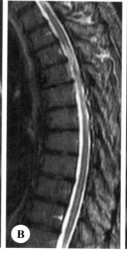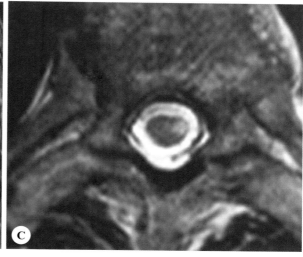

▲ 图 5-1　病例 5 的 MRI

A. 头颅轴位 FLAIR 图像显示脱髓鞘病灶负荷较低，左右半球白质有非增强病变；B 和 C. 矢状位（B）和轴位（C）胸髓图像显示导致患者出现进行性左下肢无力的脱髓鞘病灶

表 5-1　病例 5 的鉴别及排除诊断	
可能的诊断	不支持的证据
特发性横贯性脊髓炎	横贯性脊髓炎的神经系统症状 20 天内达高峰，而非进行性运动障碍
营养障碍性脊髓病	脊髓亚急性联合变性为双侧和较对称的损伤
脊髓肿瘤	有原发肿瘤病史与占位效应，通常 MRI 可见强化
复发缓解型 MS	无复发缓解病史，进行性运动障碍仅与进展型 MS（原发进展和继发进展型 MS）有关

MRI. 磁共振成像；MS. 多发性硬化

统内只有 1 个脱髓鞘病灶且运动症状的进展在解剖学上直接归因于该病灶。此外，据报道，一些患者的 CNS 疾病负荷非常轻（MRI 证据），但运动症状进展仍可在解剖学上归因于某些特定的病灶。这些关键的脱髓鞘病变也见于进行性偏瘫的 MS 患者。

本例患者的左下肢无力呈进行性、隐匿进展，完全由左侧皮质脊髓束病变所致。无中枢神经系统疾病所致的上肢或右下肢异常，右下肢功能障碍明显与创伤及手术后的陈旧性腰神经根病变有关，其本质为下运动神经元病变。

【要点】

• MRI 病灶负荷轻（总中枢神经系统脱髓鞘病变≤5 个）的患者，即少病灶的进展型 MS 患者，其运动症状的进展可归因于某一关键的脱髓鞘病灶，通常沿皮质脊髓束分布。

• 大多数少病灶的进展型 MS 患者从一开始就有进行性运动功能障碍（原发进展型病程），有些患者则在 1 次或多次临床复发后才出现进行性运动功能障碍（继发进展型病程）。

• 鉴于炎症证据有限（临床复发和 MRI 病灶负荷很少），MS 的疾病修饰治疗对少病灶的进展型 MS 是否有益尚不明确，因为目前 MS 疾病修饰治疗的主要目标是减轻炎症。

病例6 进行性痉挛伴 MRI 孤立病灶
Progressive Spasticity With A Single Magnetic Resonance Imaging Lesion

Samantha A. Banks　Eoin P. Flanagan　著

黄文娟　译　　张包静子　全　超　校

【病例描述】

1. 病史及查体

一名 59 岁的白种人男性，有皮肤基底细胞和鳞状细胞癌切除史，诉行走困难 3 年。行走障碍的恶化导致他无法继续工作，不得不在 2 年前退休。此外，他还有乏力和勃起功能障碍，无膀胱直肠功能障碍。在接受步态障碍评估前 2 周，他开始使用拐杖行走。他曾就诊外院，未明确诊断。接受过大剂量静脉甲泼尼龙和免疫球蛋白的经验性治疗，无改善。他还接受了巴氯芬和达法吡啶治疗，亦无改善。其他药物治疗包括维生素 D 和西地那非。否认吸烟史，否认多发性硬化（MS）家族史。起病 3 年后神经系统体格检查显示，右侧 Hoffman 征阳性和右侧三头肌轻度无力，其余部位肌力正常。有痉挛步态，双下肢中度痉挛状态，双侧膝踝反射亢进，双侧巴宾斯基征阳性。余基本正常。

2. 辅助检查

脑部 MRI 显示在延髓 – 颈髓交界处（图 6–1A）、延髓锥体处有孤立病灶，右侧更显著。在颈髓 MRI 上也可见相应的萎缩（图 6–1B），不伴强化。脑脊液白细胞计数正常，蛋白质水平升高（108mg/dl，参考范围 0～35mg/dl），寡克隆带阳性。根据可能的病因进行全面检验，包括人类嗜 T 淋巴细胞病毒 –1（HTLV-1）、HIV、副肿瘤自身抗体、叶酸、维生素 B_{12}、甲基丙二酸（methylmalonic acid，MMA）、铜和维生素 E，均未见明显异常。

3. 诊断

其进行性症状、脑脊液检查结果和病灶形态可符合进行性孤立性硬化的诊断。

4. 治疗

该患者就诊时，尚无批准用于进行性孤立性硬化的免疫调节药物，故未用免疫调节药物，建议持续对症支持治疗。

【讨论】

进行性孤立性硬化是一种罕见的 MS 变异型，患者有单个中枢神经系统脱髓鞘病变，并且出现由该病灶所致的进行性残疾。患者起病时可先有临床发作，之后进展，也可呈进展型病程而无首次发作。仅单个病灶缺乏空间多发性使这些患者达不到 MS 的诊断标准。这通常导致患者无法得到诊断（如病例 6 患者），故有人建议将这种 MS 变异型纳入未来的 MS 诊断标准。

MRI 上 MS 的特征性病变导致的进行性运动障碍、寡克隆带阳性或 MS 家族史（虽然病例 6 患者没有）是此病的线索。病变通常沿着皮质脊髓束的功能区分布，病变好发部位有 2 个：①延髓 / 延髓 – 颈髓交界处前侧，通常导致进行性四肢轻瘫；②脊髓侧索，通常导致进行性无面瘫的轻偏瘫。

随着时间的推移，病变通常会出现局部萎缩，有助于与逐渐增大的肿瘤性病变区分开来。脊髓 T_2 高信号病灶为短节段，在矢状位图像长度小于 3 个锥体节段，在轴位上通常局限于侧索。

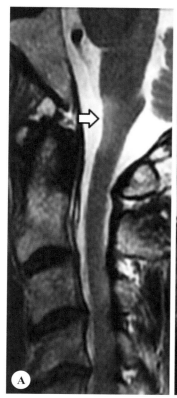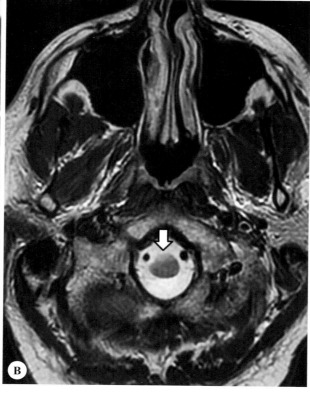

◀ 图 6-1　病例 6 的 MRI
A. 矢状位图像可见在延髓 - 颈髓交界处延伸到延髓锥体的 T_2 高信号（箭）；B. 轴位图像显示脊髓右侧的较显著的高信号（箭）

这些单个"关键病灶"为 MS 的疾病进展的潜在机制提供了新的认识，即位于功能区的单个病灶可导致残疾进展。后来也有证据表明，在具有 2 个或更多个病灶的更典型的 MS 患者中，残疾进展也可归因于位于这些部位（延髓锥体或侧索）的单个病变。大多数 MS 患者病灶分散于颅内和脊髓，因而很难确定单个病灶对残疾进展的影响大小。然而，在一些病灶负荷量小的 MS 患者，残疾进展可归因于单个病灶。这些关键病灶挑战了 MS 运动进展源于弥漫性退行性病变的概念，并表明功能区的单个重要病灶可能是造成进展的突出的原因。需要进一步的研究来确定这种病灶在残疾进展中的确切作用。

【要点】

• 进行性孤立性硬化是一种罕见的 MS 变异型，这类患者只有 1 个病变，并且可出现由该病变所致的残疾进展。

• 进行性孤立性硬化患者通常不符合 MS 诊断标准，因为缺乏空间多发性。

• 进行性孤立性硬化的病变通常位于侧索或延髓 / 延髓 - 颈髓交界处腹侧。

• 随着时间的推移，进行性孤立性硬化的 MRI 病灶会出现局灶性萎缩。

病例 7　波动性视力丧失、癫痫发作和左侧顶枕叶占位
Fluctuating Vision Loss, Seizures, And Left Parieto-Occipital Mass

Alicja Kalinowska-Lyszczarz　W. Oliver Tobin　Yong Guo　Claudia F. Lucchinetti　著

黄文娟　译　　张包静子　全　超　校

【病例描述】

1. 病史及查体

35 岁男性，因进行性视力障碍就诊。头颅 MRI 显示左侧顶枕部大病灶伴强化（图 7-1A）。经地塞米松治疗后，视力有短暂改善。在 5 天内，他的视力又逐渐恶化。症状出现 2 周后，头颅 MRI 显示病灶缩小（图 7-1B），遂停用激素。脑脊液检查显示白细胞计数和 IgG 指数正常，寡克隆带阴性。症状出现 2 个月后，患者出现失读症，不伴失写，随访 MRI 显示病灶变大，延伸至右半球（图 7-1C）。

2. 辅助检查

发病 2 个月后，患者接受了左枕叶活检，结果显示巨噬细胞富集的活动性脱髓鞘病变，轴突相对保留（图 7-2）。次日，患者出现右臂无力和失语，并伴发热，体温 38.5℃。他接受了地塞米松治疗。EEG 提示多次癫痫发作。复查脑脊液显示白细胞计数略有增加（10/μl，参考范围≤5/μl），蛋白质水平升高（98mg/dl，参考范围≤35mg/dl），IgG 指数为 0.84（参考范围≤0.85），并且存在 3 条脑脊液特异性寡克隆带。他接受了 5 天的 IVMP 和左乙拉西坦治疗后症状好转。

脑活检 4 周后，患者出现定向障碍，伴头痛和视物模糊。复查头颅 MRI 显示左侧顶枕部可疑脓肿 / 出血（图 7-1D）。他接受了经验性抗生素治疗。10 天后出院，继续经验性抗生素治疗，方案为甲硝唑、万古霉素和头孢吡肟，持续 4 周。

出院后，他的视野开始恶化，左下象限有一小块楔形视野缺损。头颅 MRI 无明显变化（图 7-1E）。OCT 及脊髓 MRI 结果正常。患者接受了血浆置换，序贯为期 6 个月的环磷酰胺治疗。起病 11 个月后头颅 MRI 明显好转（图 7-1F）。

3 年半后，患者因左腿无力伴感觉减退就诊急诊。头颅 MRI 较前无明显变化，但脊髓 MRI 显示 $T_{2\sim7}$ 新的脱髓鞘病灶伴强化。血清 AQP4-IgG 和 MOG-IgG 呈阴性。他接受了 5 天 IVMP，随后进行了 6 次血浆置换，症状好转。

3. 诊断

复发型瘤样脱髓鞘。

4. 治疗

该患者随后接受了奥瑞珠单抗治疗。

【讨论】

瘤样脱髓鞘病灶（tumefactive demyelinating lesions，TDL）临床和影像上均诊断困难，尤其当它们是脱髓鞘疾病的首发表现时。通常，TDL 病灶大（＞2cm），伴水肿、占位效应和多变的强化形式（如开环强化）。这导致其与肿瘤难以区分，并可能需要活检。TDL 的其他 MRI 特征包括 DWI 的病灶周围弥散受限、系列头颅 MRI DWI 的快速变化、T_2 加权边缘低信号。

如病例 7 患者所示，诊断通常基于病灶的组织病理学分析。组织病理学上，由于存在星形细胞有丝分裂和 Creutzfeldt-Peters 细胞（具有碎片核包涵体的反应性星形胶质细胞），TDL 仍可能与神经胶质瘤相混淆，但可通过存在显著的巨噬细胞

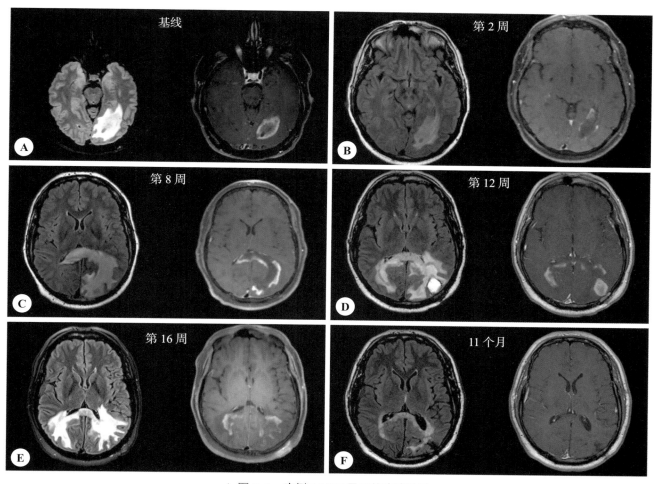

▲ 图 7-1　病例 7 MRI 显示的疾病进展

在每张子图中，左侧为 FLAIR 序列图像，右侧为 T₁ 增强图像。A. 基线，可见一个左侧顶枕叶大病灶，T₁ 增强有强化；B. 第 2 周时，病灶的大小和强化均减小；C. 第 8 周时，病灶增大，并延伸至胼胝体压部；D. 第 12 周时（活检后 4 周），图像显示活检后并发脓肿；E. 第 16 周时，病灶相对稳定；F. 在 11 个月时，经过 6 个月环磷酰胺治疗后，病变大小和强化均显著改善

浸润，并且通常具有清晰的病灶边界来区分（图 7-2）。如果进行活检，组织病理学分析应包括髓鞘、轴突和巨噬细胞染色，以仔细筛查可能的脱髓鞘疾病，从而避免不必要的放射治疗。

TDL 是一种相对罕见（见于 1‰～2‰ MS 病例）的非典型中枢神经系统脱髓鞘疾病。非典型中枢神经系统脱髓鞘疾病之间存在一些重叠。Balo 同心圆硬化，其特征是病理和 MRI 呈同心圆外观，是髓鞘脱失区域与髓鞘相对保留区域交替的结果，也可呈假瘤样。在 TDL 和 Balo 同心圆硬化中，临床表现通常与瘤样病灶有关，症状因部位而异，如不及时治疗，会迅速恶化。尽管起病不典型且有时

具有侵袭性，但与病程超过 10 年的典型 MS 患者相比，这两种疾病的预后都可能较好，起病至第 2 次发作的间隔更长，长期运动障碍程度较轻。

重要的是，并非所有瘤样脱髓鞘病例都会进展为临床明确的复发缓解型 MS(relapsing-remitting MS，RRMS)。TDL 的病程异质性大，从高致死率的高侵袭性暴发性 Marburg MS 变体到经典的假瘤样起病的 RRMS。其余的患者会完全缓解，不会进一步满足 MS 的 McDonald 空间和时间多发的诊断标准。也曾有报道仅有 TDL 复发和缓解的病例（无经典 MS 病灶）。此外，瘤样脱髓鞘与 MS 的免疫疗法（如芬戈莫德）有关，这种情况下，TDL

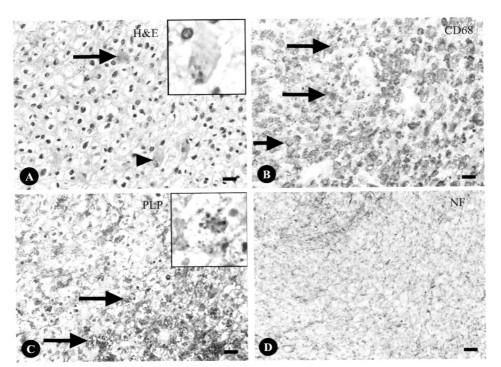

▲ 图 7-2　脱髓鞘病变活检组织病理学特征

A. 枕叶活检显示嗜酸性反应性星形胶质细胞（箭）和 Creutzfeldt-Peters 细胞（箭头和插图，400×）（HE 染色）；B 至 D. 免疫组织化学染色；B. CD68 染色显示病灶富含巨噬细胞（箭）；C. 抗髓鞘蛋白脂质蛋白染色，巨噬细胞内可见局灶性髓鞘脱失和髓鞘碎片（箭），提示脱髓鞘活跃，插图显示富含脂质的巨噬细胞（400×）；D. 抗神经丝染色显示轴索相对保留。比例尺，20μm

发生在经典的 RRMS 病程后。TDL 还可见于视神经脊髓炎谱系疾病、MOG-IgG 相关疾病、Baló 同心圆硬化和急性播散性脑脊髓炎。本病例尽管存在脑脊液特异性寡克隆带且 AQP4-IgG 和 MOG-IgG 阴性，但对于经典 RRMS 而言，长节段横贯性脊髓炎是非典型表现。这强调了 CNS 炎性疾病诊断分类的复杂性，以及不同病种间可能存在重叠。

重要的是，在大多数 TDL 病例中，活检前通过仔细的 MRI 检查也可发现其他 CNS 脱髓鞘病灶。因活检会带来的并发症，应尽可能避免脑活检。

【要点】

• TDL 是一种非典型的中枢神经系统脱髓鞘疾病，需与肿瘤进行鉴别，诊断可能需要脑活检。虽然发病时可能需要更激进的治疗（血浆置换、环磷酰胺免疫抑制治疗），但完全缓解和单相病程并不少见，长期预后通常良好。

• MRI 上的 TDL 特征包括病灶＞2cm、水肿、占位效应、强化（常为开环强化）、病灶周围弥散受限、T_2 加权边缘低信号或累及胼胝体的蝴蝶形信号。

• 尽管 MRI 表现不典型，活检前 MRI 可见大多数 TDL 呈多灶性。应尽可能避免脑活检防止相关并发症。

• TDL 可见于 MS 本身、暴发型 Marburg 变异型 MS、Baló 同心圆硬化、视神经脊髓炎谱系疾病、MOG-IgG 相关疾病和急性播散性脑脊髓炎。

病例 8 弥漫性疼痛伴头颅 MRI 异常
Diffuse Pain And Abnormal Brain Mri Findings

Andrew McKeon 著

黄文娟 译 张包静子 全 超 校

【病例描述】

1. 病史及查体

46 岁女性，既往有典型偏头痛史，症状已缓解 20 年。患者出现新的左眼球后痛，随后整个头痛，1 天后自行缓解。之后，她开始头痛阵发性出现，频率为每月 10 天，头痛于清晨发生，服用布洛芬常可迅速缓解。她的睡眠质量开始下降。随之出现易怒、认知障碍和疲劳。而后头痛每天发作，伴周身不适，主要累及四肢和腰部。夜间因疼痛无法入睡，改变姿势时疼痛加剧。

行多导睡眠监测，被诊断为阻塞性睡眠呼吸暂停。通过持续气道正压治疗，睡眠质量得到了改善，但她每天仍有头痛、认知障碍和四肢疼痛。尽管她没有蜱叮咬、皮疹、发热或伯氏疏螺旋体试验阳性的病史，她仍被诊断为"血清阴性 Lyme 病"。多西霉素治疗 14 天后，症状无改善。

2. 辅助检查

经全面实验室检查，内科和风湿病专家会诊后，患者被诊断为纤维肌痛。给予低剂量阿米替林、去甲替林、加巴喷丁和普瑞巴林的短期试验性治疗，但均因不能耐受而停药。患者担心她可能患有多发性硬化（MS）而行头颅 MRI 平扫和增强扫描。提示多发点状 T_2 异常信号，需与脱髓鞘疾病相鉴别。于是患者去其他机构寻求意见。

梅奥医学中心评估了患者的病史，神经系统及风湿检查，结果均正常，并证实患者有弥漫性四肢和背部肌筋膜疼痛和压痛。查体发现患者 18 个纤维肌痛特征性压痛点中的 15 个有压痛。回顾

患者头颅 MRI，可见深部白质非特异性 T_2 信号改变，但没有脊髓、脑干、小脑、近皮质或胼胝体的典型卵圆形脱髓鞘病变（图 8-1）。非特异性病灶无强化。针对其疼痛症状可能的鉴别诊断进行了全面检查，无明显异常结果（表 8-1）。

3. 诊断

该患者被诊断为中枢敏化的纤维肌痛，伴头颅 MRI 非特异性病灶。

4. 治疗

与患者就纤维肌痛和中枢敏化进行了详细讨论。内容涵盖诊断和急性治疗策略到康复方法。建议患者进行循序渐进的躯体康复和认知行为重塑。

建议患者完成一项纤维肌痛和慢性乏力的治疗，即为期 8h 的自我管理计划，重点是认知和行为疗法、压力管理、睡眠保健、平衡的生活方式、劳逸结合、保存体能和渐进增加强度的运动。鉴于患者之前对诸多药物耐受性差，不建议使用新的药物。

【讨论】

本例患者症状不典型（仅疼痛）、各项检查结果和头颅 MRI 表现有助于排除脱髓鞘疾病（MS）的诊断。健康人随着年龄增长，特别是偏头痛患者（如本例患者）或具有微血管危险因素（如糖尿病、吸烟、高血压和高胆固醇血症）的患者，影像学检查可有白质疏松改变。

本病例具有挑战性的是需要排除其他可能

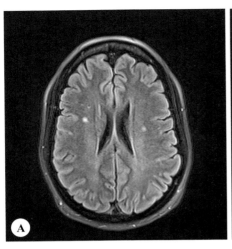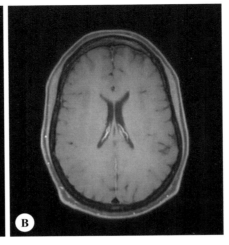

◀ 图 8–1　病例 8 的 MRI
轴位、T_2/FLAIR（A）和 T_1 增强图像（B）显示 T_2 多发点状异常信号，形状和分布非特异性（局限于深部白质）（A）病灶无强化（B）

表 8–1　弥漫性肢体不适和疲劳的鉴别诊断		
代谢疾病 • 肾衰竭 • 肝功能衰竭 • 呼吸衰竭	**维生素 / 矿物质缺乏** • 维生素 B_{12} • 叶酸 • 铁 • 铜 / 维生素 E	**血清阴性关节病** • 骨关节炎 • 银屑病关节炎 • 软骨病 • 血色病
内分泌疾病 • 甲状腺功能减退 • 肾上腺皮质功能减退 • 垂体功能减退	**自身免疫性疾病** • 类风湿性关节炎 • 系统性红斑狼疮 • 混合性结缔组织病 • 多发性肌炎 • 乳糜泻 • 风湿性多肌痛	**其他病因或诱因** • 未治疗的睡眠障碍 • 小纤维神经病 • 抑郁症，焦虑
肿瘤 • 异常蛋白血症 • 转移性骨病		

导致患者症状的病因，以明确诊断。纤维肌痛的诊断基于身体疼痛和压痛的症状。偏头痛的诊断部分基于排除其他诊断，部分基于阳性检查结果。疲劳、睡眠障碍和情绪改变是纤维肌痛的常见诱因及结局。此外，一些患者中枢神经系统对感觉输入信号反应性增强，引起疼痛超敏反应。这种现象称为中枢敏化。常见症状有肢端感觉异常、头痛、耳痛、下颌痛、振动感、躯干和肢体痛觉过敏。认知症状通常被患者称为"脑雾"，通常继发于睡眠障碍和情绪改变。有长期症状的患者在首次就诊时可能依赖轮椅行动，会被诊断为无法治愈的神经退行性疾病，如肌萎缩侧索硬化。

特定区域（触发点）轻压痛是典型表现，但不是诊断纤维肌痛的必要条件。床边认知检查通常表现为注意力不集中（数字和单词记忆不佳），但没达到真正的健忘症水平（5min 延迟回忆正常）。在肌力检查时，未尽全力或退让很常见。尽管存在轻微的小纤维感觉变化（特别是温度感觉减退），但通过病史和查体可排除大多数其他诊断。EMG 和神经传导检查可排除广泛的神经病变，但患者对该检查的耐受性也较差。

纤维肌痛可为表 8–1 中列出的任一慢性病的继发表现或原因不明原发性。未经诊断和治疗的纤维肌痛可能会导致严重的残疾。治疗包括关于诊断的全面咨询、针对神经痛的药物治疗和康复。阿片类药物无效，应逐渐减量并停药。有效治疗疼痛的一线药物（也可能改善睡眠和情绪）包括三环类抗抑郁药（阿米替林或去甲替林，每晚 25～75mg）和加巴喷丁（300～3600mg/d，通常分 3 次服用）。度洛西汀和普瑞巴林被美国 FDA 批准用于治疗纤维肌痛，但在实践中通常用作二线治疗。康复包括循序渐进的运动计划和其他干预措施，如水疗、瑜伽、太极和一些口服补充剂。除了排除表 8-1 中的诊断外，对内科医生来说，评估、转诊和治疗相关疾病是至关重要的，包括抑郁、焦虑和睡眠障碍（不宁腿或阻塞性睡眠呼吸暂停）。

【要点】

• MRI 上的多灶性脑白质疏松改变在普通人群中很常见，常被误诊为脱髓鞘疾病。

• 纤维肌痛是弥漫性疼痛和运动障碍的常见原因，但通过正规治疗可以完全恢复功能。

• 明确纤维肌痛诊断前应排除其他可能导致弥漫性疼痛的病因。

• 纤维肌痛的管理包括咨询、适当的镇痛药和循序渐进的运动计划。

病例 9　偶然发现的病变
Lesions Found By Chance

Dean M. Wingerchuk　著

黄文娟　译　　张包静子　全　超　校

【病例描述】

1. 病史及查体

26 岁白种人女性，首次出现短暂性的视觉障碍，患者 12 岁起有无先兆的发作性偏头痛病史，平素体健。患者诉"失明"持续了 15min，双侧视野出现带明亮锯齿状边界的"黑色斑点"，在她双眼视野中移动后完全消失。数分钟后，患者出现典型的偏头痛发作。鉴于患者有典型的偏头痛发作病史，新发的视觉事件的临床特征与偏头痛先兆高度一致。行头颅 MRI 检查显示，见数个脑室周围病变（图 9-1），包括一些累及胼胝体并垂直于胼胝体表面的病变。增强后见一个病灶强化。患者既往神经系统疾病史除偏头痛和单次视觉事件外，无其他症状或临床事件发生。神经系统体格检查正常。

尽管 MRI 排除了可能导致视觉事件的结构性病变，但由于白质病灶的形式，考虑诊断为多发性硬化（MS）。头颅 MRI 有白质病变的头痛患者中，鉴别诊断有多种可能，包括缺血、炎症、血管炎和脱髓鞘等。临床与影像学的相关性至关重要。在新发头痛的患者中，白质病变可能与症状有关（如血管炎）。然而大多数情况下，检测到的白质病变与头痛间接相关或无关。诊断有赖于病灶形态。在典型偏头痛患者中，白质病变最常见的是点状或小的、皮质下的、非特异性的，类似于小血管病改变，但比相应年龄的预期白质病变的数量更多。而累及外囊、最外囊和颞叶前部的广泛且融合的皮质下病变提示皮质下梗死伴白

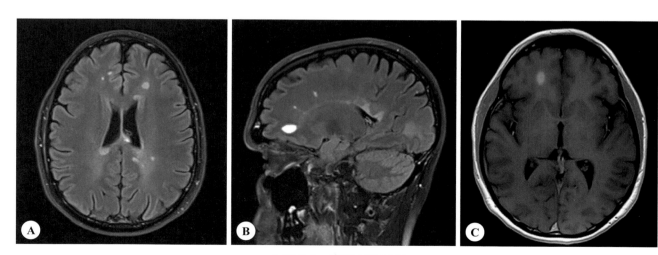

▲ 图 9-1　病例 9 的 MRI

轴位（A）和矢状位（B）FLAIR 显示数个脑室周围病变，包括垂直于侧脑室表面的病变（B）；在 T₁ 加权轴位成像上（C），可见右前额部强化灶

质脑病的常染色体显性遗传性脑动脉病（cerebral autosomal dominant arteriopathy with subcortical infarcts and leukoencephalopathy，CADASIL），询问有无偏头痛、早发性脑卒中和阿尔茨海默病的家族史至关重要。

本例患者白质病变的形式强烈提示脱髓鞘病变。病变呈卵圆形、大小中等和位于脑室周围的特征均支持上述结论。轴位 T_2 加权 FLAIR 显示胼胝体受累，并有垂直于侧脑室表面放射状的 Dawson 手指征，高度符合脱髓鞘病灶特征。上述发现提示 MS 可能，但这仅是临床诊断。在这种情况下，应重新评估患者的病史，寻找之前临床脱髓鞘事件的证据。包括询问 Lhermitte 征、伴眼痛的单眼视力丧失（提示先前有视神经炎发作）或持续数天至数周的感觉异常、无力、步态障碍、眩晕及脑干症状，无论它们是单独出现还是组合出现。病例 9 中，患者无法回忆起任何此类症状或事件。患者有一位远方表亲患有进展型 MS。

2. 辅助检查

完善 MRI 检查，并全面评估其 MS 患病风险。颈椎和胸椎 MRI 检查结果正常。脑脊液检查显示白细胞 2/μl，葡萄糖和蛋白质水平正常，IgG 指数正常，无脑脊液特异性寡克隆带。

3. 诊断

该患者被诊断为放射学孤立综合征（radiologically isolated syndrome，RIS）。

4. 治疗

告知患者相关的 MRI 结果和未来发展为 MS 的风险。4 个月后复查头颅 MRI 显示右侧额叶病灶强化消退，无新发病灶。建议在 1 年内进行临床和 MRI 随访，如果出现任何相关的神经系统症状则应尽快复诊，并对患者进行了有关脱髓鞘事件的症状演变模式和时间的宣教，以帮助她区分阳性症状及假性的神经系统症状，如一过性感觉异常。患者未接受疾病修饰治疗（disease-modifying therapy，DMT）。

【讨论】

该患者为 RIS 患者，即无 MS 的症状或体征的患者偶然发现 MRI 上的脱髓鞘病变。RIS 最新诊断共识推荐 RIS 诊断需 MRI 上证实的空间多发，即有 1 个或多个 T_2 高信号病变，并且这些病变累及下列部位中的至少 2 个：脑室周围白质、皮质下白质、脊髓或幕下。排除标准是：①既往有支持 MS 诊断的症状和（或）客观体征；②可解释 MRI 异常的任何其他疾病，尤其是衰老或与血管相关的异常，以及毒物或药物导致的异常。

RIS 患者存在临床进展为 MS 的风险；在 5 年的随访中，30%～50% 的患者将达到 MS 标准。增加转化（出现症状）风险的因素包括确诊 RIS 时存在脊髓病变、诊断时年龄较小（＜37 岁）和男性。脑脊液检查到特异性寡克隆带或 MRI 强化病灶的存在也可能增加风险。

目前尚无针对 RIS 的治疗手段。MS 的 DMT（富马酸二甲酯和特立氟胺）两项随机安慰剂对照试验正在进行中，目前正在评估主要结局指标，即第 1 次急性或进行性临床神经系统事件出现的时间。在确定治疗有效之前，大多数患者都会接受定期临床随访，每年复查头颅 MRI。如果出现与 MS 一致的临床症状和体征，则可以考虑 DMT 治疗。对无临床症状而 MRI 上有新发脱髓鞘病变的患者，也可以考虑 MDT 治疗，特别是当患者存在异常神经系统体征（如巴宾斯基征或其他锥体束征）或高负荷的白质病变时。

【要点】

• RIS 用于描述在无 MS 的症状或体征的患者中偶然发现的符合脱髓鞘病变特征的 MRI 病灶。

• 一些 RIS 患者可发展为临床 MS，存在脊髓病灶和年龄较小是危险因素。

• 目前尚无针对 RIS 的治疗手段，但建议进行临床和 MRI 随访。

病例 10　上呼吸道感染后的脑病和四肢瘫痪
Encephalopathy And Quadriparesis After An Upper Respiratory Tract Infection

A. Sebastian Lopez Chiriboga　著

黄文娟　译　　张包静子　全　超　校

【病例描述】

1. 病史及查体

23 岁女性，因行走困难、双腿无力和共济失调就诊于急诊。患者的同事称，在过去的 24h 内患者出现行为异常。神经系统症状出现的 2 周前，患者有发热、咳痰和全身肌肉酸痛，鼻咽拭子检查结果为 B 型流感。否认家族遗传病史，否认违禁药物接触及相关职业暴露史。

患者入院后，病情持续恶化，脑病加重，陷入昏迷状态，需要重症监护和气道支持。她还出现双上肢无力和尿潴留。除了体温升高（38℃）外，其他生命体征正常。由于脑病，神经系统查体不配合，但可见双侧跖反射足趾跖伸。当时考虑的诊断见表 10-1。

2. 辅助检查

头颅 MRI 显示大片融合的白质高信号，没有弥散受限或强化，颈髓见 $C_3 \sim C_7$ 长节段病灶（图 10-1A）。脑脊液检查显示蛋白质水平升高（86mg/dl，参考范围 15～45mg/dl），葡萄糖水平 42mg/dl，红细胞计数为 $2/\mu l$，白细胞计数为 $84/\mu l$（参考范围 0～$5/\mu l$），78% 为淋巴细胞。细胞学和流式分析结果正常。脑脊液细菌培养、Lyme 病筛查、VDRL 检测、水痘带状疱疹病毒与单纯疱疹病毒检测和 EB 病毒 PCR 结果均为阴性。

全血细胞计数正常；肝、肾和甲状腺功能正常；维生素 B_{12} 水平正常。HIV、梅毒、抗核抗体、

表 10-1　病例 10 的鉴别诊断

分　类	原　因
CNS 感染	多种可能的细菌或病毒感染；常见原因包括疱疹病毒、肠道病毒、Lyme 病、HIV、进行性多灶性白质脑病、梅毒、弓形虫病、西尼罗病毒
炎症	MS 首次发作、抗磷脂抗体综合征、白塞综合征、Bickerstaff 脑干脑炎、CLIPPERS、出血性白质脑病、免疫重建炎症综合征、狼疮脑病、视神经脊髓炎谱系疾病、原发性 CNS 血管炎
肉芽肿病	神经结节病、肉芽肿性多血管炎（原称韦格纳肉芽肿病）
恶性病变	淋巴瘤和其他淋巴增生性疾病，高级别胶质瘤
脑白质营养不良	异染性脑白质营养不良、X 连锁肾上腺脑白质营养不良、Alexander 病
其他	营养缺乏（维生素 B_{12}、叶酸、硫胺素）、线粒体疾病（MELAS、Leber 遗传性视神经病变）、先天性代谢异常、中毒性代谢紊乱（后部可逆性脑病综合征、重金属中毒）

CLIPPERS. 类固醇激素反应性慢性淋巴细胞性炎症伴脑桥血管周围强化；CNS. 中枢神经系统；MELAS. 线粒体脑病伴乳酸血症及脑卒中样发作；MS. 多发性硬化

抗 ENA 抗体、抗心磷脂抗体、抗 dsDNA 抗体、抗中性粒细胞胞质抗体、ACE、结核、神经自身抗体和毒品尿检均为阴性。ESR 和 CRP 水平轻度升高。在基于活细胞的流式细胞测定中，MOG-IgG1 抗体阳性，但在脑脊液中未检测到（IgG1 亚型的检测比一般的 IgG 检测具有更好的疾病特异性）。

3. 诊断

根据前驱感染、影像学检查结果和病原学检查阴性，高度怀疑为急性播散性脑脊髓炎（acute disseminated encephalomyelitis，ADEM）。

4. 治疗

因拟诊 ADEM，明确 MOG-IgG1 血清阳性之前，该患者接受了 IVMP（5 天，1000mg）治疗，同时还接受了 7 次血浆置换。给予免疫治疗后，脑病明显好转，患者得以拔除气管插管，并且四肢瘫痪和尿潴留症状也有改善。患者出院后继续口服泼尼松治疗，3 个月后逐渐减量至停药。起病后 4 个月的 MRI 显示弥漫性 T₂ 高信号病灶完全消

退（图 10-1B）。起病后 8 个月，血清 MOG-IgG1 阴性。截至最后一次随访（起病后 5 年），患者无再次发作。

【讨论】

ADEM 是一种单相型特发性炎症性脱髓鞘疾病，主要累及大脑和脊髓的白质。ADEM 通常发生在感染或接种疫苗之后。亚急性病程，以多灶性神经功能缺损为特征，包括脑病（意识水平从嗜睡到昏迷不等）、癫痫发作（局灶性或多灶性，伴或不伴继发性全面性发作）和不同程度的运动障碍。影像学显示，多灶性弥漫性深部和皮质下白质 T₂ 高信号灶，通常呈双侧、不对称改变。基底节、丘脑和脑干较常受累，强化并不常见。脑脊液大多呈炎性改变，淋巴细胞数增多和蛋白水平升高。与 MS 相反，寡克隆带很少见。

组织学上，ADEM 的特点是静脉周围脱髓鞘伴淋巴细胞和巨噬细胞浸润，形成边缘模糊的融合斑块。

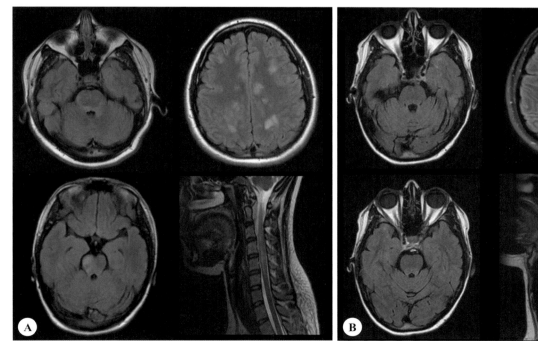
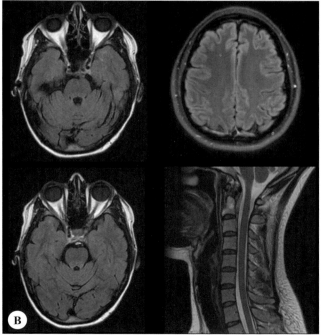

▲ 图 10-1　病例 10 的 MRI

A. 头颅及颈椎轴位 MRI 显示双侧小脑脚、脑干和皮质下白质的多发 T₂ 高信号病变及 C₃～C₇ 的长节段病变；B. 起病 4 个月时复查影像显示 T₂ 高信号病变完全消退［经许可转载，引自 IgG serostatus with relapse after acute disseminated encephalomyelitis and proposed diagnostic criteria for MOG-IgG-associated disorders. *JAMA Neurol.* 2018;75(11):1355-63.］

ADEM 在儿童和年轻人中更常见，为自限性病变。因此，需要系列 MRI 来确认 ADEM 的诊断，复发或出现新的 MRI 病变则提示另一种诊断，特别是其他脱髓鞘疾病，如多相 ADEM、MOG-IgG1 相关疾病或 MS。图 10-2 显示了 MOG-IgG1 相关疾病首次发作的推荐治疗。

ADEM 的鉴别诊断广泛，必须排除中枢神经系统感染。ADEM 必须与初发的 MS 相鉴别，尤其是在儿童中，但这在临床上可能具有挑战性。近年来，基于细胞法检测 MOG-IgG1 的应用有助于 ADEM 的确诊及与 MS 的鉴别诊断。MOG-IgG1 的检测也有助于这些患者的纵向随访。在大约 40% 儿童和成人的 ADEM 患者中发现 MOG-IgG1。一过性的血清阳性是提示预后良好的指标，并且与单相型病程高度相关。相反，持续的 MOG-IgG1 血清阳性会增加复发的风险，常表现为复发性视神经炎，脊髓炎或复发性脑炎的可能性较低。

尚无针对 ADEM 或 MOG-IgG1 相关疾病的临床试验。推荐的 ADEM 治疗包括支持治疗和大剂量 IVMP，序贯或联合使用血浆置换。静脉激素治疗后通常继续口服泼尼松治疗，并在 12 周内逐渐减量以降低复发的风险。大多数患者能缓解，但成人往往预后较差，大约 50% 的患者可完全康复。认知障碍、癫痫发作、运动障碍和神经源性膀胱是常见的长期神经系统后遗症。重新检测 MOG-IgG1 的最佳时机尚不明确。我们通常在 6 个月时重新检测血清 MOG-IgG1，因为这有助于做出长期免疫治疗的决策。对初次诊断为 ADEM 的患者进行随访很重要，因为慢性脱髓鞘疾病的首次发作可呈 ADEM 样表现。

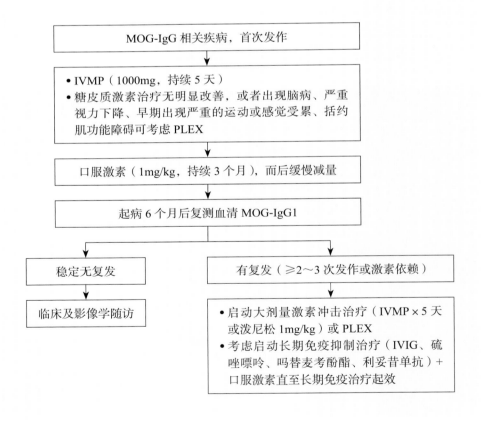

▲ 图 10-2 治疗流程

MOG-IgG1 相关疾病推荐的治疗方案（基于 IV 类证据）。IVIG. 静脉注射免疫球蛋白；IVMP. 静脉注射甲泼尼龙；PLEX. 血浆置换

【要点】

• ADEM 是一种自限性免疫介导的炎性脱髓鞘疾病，主要影响大脑和脊髓的白质。

• ADEM 通常发生在感染或疫苗接种之后。表现为多灶性神经功能缺损，如精神状态改变，运动、感觉障碍和全身症状，包括头痛、乏力和发热。

• MOG-IgG1 的检测可用于 ADEM 的诊断及判断预后。

• 单相型 ADEM 可在长达 3 个月的时间内逐渐进展。在糖皮质激素治疗逐渐减量期间出现的症状反复被认为是同一次发作的一部分。

病例 11　严重的单眼视力丧失伴行走困难
Severe Monocular Vision Loss Followed By Gait Difficulty

Brian G. Weinshenker　著

黄文娟　译　　张包静子　全　超　校

【病例描述】

1. 病史及查体

56 岁女性，因无痛性右眼上方视野缺损 24h 就诊，最终进展为全盲。静脉注射激素超过 5 天后，患者恢复良好。大约 6 个月后，她出现感觉异常和下肢感觉丧失，最严重时无法行走。振动觉严重受损，位置觉轻度受损，双下肢近端无力。病情缓解后遗留下肢持续烧灼感。当时考虑诊断见表 11-1。

2. 辅助检查

起病时的眼眶 MRI 显示视神经强化，从眼眶中段向后延伸至近视交叉水平（图 11-1A）。8 个月后，头颅 MRI 显示非特异性的不符合多发性硬化（MS）的 T_2 高信号（图 11-1B）。急性脊髓炎发作时脊髓 MRI 显示从颈髓下段延伸到圆锥的长节段病变，病变居中且信号均匀（图 11-1C），伴斑片状强化（图 11-1D）。脑脊液检查显示白细胞 37/μl，以淋巴细胞为主，寡克隆带阴性。ELISA 检测血清 AQP4-IgG 阳性。

3. 诊断

患者被诊断为血清 AQP4-IgG 阳性的视神经脊髓炎谱系病（neuromyelitis optica spectrum disorder, NMOSD）。

4. 治疗

患者开始接受利妥昔单抗治疗。2 年后，患者因担心潜在的不良反应而停药，尽管在用药期间无不良事件发生。停用利妥昔单抗 6 个月后，患者出现右下肢严重无力，静脉注射激素后症状改善。随后的 2 个月，她又发生了 3 次发作，依次为左侧视神经炎（optic neuritis, ON）、右侧 ON

表 11-1　病例 11 的鉴别诊断

可能的诊断	不支持的证据
MS	严重的视力丧失和行走困难在 MS 相关的脊髓炎和 ON 发作中并不常见。头颅 MRI 无支持 MS，无脑脊液寡克隆带阳性
系统性红斑狼疮	可表现为 ON 和脊髓炎，但没有提示狼疮的全身症状，如皮疹、关节炎和发热。大多数系统性红斑狼疮相关的 ON 或脊髓炎中，血清 AQP4-IgG 也呈阳性
副肿瘤综合征	CRMP5-IgG 阳性的副肿瘤性疾病也可有视神经和脊髓病变。有时，AQP4-IgG NMOSD 可合并一些可能表达 AQP4 的肿瘤，但仅见于不到 5% 的病例
结节病	结节病可能导致 ON 和脊髓病变，但起病通常更隐匿，激素治疗后恢复较慢。常出现全身症状，如发热、体重减轻或咳嗽。该病例没有神经结节病的典型症状，即脑膜炎、面瘫或下丘脑受累

AQP4-IgG. 水通道蛋白 4- 免疫球蛋白 G；MRI. 磁共振成像；MS. 多发性硬化；NMOSD. 视神经脊髓炎谱系病；ON. 视神经炎

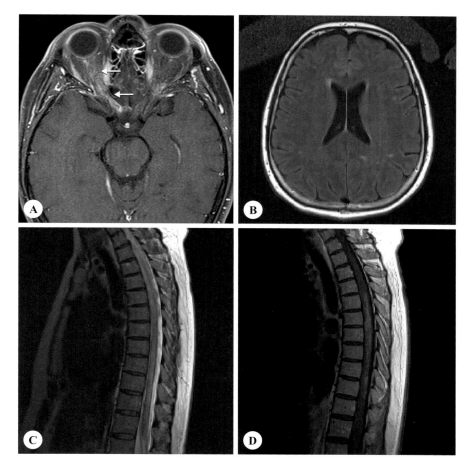

◀ 图 11-1　病例 11 的 MRI
A. 钆增强后 T_1 轴位成像显示右侧视神经的长节段病变（箭）；B. 头颅 FLAIR 显示非特异性的不符合多发性硬化的白质病变；C. 胸髓 T_2 成像显示横跨胸髓的居中的均匀的 T_2 高信号病灶；D. 钆增强后 T_1 成像显示 C 中病灶斑片状强化

和脊髓炎。患者再次接受了利妥昔单抗（2 剂，每剂 1g）治疗，但在利妥昔单抗治疗后 2 周，她再次出现 1 次脊髓炎发作。6 个月后，她的右眼视力仅数指，并且下肢呈弛缓性瘫及反射消失，T_4 以下感觉完全丧失。

【讨论】

视神经脊髓炎（neuromyelitis optica，NMO）一词在 20 世纪初开始使用，由 Eugene Devic 医生创造的法语单词 neuromyelite optique aigue 翻译而来。该病常被称为 Devic 病，因 Devic 医生在 1894 年报道了一例同时患有脊髓炎和双侧 ON，并且病情迅速进展在几个月内死亡的病例。这篇报道，以及 Devic 的学生 Gault 作为论文发表的综述，指出这可能是中枢神经系统炎性疾病的一种独特形式。Devic 思索但没有推测出视神经和脊髓特异性受累的原因。基于该病例，人们普遍

认为此病是单相的，如出现复发，则不支持该诊断。

NMO 的疾病谱可能比最初认识的范围更广，并且发现了一些特征。梅奥医学中心的神经学家于 1999 年首次提出 NMO 的诊断标准，他们报告了几种临床、MRI 和脑脊液特征，通过主要和次要标准的组合，将 NMO 与 MS 区分开来。这些特征包括长节段脊髓病变、起病时正常的头颅 MRI 及发作期脑脊液细胞显著增多等。此后不久，Lennon 和 Weinshenker 合力证明，基于啮齿类动物大脑底物的间接免疫荧光染色模式对 NMO 具有高度的特异性。2005 年，Lennon 发现了目标自身抗原水通道蛋白（aquaporin，AQP），这是一种颅内 AQP，在大脑和中枢神经系统中广泛表达，但在大脑外一些器官上也有表达。在体外和体内实验中，这种能激活补体的抗体已被证明具有致病力。

而名词NMOSD更常被用来诊断，因为：①最初"双侧ON和脊髓炎"的诊断标准被放宽，包括单侧ON或脊髓炎；②AQP4-IgG自身抗体的发现提高了诊断的灵敏度和特异度。NMOSD患者90%的临床发作为ON和脊髓炎。发作的严重程度不一，但整体上发作比MS要重。85%的脊髓炎病变长度超过3个或更多节段，病灶通常位于脊髓中央。因与AQP4-IgG相关，目前此病的其他临床表现还包括：①顽固性恶心和呕吐，源于极后区的炎症（相对较少见，发生在大约20%的患者中）；②各种下丘脑和丘脑综合征，包括摄食障碍、嗜睡等症状。脑病可伴随胼胝体炎症、假瘤样病灶，以及罕见的后部可逆性脑病综合征（posterior reversible encephalopathy syndrome，PRES）。PRES在NMOSD中的发生频率似乎有所增加，可能与大脑水通道的功能障碍有关。

支持性的检查结果包括发作时MRI上的长节段脊髓病变，有时可见累及视交叉的长节段视神经病变和相对正常的头颅影像或NMOSD典型颅内病灶。国际小组建议，即使只有一项相符的临床表现，只要血清AQP4-IgG阳性也可明确诊断。建议将NMOSD作为其所有临床表现的官方总称，无论患者血清抗体是否阳性，无论有无ON或脊髓炎的发生。

最近，人们认识到一些血清AQP4-IgG阴性的患者中可检测到MOG-IgG。血清AQP4-IgG阳性和MOG-IgG阴性患者即使有很多相同点，在临床和影像学仍存在差异。尽管MOG-IgG复发型患者的确切比例尚不清楚，但这两类患者均具有较高的复发比例。MOG-IgG相关疾病视神经发作比例高于脊髓，并且一般预后良好。MOG-IgG患者还可能有其他临床表现，包括有癫痫发作的脑炎、急性播散性脑脊髓炎和复发性ON，这些可能不符合NMOSD的诊断。

NMOSD的急性发作需要大剂量激素治疗，而激素治疗不敏感的患者需快速启动血浆置换补救治疗。长期维持治疗涉及多种免疫抑制剂，以降低发作的频率和严重程度。多种药物似乎均有效，最佳治疗方案仍未明确。硫唑嘌呤、吗替麦考酚酯、长期低剂量口服泼尼松和利妥昔单抗是最常用的治疗方案。最近，Ⅲ期临床试验报告了3种药物的积极结果：依库珠单抗，一种C5补体抑制药；伊奈利珠单抗，一种针对B细胞的CD19单克隆抗体；萨特利珠单抗，一种IL-6受体拮抗药。这些药物已被美国FDA批准用于治疗血清AQP4-IgG阳性的NMOSD。许多MS的免疫修饰治疗对NMOSD无效或可能有害，包括IFNβ、醋酸格拉替雷、那他珠单抗和阿仑单抗。

根据回顾性研究结果，利妥昔单抗或其他目前使用的免疫抑制剂可以避免80%的NMO发作，并且可降低发作的严重程度。若未经治疗，患者的发作程度通常较重且可致残，并且发作密集，正如本例患者。永久性失明和瘫痪是未经治疗的患者常见的结局，本例患者也是如此。一些患者可能死于与上段颈髓炎症相关的呼吸衰竭。

【要点】

• NMOSD是一种复发性疾病，以ON和脊髓炎发作为主，这与MS不同且对许多MS疾病修饰治疗无反应。

• NMOSD的临床表现比既往认识要广泛，包括针对脑干室管膜周围结构的综合征，最特异及最常见的部位是极后区，表现为顽固性恶心和呕吐。

• AQP4-IgG和MOG-IgG分别见于70%和15%的NMOSD患者中。MOG-IgG相关的其他临床综合征包括复发性脑炎和急性播散性脑脊髓炎。与MOG-IgG相关的ON通常比与AQP4-IgG相关的ON预后好。

• NMOSD患者，尤其是AQP4-IgG阳性患者，需要长期免疫抑制以预防复发。中断治疗可能导致严重的反复ON发作，脊髓炎发作偶尔也可有脑干或大脑综合征的复发。反复发作的MOG-IgG患者需要相似的免疫抑制治疗。

病例 12 多发性硬化伴认知障碍 [①]

Multiple Sclerosis And Cognitive Impairment

Cristina Valencia-Sanchez   Jonathan L. Carter   著

范宇欣 译   张包静子 全 超 校

【病例描述】

1. 病史及查体

一名有多发性硬化（MS）病史的 60 岁女性接受了认知评估。在 30 岁时，患者出现了一次视神经炎，随后在 35 岁时出现双下肢麻木。在接下来的几年里，患者至少有 6 次 MS 复发，最后一次复发大约是 3 年前。她最初接受了干扰素治疗，但耐受不佳。过去 3 年间，她一直规律使用醋酸格拉替雷。3 年来，她自觉行走逐渐困难，有时需要使用拐杖。

在过去的 1 年里，患者出现短期记忆障碍，医生出于对患者认知方面的担忧，建议其不要开车。她因为无法继续从事喜欢的活动而变得郁郁寡欢。她的丈夫也注意到她似乎比以前更加冷漠和疲惫，甚至对一些过去喜欢的活动（如散步）也失去了兴趣。患者还自诉由于腿部疼痛导致睡眠中断。

体格检查显示她有失抑制表现和轻度的假性延髓麻痹。她的 Kokman 简明心理状态测评得分为 35/38 分（计算扣 1 分，结构扣 1 分，延迟回忆扣 1 分）。患者有痉挛性构音障碍，轻度下肢上运动神经元瘫痪和痉挛，以及下肢本体感觉和振动觉障碍，走路呈痉挛步态。可能导致她认知障碍的原因见表 12-1。

2. 辅助检查

脑部 MRI 显示多个脱髓鞘病变（图 12-1），颈髓 MRI 显示 C_6 节段有 1 个小的脱髓鞘病变。维生素 B_{12} 水平和甲状腺功能正常。

神经心理学测试显示多领域的认知障碍，主要表现在信息处理速度、空间辨别能力和注意力障碍。

3. 诊断

患者的 MS 表型符合继发进展型 MS，患者的认知障碍主要特征为信息处理速度受到影响，失抑制体现了额叶功能障碍。

4. 治疗

随后该患者开始了认知康复计划，推荐使用学习和记忆辅助工具（如列表、重复、增加结构化等）。医生还建议她改变生活方式，包括减肥和体育锻炼。除此之外，还对她进行了睡眠健康宣教，给予加巴喷丁治疗神经痛和不宁腿综合征。

患者被转至精神科接受抗抑郁和焦虑的治疗。她持续使用文拉法辛和氯硝西泮，并开始了认知行为治疗。

由于该患者的 MS 从复发缓解型转变为无复发的继发进展阶段，遂停醋酸格拉替雷治疗。

---

① 此前曾公开发表过，文献引自 Portions previously published in Tobin WO. Management of multiple sclerosis symptoms and comorbidities. Continuum (Minneap Minn). 2019 Jun;25(3):753-72；Kalb R, Beier M, Benedict RH, Charvet L, Costello K, Feinstein A, et al. Recommendations for cognitive screening and management in multiple sclerosis care. Mult Scler. 2018 Nov;24(13):1665-80. Epub 2018 Oct 10.

表 12-1　病例 12 的鉴别诊断	
可能的诊断	不支持的证据或其他解释
合并阿尔茨海默病或其他神经退行性疾病	无"皮质性"痴呆表现（无严重健忘、失语、失用或失认）
维生素 B_{12} 缺乏，甲状腺功能减退	实验室检查结果正常
情绪障碍	认知障碍的促进因素
疼痛引起的睡眠障碍、睡眠呼吸暂停	认知障碍的促进因素
药物不良反应	认知障碍的促进因素

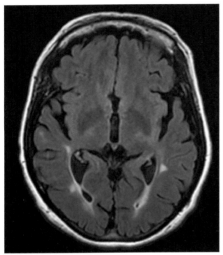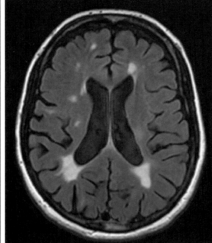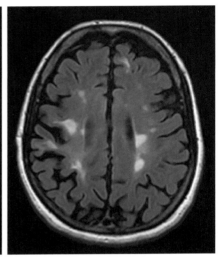

▲ 图 12-1　病例 12 的脑部 MRI

3 个不同水平的轴位 FLAIR 序列显示多发性脑室周围和近皮质 T_2 高信号，与脱髓鞘和轻度脑容积丢失一致

随着患者睡眠习惯改善，疼痛管理，体力活动，与丈夫和家人沟通，以及参与更多的社会活动（参加唱诗班和志愿服务），患者的认知问题有所改善。患者得以参加路考，并成功通过了考试，尽管驾照被限制在白天、离家 10 英里（约 16km）以内的高速公路上。随访 4 年后和 5 年后的神经心理测试结果稳定。

【讨论】

认知障碍在 MS 患者中很常见，成年人的患病率在 34%～65%。它可能发生在所有类型的 MS 中，包括临床孤立综合征和放射学孤立综合征，但认知障碍在进展型 MS 中更为普遍和严重，但认知障碍的进展和严重程度变异性很大，它可能发生在无扩展残疾状态量表（Expanded Disability Status Scale，EDSS）评分进展的情况下，因 EDSS 主要是对步行能力的衡量。诊断 MS 时的认知障碍可预测总体残疾的进展。

信息处理速度减慢和情景记忆下降是多发性硬化最常见的认知障碍，此外还有执行功能、言语流畅性和视空间功能的障碍。

虽然数字符号模式测验（symbol digit modalities test，SDMT）未用于该患者，但它是一种有效的认知处理速度的测量工具，推荐用于 MS 患者认知障碍的基线筛查和年度评估。如果最初的 SDMT 结果呈阳性，建议进行全面的神经心理测试。随诊时 SDMT 下降 4 分或 10% 也被视作显著下降，需要进一步评估。神经心理测试可以确定认知障碍的类型，以及可能影响认知的因素，如认知储备、情绪障碍、疲劳、共病和多药联用。早期认知筛查可以识别有失业风险患者，可能存在安全驾驶风险患者，以及自我护理、治疗依从性和医疗决策困难的患者等。

MS 的认知功能障碍可能会被其他因素干扰，如抑郁、疲劳和睡眠障碍。这些因素对客观和主观的认知表现都有不同的影响。抑郁和焦虑与较差的视空间记忆、信息处理速度和执行功能有关。睡眠障碍（如阻塞性睡眠呼吸暂停）与视觉和言语记忆、执行功能、注意力、信息处理速度和工作记忆下降有关。

此外，65 岁以上的 MS 患者也可能有阿尔茨海默病的病理改变，比例与普通人群相似。在不能明确原因的认知障碍病例中，一些特殊检查，如脑脊液生物标志物（β 淀粉样蛋白和 tau 蛋白）检测、^{18}F-FDG-PET 和 β 淀粉样蛋白 –PET，可能有助于区分 MS 和共存的神经退行性病变。

到目前为止，对症治疗的临床试验，如乙酰胆碱酯酶抑制药和美金刚，还没有显示出对 MS 认知障碍的显著益处。推荐改善认知的治疗方法包括认知康复、补偿策略（如记忆辅助工具）、体育锻炼和频繁的社交活动。对可能影响认知的伴随情况（如抑郁、疲劳、睡眠问题和药物）进行适当的管理可能会改善认知表现。

【要点】

• 认知障碍在 MS 中很常见，是导致残疾的原因之一。

• 建议在基线和年度评估时使用 SDMT 来评估认知障碍的进展。

• 目前尚无针对 MS 患者认知损害的有证据的治疗。管理策略包括认知康复、体育锻炼和管理可能影响认知功能的共病。

病例 13　新发步行障碍伴脑脊液 κ 游离轻链

New-Onset Gait Difficulty With Kappa Free Light Chains In Cerebrospinal Fluid

Maria Alice V. Willrich　Ruba S. Saadeh　著

范宇欣　译　　张包静子　全　超　校

【病例描述】

1. 病史及查体

49 岁女性，因步行困难 9 个月寻求治疗。患者自觉右腿无力，走路右脚拖地，步行距离最远不超过三个街区。上述症状起初在数小时内出现，并在 2 天内发展到顶峰，随后在没有干预的情况下开始改善，3 周内恢复到正常的 75%。在注意到自己的右脚拖地之前，她能够步行 1/4 英里（约 0.4km）。3 个月后，患者从双脚、双小腿到双膝出现对称的刺痛感。体格检查显示右侧屈髋、足背屈无力，膝关节、踝关节对称性反射亢进。跖反射右侧为伸性反应，左侧正常。右侧脚踝和左侧脚趾的振动感觉减弱。步行呈右侧痉挛性偏瘫步态伴共济失调。眼科检查正常。

2. 辅助检查

脑部 MRI 显示大脑和小脑半球白质多个 T_2 高信号灶，主要分布在脑室周围。可见几个小的强化灶和轻度的脑萎缩。其外观和分布与多发性硬化（MS）等脱髓鞘过程一致。颈髓和胸髓 MRI 显示多个小的 T_2 高信号影，包括 1 个颈髓强化病灶。脑脊液检查结果见表 13-1。脑脊液中有 11 条特异性寡克隆带（oligoclonal band，OCB）。脑脊液 κ 游离轻链浓度增加，为 0.314mg/dl（参考范围 <0.100mg/dl）。

3. 诊断

该患者诊断为复发缓解型 MS。

表 13-1　患者脑脊液检查结果		
实验室检查	结果	参考范围
寡克隆带		
脑脊液	11 条 [a]	脑脊液≤1 条，
血清	0 条	血清中不存在
IgG/ 白蛋白		
脑脊液	0.35	≤0.21
血清	0.12	≤0.40
IgG 指数	2.92	<0.85
脑脊液合成率	16.32mg/24h	≤12mg/24h
脑脊液 κ 游离轻链	0.314mg/dl	<0.100mg/dl

a. 异于血清的 11 条脑脊液特异性寡克隆带代表阳性结果

4. 治疗

考虑到患者处于活动期，开始为期 5 天的静脉糖皮质激素治疗，随后病情得到了改善。在开始疾病修复治疗之前对患者的 JCV-IgG 状态进行了评估，以帮助选择适当的药物。结果该患者 JCV-IgG 呈阳性，因此采用奥瑞珠单抗，而非那他珠单抗。第一剂注射为两剂间隔 2 周完成，然后每 6 个月进行 1 次全量注射。2 年后的随访中，患者病情稳定，没有新的临床发作，MRI 未显示新的病变。

【讨论】

MS 的诊断结合了临床、影像和实验室依据。

2017 年修订的 McDonald 标准指出，脑脊液特异性 OCB 的发现可以取代时间多发性作为 MS 的诊断标准。OCB 的标准检测使用等电聚焦电泳，耗时超过 3h。在 2018 年 683 名患者的回顾队列中，88 名患者为脱髓鞘疾病，将存在两条特异性脑脊液 OCB 作为阳性截断点时，梅奥医学中心 OCB 测试的临床灵敏度为 74%，临床特异度为 88%。然而，实验室可以自己定义阳性 OCB 数量的截断点，当有 2～4 条特异性条带时，结果可能会难以解释。该患者有 11 条特异的脑脊液条带。条带的数量与疾病的严重程度或预后无关。

其他脑脊液检查通常与 OCB 检测一起进行，如脑脊液 IgG 指数。该测试还可以测量血清和脑脊液中的 IgG 和白蛋白，根据这些数据可以计算蛋白合成率，这一计算公式在不同的实验室中没有标准化。该测试不会增加 MS 诊断的临床灵敏度或特异度（表 13-2）。

最近开发的一种 κ 游离轻链的测试可能是 OCB 测试的合适替代，定量结果在 20min 内报告，成本较低，不需要配对血清样本。在 683 例患者中，脑脊液中 κ 游离轻链浓度在 0.100mg/dl 或以上时，诊断 MS 的灵敏度为 67%，特异度为 86%。OCB 和 κ 游离轻链具有相似的效能，两者之间没有显著差异（$P=0.08$）。

表 13-2　脑脊液实验室检查诊断多发性硬化的临床灵敏度和特异度 [a]

变量（阳性检测截断值）	n	AUC（95%CI）	灵敏度（%）（95%CI）	特异度（%）（95%CI）	PPV（%）	NPV（%）	LR[+]	LR[-]	诊断 OR
OCB（≥4）	683	0.781（0.729～0.833）	63.2（52.7～72.6）	93.0（90.7～94.8）	56.7	94.5	9.0	0.4	22.8
OCB（≥3）	683	0.803（0.753～0.853）	70.1（59.8～78.7）	90.4（87.8～92.5）	51.7	95.4	7.3	0.3	22.1
OCB（≥2）	683	0.806（0.757～0.854）	73.6（63.5～81.7）	87.6（84.7～90.0）	46.4	95.8	5.9	0.3	19.7
cKFLC（≥0.10mg/dl）	692	0.766（0.714～0.817）	67.0（56.6～75.9）	86.1（83.1～88.6）	41.3	94.7	4.8	0.4	12.6
OCB（≥4）和 cKFLC（≥0.06mg/dl）	681	0.767（0.714～0.820）	59.8（49.3～69.5）	93.6（91.3～95.3）	57.8	94.1	9.3	0.4	21.8
OCB（≥4）或 cKFLC（≥0.06mg/dl）	684	0.758（0.709～0.807）	73.9（63.9～81.9）	77.7（74.2～80.9）	32.8	95.3	3.3	0.3	9.9
脑脊液指数 [b]（≥0.61）	673	0.667（0.615～0.718）	36.8（27.4～47.3）	96.6（94.8～97.8）	61.5	91.1	10.8	0.67	16.5
OCB（≥4）和脑脊液指数（≥0.61）	671	0.737（0.683～0.790）	52.9（42.5～63.0）	94.5（92.3～96.1）	59	93.1	9.6	0.5	19.3
OCB（≥4）或脑脊液指数（≥0.61）	674	0.769（0.719～0.819）	72.4（62.2～80.7）	81.4（78.1～84.3）	36.6	95.2	3.9	0.3	11.5

AUC. 曲线下面积；cKFLC. 脑脊液 κ 游离轻链；LR[+]. 阳性似然比；LR[-]. 阴性似然比；NPV. 阴性预测值；OCB. 寡克隆带；PPV. 阳性预测值；OR. 比值比

a. 来自梅奥医学中心 683 名患者的回顾性队列，其中 88 名确诊为 MS

b. 使用脑脊液与血清总 IgG 和白蛋白之间的比率计算鞘内 IgG 的合成

【要点】

• 2017 年修订了 MS 的 McDonald 诊断标准，现将特异性脑脊液 OCB 的检测纳入复发缓解型 MS 的诊断标准，可作为 MS 性硬化时间多发性的证据。

• 脑脊液两条特异性条带对 MS 诊断的灵敏度约为 74%，特异度约为 88%，需要配套的血清样本进行分析。

• 其他定量脑脊液检查经常与 OCB 检测相结合。脑脊液 κ 游离轻链水平是与 OCB 具有相当价值的标志物，诊断 MS 的灵敏度为 67%，特异度为 86%。

病例 14 背痛、感觉异常和痛性视力丧失
A Girl With Back Pain, Paresthesias, And Painful Vision Loss

Cecilia Zivelonghi　Andrew McKeon　著

范宇欣　译　张包静子　全　超　校

【病例描述】

1. 病史及查体

12 岁女孩，因亚急性起病的背部痛性痉挛寻求治疗，她还有下肢至腰部，双手、上背部和胸部感觉异常，随后出现快速进展（数小时）的痛性视力丧失，最初影响右眼，随后累及左眼。她接受了神经眼科检查，被诊断为双侧视神经炎。Lhermitte 征阳性。

脑部 MRI 显示双侧视神经 T_2 高信号和轻度肿胀，视交叉受累，左侧额叶有一个无强化的 T_2 异常信号灶。脊髓 MRI 显示纵向延伸的横断面上居中的 T_2 高信号病变，从枕骨大孔延伸至 T_4 脊髓水平，伴弥漫的斑片状强化。脑脊液检查显示蛋白水平升高（52mg/dl，参考范围≤35mg/dl）。她接受了 IVMP（每 12 小时 500mg，连续 3 天，然后口服递减 2 周以上），左眼视力逐渐改善，但右眼视力仍严重受损。

1 个月后，患者出现左侧偏瘫和共济失调，以及迅速加重的脑病直至昏迷。脑脊液检查显示以中性粒细胞为主的白细胞增多症（69/μl，参考范围≤5/μl），蛋白质 295mg/dl，IgG 指数正常，未见寡克隆带。脑部 MRI 表现为广泛的双侧大脑半球白质病变和多发小脑病变。由于临床进一步恶化、瞳孔反应减弱、心率减慢、高血压，提示颅内压升高，患者接受了脑白质活检，结果显示脱髓鞘病变。

患者起初被拟诊为急性播散性脑脊髓炎，并接受了静脉免疫球蛋白和皮质类固醇（静脉注射甲泼尼龙和地塞米松）治疗，病情有所改善。她随后经历了 5 次复发，表现为脊髓炎（纵向延伸）、视神经炎，以及 1 次顽固性恶心和呕吐。随后她被诊断为多发性硬化（MS），并开始使用 IFNβ，但没有效果。在接受 IFNβ 治疗期间发生 4 次复发。

在第 1 次发作 2 年后，患者家属再次为其寻求诊治。尽管经历了多次发作，她仍然能够在没有帮助的情况下行走，呈现宽基底步态。她右眼失明，左眼视力明显下降。

这位有脑病和广泛性中枢神经系统脱髓鞘的儿童诊断，首先考虑是 ADEM。然而，典型的 ADEM 为单相病程，反复发作的视神经炎和脊髓炎应考虑其他疾病。主要考虑的其他疾病包括 MOG-IgG 相关的脱髓鞘病、MS（基于复发病程）、$GABA_A R$-IgG 自身免疫病、视神经脊髓炎谱系病（NMOSD）或 AQP4 自身免疫病。

仔细回顾之前的 MRI 发现，随着时间的推移，出现了几个新的病变，通常有强化，与临床复发同时出现，并导致大脑和脊髓病变的进行性累积。治疗后病变仅显示有限的消退，2 年后脑萎缩明显。在最近一次的头颅 MRI 检查中，双侧大脑半球均可见 T_2 高信号的融合灶，额叶和胼胝体区软化灶面积增大（图 14–1）。脊髓从枕骨大孔至 T_6 水平呈弥漫性 T_2 信号异常，无钆强化（图 14–2）。

2. 辅助检查

患者接受了 AQP4-IgG 自身抗体检测，检测显示该抗体在血清和脑脊液中均为阳性结果。

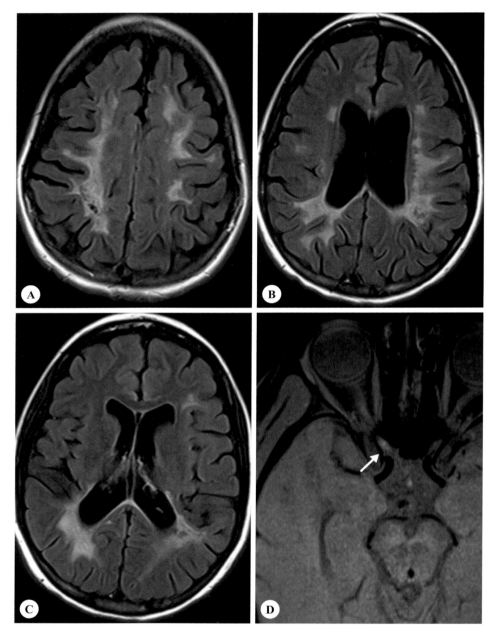

▶ 图 14-1　病例 14 的脑部 MRI 结果

A 至 C. 轴位，3 个水平的 FLAIR 显示双侧白质融合病变；D. 轴位 T_1 钆对比剂后显示右侧视神经局灶性增强（箭）

3. 诊断

该患者诊断为 AQP4-IgG 阳性的 NMO。

4. 治疗

患者接受了利妥昔单抗（CD20 单抗）治疗，目前没有发作和进一步的残疾积累。

【讨论】

2004 年发现的 AQP4-IgG 使 NMOSD 与其他炎性中枢神经系统疾病区分开来。AQP4-IgG 是一种高度特异的 NMO 生物标志物（分子水平检测特异度接近 100%），灵敏度约为 80%。根据 2015 年发布的最新诊断标准，只要满足更严格的临床和放射学要求，无论基于何种 AQP4-IgG 的检测方法，AQP4-IgG 血清阴性的患者也可被诊断为 NMOSD。建议对这些患者进行系列血清 AQP4-IgG 检测，因为在第 1 次发病后长达 4 年的时间里可能会出现较晚的血清转换。

与 MS 相比，NMO 患者的视神经炎严重，多发于双侧，治疗后不完全恢复，并倾向于累及后段，以视交叉受累为典型。NMO 的横贯性脊髓炎

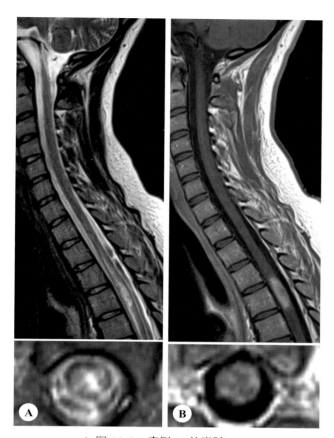

▲ 图 14-2　病例 14 的脊髓 MRI
A. T$_2$ 加权成像显示 T$_2$～T$_5$（顶部，矢状位）边界清楚的纵向延伸病变，累及 T$_4$ 水平的灰质（底部，轴位）；B. T$_1$ 钆增强图像在矢状位（顶部）和轴位（底部）显示 T$_4$ 水平的环形强化

以严重的双侧运动障碍和感觉丧失、强直痉挛和 Lhermitte 征为特征。脊髓 MRI 通常显示纵向延伸的病变（定义为累及 3 个以上连续的椎体节段）；在儿科患者中，可能有 10 个以上的椎体节段受到影响。然而，这种征象在儿童中没有成人 NMO 那么特异，因为长节段脊髓病变在儿童 MS 脊髓炎中也很常见。延颈交界的病变提示 NMO。轴位 MRI 通常表现为脊髓中央 T$_2$ 高信号，伴有明显的灰质受累。钆强化可以为片状或环形。

脑部受累在儿童 AQP4 自身免疫病中较成人更常见，最初可能与 ADEM 或 MS 类似。12% 的中枢神经系统 AQP4 自身免疫病患者以极后区综合征为首发症状，表现为顽固性恶心、呕吐和呃逆，这源于第四脑室底部 AQP4 富集区的炎症。其他临床放射综合征包括脑干脑炎，间脑、丘脑

或下丘脑疾病，以及大脑综合征。

在脑病和弥漫的中枢神经系统脱髓鞘病的鉴别诊断中，应考虑 MOG-IgG 相关疾病，尤其是儿童，因为脑炎和视神经炎是该病最常见的表现。其他表现包括长节段横贯性脊髓炎（常累及圆锥 - 马尾段）和脑膜脑炎。在 50% 的病例中，MOG-IgG 相关疾病为单相病程。对持续高滴度的患者进行 MOG-IgG 系列检测有助于预测复发病程。与本病例不同的是，MOG-IgG 相关脱疾病虽然经常复发，但发作间期通常可以康复或接近康复。

由于病程中有复发，该病例也考虑了 MS 的可能。然而，该病例的几个表现对于 MS 来说是不典型的：①脑脊液中持续缺乏寡克隆带，并且 IgG 指数正常；②临床发作严重，恢复较差；③长节段的横贯性脊髓炎复发；④双侧或复发性视神经炎，接受 MS 疾病修饰治疗时仍有疾病发作；⑤脑脊液细胞明显增多，白细胞数超过 50/μl，以中性粒细胞为主。

在儿童疑似自身免疫性脑病伴脑白质损害的鉴别诊断中，针对 GABA$_A$R 的自身免疫病也应考虑。然而，除了脑病，患者通常会经历难治性癫痫，而不会发生脊髓炎和视神经炎。

NMOSD（AQP4 自身免疫病）通常表现为反复发作的、严重的长节段横贯性脊髓炎和视神经炎，常同时（或相继）累及双侧视神经。脑病和其他脑部症状在儿童中很常见。脑脊液检查通常缺乏寡克隆带（仅在 30% 的患者中发现），可出现脑脊液白细胞增多（100～200/μl），通常是淋巴细胞（约 75%），也可能以中性粒细胞或嗜酸性粒细胞为主。

AQP4 自身免疫病与中枢神经系统其他炎性疾病，特别是 MS 和 MOG-IgG 相关疾病的鉴别是至关重要的，因为它们的治疗和预后特征截然不同。对于自身免疫性 AQP4-IgG 阳性患者，MS 的预防性治疗可能无效，甚至是有害的。对于 AQP4-IgG 阳性的确诊的患者，在第一次临床发作后就强烈建议长期服用免疫抑制药物以预防残疾，因为该病的复发风险很高，并且恢复不完全。值得

注意的是，一般来说，儿童 AQP4 自身免疫病的长期残疾显著高于 MS、ADEM 和 MOG 自身免疫病。残疾的积累往往是循序渐进的，并与发作相关，因此，通过长期免疫抑制来预防发作至关重要。

对于急性发作，建议 IVMP，剂量为 20～30mg/kg（不超过 1g），连续 5 天，如果病情没有改善或恶化，则开始 5～7 个周期的血浆置换。长期的免疫抑制治疗包括美国 FDA 批准（截至 2019—2020 年）的依库珠单抗（C_5 补体抑制药）、伊奈利珠单抗（CD19 阳性 B 细胞和浆母细胞抗体）和萨特利珠单抗（IL6R 抗体），以及其他值得信赖的治疗方案，如利妥昔单抗、硫唑嘌呤和霉酚酸酯。

【要点】

• AQP4-IgG 的存在有助于将 NMOSD 与其他儿童炎性中枢神经系统疾病区分开来。

• 儿童 NMO 的疾病谱包括视神经炎、脊髓炎和脑炎。

• AQP4-IgG 阳性的 NMO 患者在 1 次临床发作后就应接受长期免疫抑制剂治疗。

病例 15　进行性偏瘫
A Septuagenarian With Progressive Hemiparesis

Roman Kassa　B. Mark Keegan　著
范宇欣　译　　张包静子　全　超　校

【病例描述】

1. 病史及查体

78 岁男性，因进行性右下肢无力伴步态障碍和跌倒 18 个月就诊。患者在症状出现 6 个月后开始使用拐杖，最终需要依靠轮椅活动。在就诊前 6 个月，他注意到自己有右上肢无力。患者有神经源性膀胱的症状，有尿频和膀胱排空障碍。在神经系统检查中，呈偏瘫步态。患者具有正常的高级认知功能，脑神经检查正常。右手肌肉萎缩，无束颤，右腿轻度痉挛，右侧偏身上运动神经元瘫痪。四肢腱反射活跃，右侧足底巴宾斯基征阳性。脚趾振动觉受损，其他感觉和协调功能检查正常。当时考虑的诊断见表 15–1。

2. 辅助检查

梅毒血清学检查为阴性，HTIL1/2-IgG 筛查为阴性，维生素 B_{12} 和铜蓝蛋白水平正常。排尿后残余尿量小于 50ml，尿检未发现尿路感染的证据。包括神经传导和针极 EMG 的电生理学检测没有运动神经元病、慢性右侧 C_8 神经根病或感觉性轴索性周围神经病的依据。脑部 MRI 显示脑室周围卵圆形、皮质下和深部白质点状 T_2 高信号灶（图 15–1A）。其中一些具有相应的 T_1 低信号（图 15–1B）。颈髓 MRI 显示 1 个位于 C_2 右侧的偏心 T_2 高信号病变（图 15–2A 和 B）。所有病灶均无强化（图 15–2C）。胸髓 MRI 未见异常。脑脊液检查显示白细胞计数正常，蛋白质水平增至 66mg/dl（参考范围≤35mg/dl），并有 4 条特异性的寡克隆带。副肿瘤性疾病的神经抗体检测为阴性。

3. 诊断

诊断为原发进展型多发性硬化（primary progressive MS，PPMS），极晚发型。

表 15–1　病例 15 的鉴别诊断

可能的诊断	有用的检查和发现
压迫性脊髓病	脊髓神经影像学评估压迫原因
亚急性联合变性	感觉性共济失调、血清维生素 B_{12} 水平、恶性贫血评估（甲基丙二酸和胃泌素），神经影像学评估是否有脊髓背侧异常信号
铜缺乏	既往减肥手术、感觉性共济失调、血清铜、血清铜蓝蛋白、神经影像学评估是否有脑和脊髓背侧异常信号
运动神经元病	针极 EMG 上和（或）下运动神经元功能障碍、肌束颤、纤颤
HTLV-1/2 相关性脊髓病	血清和脑脊液抗体检测
动静脉硬膜瘘	波动性无力，逐步进展，脊髓血管造影评估瘘

HTLV-1/2. 人类 T 细胞淋巴细胞病毒 1 和（或）2

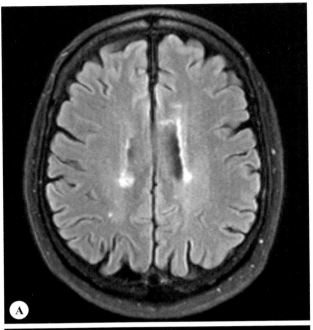

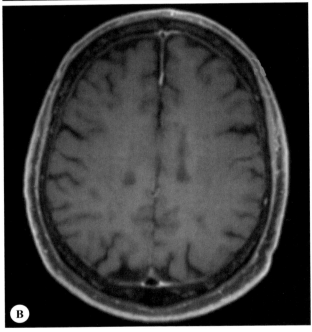

▲ 图 15-1　病例 15 的脑部 MRI

A. T₂ 轴位图像显示卵圆形脑室周围和点状皮质下和深部白质 T₂ 高信号灶；B. T₁ 轴位成像显示 A 中病灶相应的 T₁ 低信号

4. 治疗

对于任何晚发型多发性硬化（late-onset MS，LOMS），应慎重考虑是否使用 MS 疾病修饰药物。这位老年患者呈进展型病程，神经影像检查没有发现疾病活动的证据。基于以上情况，他接受了

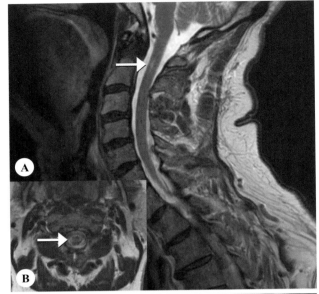

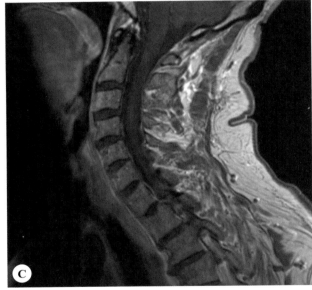

▲ 图 15-2　病例 15 的颈椎 MRI

A 和 B. T₂ 矢状位（A）和轴位（B）成像显示 1 个位于 C₂ 右侧的偏心 T₂ 高信号病变（箭）；C. T₁ 轴位钆增强成像，病灶无强化

临床和放射学监测。指导患者可以通过每天定期伸展练习来缓解痉挛。

一般来说，MS 患者通常需要多学科团队合作的方法来充分改善各种症状。他被推荐到物理和康复医学专家那里，进行力量和拉伸、平衡训练，评估目前的辅助步行设备，以及开展针对手部无力的治疗。针对其神经源性膀胱的症状，患者被转至泌尿科会诊，推荐使用抗胆碱能药物

奥昔布宁。

【讨论】

MS 的首发临床表现可能晚于典型发病年龄出现。大多数研究认为，发病年龄在 50 岁或以上的患者为晚发型多发性硬化，而首发症状出现在 60 岁或以上的患者通常被称为极晚发型多发性硬化（very late-onset MS，VLOMS）。据报道，在青春期和青壮年发病的患者中，女性与男性的比例为 3.25∶1。相反，在 LOMS 的患者中接近（1∶1）～（1.4∶1），比例有所下降。各种以人群为基础的研究报道，LOMS 的患病率跨度很大，为 1.1%～12%，而 VLOMS 的患病率则低得多，为 0.3%～1.33%。

与典型的 MS 相比，VLOMS 患者的初始运动症状和脊髓损害更常见，视神经炎的发生率大大降低。此外，据报道，疾病进展和由此致残的风险增加。这似乎与病程和复发次数无关。VLOMS 诊断的挑战在于，因为 VLOMS 存在小血管疾病的潜在共病，所以有时会在脑部 MRI 上出现易混淆的病灶信号。

随着年龄的增长，适应性免疫系统和先天性免疫系统的功能和数量都发生了显著变化。在这种情况下，疾病修饰药物的使用可能会引起癌症和机会性感染的风险轻度增加有关。感染风险包括使用那他珠单抗、芬戈莫德和富马酸二甲酯所致的进行性多灶性白质脑病，以及使用芬戈莫德所致的隐球菌性脑膜炎。

【要点】

• MS 可在 50 岁后出现首发临床症状。LOMS 和 VLOMS 通常出现运动症状，较少出现视神经炎。

• 与年轻时发病的 MS 相比，LOMS 和 VLOMS 的性别比更均衡，临床发作后恢复更不完全，并且更倾向于进展型病程。

• 在这些老年患者中，启动疾病修饰治疗之前应考虑到机会性感染和肿瘤的风险。

病例 16　反复脱髓鞘发作
Recurrent Demyelinating Episodes

I. Vanessa Marin Collazo　著

范宇欣　译　张包静子　全　超　校

【病例描述】

1. 病史及查体

28 岁女性，因右眼痛性视力丧失 3 日余就诊，有偏头痛、2 型糖尿病、肠易激综合征和轻度焦虑的病史。2 年前，患者出现由屈颈导致的背部感觉异常，持续时间为 1 周，提示 Lhermitte 征。她还自诉 2 年来有间歇性的双侧手臂感觉异常，每天都有头痛，日常使用萘普生治疗。无膀胱、肠道或性功能障碍，无眩晕、复视或不明原因的恶心、呕吐或呃逆的发作。

神经系统检查的结果均正常，包括视力、色觉、瞳孔对光反射、眼球运动、肌张力、肌力、共济运动、反射和感觉。

2. 辅助检查

脑部 MRI 显示脑干、小脑、双侧脑室周围、皮质下和近皮质区均有多灶性 T_2 FLAIR 白质高信号灶（图 16-1A 至图 16-1D）。颈髓和胸髓 MRI 显示位于 C_1 背髓外侧缘、$C_3 \sim C_4$ 左侧的髓内 T_2 高信号灶（图 16-1E 和图 16-1F），胸段脊髓无异常。没有进行脑脊液评估。

HIV 抗体、抗核抗体、抗 ENA 抗体、全血细胞计数、肾功能、结核、血清维生素 B_{12}、促甲状腺激素和肝酶检测均为正常或阴性。血清总 25（OH）D 水平为 54ng/ml。

3. 诊断

根据临床表现和 MRI 表现，患者被诊断为复发缓解型 MS，并存在疾病活动。

4. 治疗

患者接受了关于疾病和疾病修饰治疗的全面教育，以降低进一步临床和影像学活动的风险。讨论了各种药物的风险和获益后，患者开始口服富马酸二甲酯，每天 2 次，每次 240mg（480mg/d）。建议每天口服补充 2000U 的维生素 D_3，养成健康的生活方式，包括合理膳食、控制体重、定期锻炼和睡眠保健。

【讨论】

复发缓解型 MS 的 DMT 主要用于减少临床复发及新的脑或脊髓病灶。长期使用 DMT 治疗与较低的发作频率和死亡率相关。目前，美国 FDA 批准了 20 多种药物来治疗复发缓解型 MS。

启用 DMT 时应考虑的因素包括药物的有效性、安全性、剂型和剂量，以及患者的妊娠情况、合并症、年龄、残疾状况和个人意愿。表 16-1 汇总了常用药物的不良反应。

最有效的药物是输液类药物，包括那他珠单抗、奥瑞珠单抗和阿仑单抗。阿仑单抗已获得美国 FDA 的批准，只有在另外两种药物被证明无效后才能使用。因此，奥瑞珠单抗和那他珠单抗是一线治疗。

在开始使用那他珠单抗之前，患者应该进行 JCV-IgG 的检测，在 JCV-IgG 阳性的患者中，进行性多灶性白质脑病（progressive multifocal leukoencephalopathy，PML）的风险增加。芬戈莫

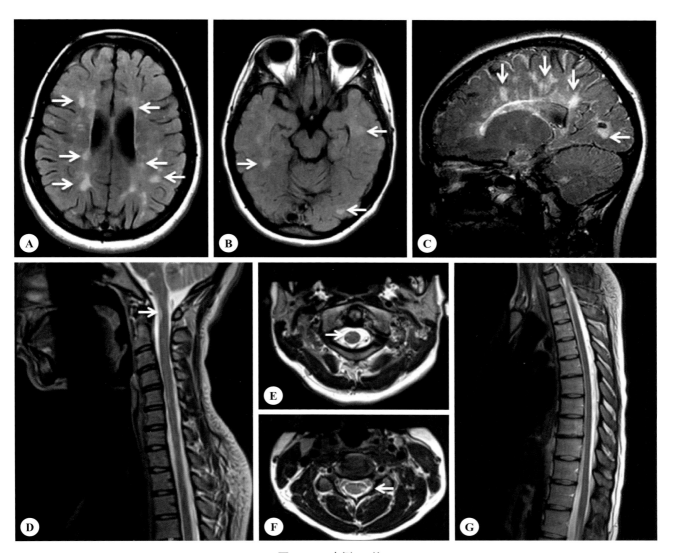

▲ 图 16-1 病例 16 的 MRI

A 至 C. 轴位和矢状位 MRI 显示整个脑干、小脑左侧、右侧颞叶、双侧脑室周围、皮质下和近皮质区域（箭）的多灶性 T_2 FLAIR 高信号；D 至 G. 颈髓和胸髓的轴位和矢状位 MRI 显示髓内 T_2 高信号，位于 C_1 右腹侧（D 和 E）和 $C_3 \sim C_4$ 左侧（F），呈偏心位（箭），胸髓无异常（G）

德是口服药物中耐受性最好的，但在有糖尿病或葡萄膜炎病史的患者中，芬戈莫德与黄斑水肿有关，并且由于导致心动过缓需要进行首剂心脏监测。一些 PML 病例与口服药物相关。如果患者打算在 DMT 开始后不久妊娠，应在妊娠之前停止治疗，或者使用已知的妊娠期间安全的 DMT 疗法。对于有可能妊娠的患者，应避免使用特立氟胺。已知的在妊娠期间安全且能预防复发的 DMT 仅有醋酸格拉替雷和 IFNβ。

如果优先考虑使用方便，应选择口服药物，包括芬戈莫德、富马酸二甲酯和特立氟胺。在这些药物中，芬戈莫德可能比富马酸二甲酯更有效。特立氟安的疗效与 IFNβ 相似，但低于芬戈莫德和富马酸二甲酯。

如果长期安全性是首要的考虑因素，则应选择注射药物，包括醋酸格拉替雷和 IFNβ。这些药物安全性持久，IFNβ 自 1993 年起上市。然而，这些药物需要患者自己注射，并且在现有的 DMT 中

DMT	剂　型	常见不良反应	其他考虑因素
IFNβ	注射	流感样症状（肌痛、寒战、头痛和疲劳）、注射部位反应、肝毒性、甲状腺疾病、淋巴细胞减少	给药频率灵活，取决于剂型
醋酸格拉替雷	注射	注射部位反应：脂肪萎缩；注射后可能有心悸、潮红、出汗、呼吸急促、胸痛	无须药物监测
特立氟胺	口服	头发稀疏/脱发、高血压、外周神经病变、头痛、恶心、腹泻、肝毒性、淋巴细胞减少、高度致畸	如果怀疑药物引起的肝损伤、妊娠或想要妊娠，则需要启动活性炭加速消除方案
富马酸二甲酯	口服	潮红、腹痛、恶心、腹泻、肝毒性、淋巴细胞减少、PML	潮红和腹痛可以同时服用阿司匹林来治疗
芬戈莫德	口服	首剂心动过缓、黄斑水肿、头痛、疱疹和隐球菌感染、PML、皮肤癌、淋巴细胞减少、肝毒性、停药后反弹	黄斑水肿在糖尿病或葡萄膜炎患者中更为常见
西尼莫德	口服	首剂心动过缓、黄斑水肿、头痛、疱疹和隐球菌感染、PML、皮肤癌、淋巴细胞减少、肝毒性	
那他珠单抗	静脉注射	输液相关反应、肝毒性、黑色素瘤、淋巴瘤、疱疹、真菌和细菌感染、PML、停药后反弹	需要定期检测 JCV 和 MRI
奥瑞珠单抗	静脉注射	输液相关反应、疱疹感染、PML、乙型肝炎再激活、癌症	
克拉屈滨	口服	淋巴细胞减少、PML、皮疹、乙型和丙型肝炎激活、脱发、癌症	癌症风险远高于其他 DMT
阿仑单抗	静脉注射	输液相关反应、过敏反应、自身免疫病、癌症、疱疹和李斯特菌感染	治疗相关的自身免疫性疾病，包括 30% 的自身免疫性甲状腺疾病风险

表 16-1　多发性硬化 DMT 的常见不良反应

DMT. 疾病修饰治疗；MRI. 磁共振成像；PML. 进行性多灶性白质脑病

疗效最低。它们与 PML 无关。

【要点】

* MS 的 DMT 治疗可降低复发和脑、脊髓出现新病灶的风险。

* 在为 MS 患者启动 DMT 时，应考虑治疗效果、安全性、剂型、剂量、妊娠、合并症、年龄、残疾状况和个人意愿。

病例 17　多发性硬化免疫治疗期间的突破性发作
Breakthrough Disease While On Multiple Sclerosis Immunomodulatory Therapy

Jonathan L. Carter　著

范宇欣　译　　张包静子　全　超　校

【病例描述】

1. 病史及查体

36 岁女性，有复发缓解型多发性硬化（MS）病史，由于出现新的 MS 症状，行脑部 MRI 检查，发现了新的强化的脑白质病变。患者 24 岁时出现 Lhermitte 征，但当时她没有接受 MRI 检查。26 岁时出现双下肢和左上肢发麻，当时的 MRI 和脑脊液检查支持 MS 的诊断，她的神经科医生建议疾病修饰治疗，但患者拒绝了。在几次复发后，患者于 30 岁开始服用富马酸二甲酯。她最初服用这种药物的效果很好，没有新的症状，但在服药后 3 年的 MRI 中，脑部出现了新的钆增强病变。

本次就诊前 1 年，在服用富马酸二甲酯的情况下，出现了可疑的轻微视神经炎表现。本次就诊时，有新的下肢麻木、无力和平衡失调的症状。头颅 MRI 显示 1 个新的强化灶。神经科查体显示双下肢反射亢进，膝关节远端片状刺痛觉减退，脚趾振动觉减弱和直线行走障碍。

在考虑鉴别诊断时，有几个因素值得重视。患者有持续至少 24h 的新发或恶化的神经功能障碍，这不能用合并症或发热来解释，因此符合 MS 复发的定义。MRI 活动进一步证实了这点。考虑到上述因素，其他疾病不太可能解释她的临床情况。然而，MS 患者可能会因热暴露、发热、感染及其他合并疾病而出现短暂的神经系统症状恶化。这在进展型 MS 患者中更为常见，这类患者的神经功能障碍比本例更为严重。与真正的 MS 复发不同，假性复发通常持续不到 24h，并且不会在一段时间内变得越来越严重。一旦触发因素得到纠正，通常会迅速改善。MS 复发也可以由感染，特别是病毒感染引发，如果抗感染治疗下神经功能障碍持续存在，则可能需要进一步治疗。

2. 辅助检查

进行尿培养和药敏以排除隐匿性尿路感染，结果为阴性。同时，脑部 MRI 显示新的白质强化病变（图 17-1）。

3. 诊断

在接受 MS 治疗期间，在临床和放射学上该患者出现了 MS 突破性疾病活动。

4. 治疗

新的 MS 复发可以用大剂量皮质类固醇（甲泼尼龙 500~1000mg/d）口服或静脉注射，持续 3~5 天。虽然这种治疗方法可以加快 MS 复发的恢复速度，但目前没有足够证据表明该治疗可以改善发作 1 年后的康复情况。血浆置换可用于治疗严重的皮质类固醇难治性复发，这一干预措施可减少复发造成的长期残疾。重要的是，在治疗过程中的突破性疾病活动，无论是有症状还是无症状的，从长远来看都与残疾进展的风险增加有关，特别是出现新的脊髓病灶时。

患者因复发接受了 5 天 IVMP 治疗。在与患者讨论后，决定将治疗方法从富马酸二甲酯过渡到奥瑞珠单抗，以应对她的突破性疾病活动。患者担心她可能进入疾病的早期进展阶段，这进一

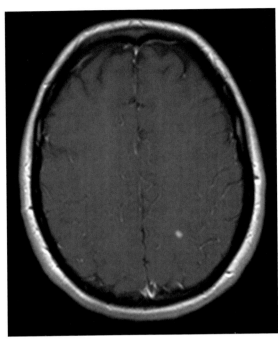

▲ 图 17-1　病例 17 的 MRI
服用富马酸二甲酯治疗的多发性硬化的患者脑部
MRI 显示左侧顶叶新的增强病变

步促成了换药的决定。

【讨论】

对于以脊髓病变为主的 MS 患者，或症状可能提示新的脊髓受累时，可能有必要做脊髓 MRI 以评估疾病活动性。除了脑 MRI 以外是否还应进行常规的脊髓 MRI 以监测疾病，这是有争议的。除非存在对比剂的禁忌证，否则应进行增强和无增强的 MRI 检查。如果有假性复发的可能，则应进行隐匿感染或其他方面的检测。

一些文献试图定义 MS 治疗失败的客观标准，但大多数尚未得到前瞻性验证。NEDA（无疾病活动证据）的概念是从风湿学文献中借用的，作为 MS 治疗的目标。NEDA 有很多不同的定义条件，但最常用的 NEDA-3 定义条件有：① 没有临床复发；② 没有疾病进展的临床证据；③ MRI 上没有新的或扩大的 T_2/FLAIR 病灶或钆增强病灶。NEDA-4 包括了大脑萎缩的测量及上述三个指标。

目前 MS 治疗的 NEDA 达标率差异很大，而且任何现有的 MS 疗法 2 年的 NEDA 达标率均未超过 70%。目前的 NEDA 达标率通常是根据 MS 疾病修饰疗法（DMT）的关键临床试验数据的事后分析确定的，对 NEDA 的定义也各不相同。到目前为止，NEDA 还不是任何 MS 临床试验的主要结局指标，因此它还没有被证实是可靠、敏感的主要结局指标。尽管 MS "为达标而治疗" 的想法很有吸引力，但目前的现实是，NEDA 很可能是当前 DMT 治疗的一个不切实际的目标，特别在超出临床试验持续时间的长期治疗中。由于治疗失败更有可能是新的 MRI 活动（而非新的临床活动）导致的，一些 MS 专家建议以 "最少疾病活动证据" 为目标，在治疗期间可以接受一些新的、较小的 T_2/FLAIR 病变，只要没有强化病灶且患者临床情况稳定。在积极治疗期间，最佳的 MRI 监测频率也没有明确的规定，但许多临床医生将每年 1 次的扫描作为监测疗效的基准。

决定何时升级 MS DMT 治疗，以及升级到哪种治疗方式是十分复杂的，最好能与患者共同决策，需要考虑到他们的生活方式、共病和对不良事件的风险承受能力。由于缺乏对 MS 治疗反应的个体预测指标，没有任何生物标志物或 MRI 表现能帮助临床医生选择治疗方式。此外，很少有 MS 试验以头对头的方式直接比较不同的治疗方法，其中大多数试验比较了旧的注射疗法（如 IFNβ、醋酸格拉替雷）和新的疗法。联合 DMT 在 MS 中还没有得到充分的研究，而且考虑到 MS DMT 的费用，目前的成本令人望而却步。早期进展型 MS 患者的升级治疗指南甚至比复发型 MS 的治疗指南更不明确。

【要点】

• 接受最新 DMT 的 MS 患者仍然可以有新的、较小的 MRI 活动性病变和较少的临床疾病活动。

• 对于复发型 MS 患者和进展型 MS 患者，确定本次治疗失败的发生和何时应该切换治疗方案存在争议。

• 确定何时切换治疗和选择最佳治疗方案，需要与患者共同决策，并考虑患者的个体特征。

病例 18　高度活动的多发性硬化
Highly Active Multiple Sclerosis

Roman Kassa　W. Oliver Tobin　著

范宇欣　译　　张包静子　全　超　校

【病例描述】

1. 病史及查体

16 岁女孩，出现胸段脊髓炎的症状，查体发现 T_{12} 以下感觉缺失、行走困难、便秘和膀胱排空不全。她之前有过 2 次这样的经历。第 1 次为 14 岁时出现的胸段脊髓炎，$T_4 \sim T_5$ 带状感觉缺失、双小腿无力和 Lhermitte 征，症状在 3 个月后消失。第 2 次是 15 岁时出现头晕、阵发性呕吐和平衡失调，6 周后症状消失。由于认知障碍和跟不上学业，患者从 14 岁起便辍学在家。患者有抑郁和药物滥用（烟草、酒精和非法药物）的病史。患者情绪稳定，脑神经功能和运动功能均正常。腱反射对称，跖反射正常。她的感觉平面在 T_{12} 水平，膝盖远端的振动觉减弱，共济和步态正常。当时考虑的诊断见表 18-1。

2. 辅助检查

在患者 16 岁时的首次评估中，她的全血细胞计数、ESR、Lyme 病血清学测试、HIV、抗核抗体、抗 ENA 抗体、抗中性粒细胞胞质抗体、抗磷脂抗体及肝酶、维生素 B_{12} 和叶酸水平均正常或阴性。大脑、颈髓和胸髓 MRI 显示疾病负荷很重，MRI 多发强化病灶提示疾病高度活跃（图 18-1A 至图 18-1C，图 18-1F 至图 18-1H）。脑脊液检查显示白细胞 16/μl（参考范围 0～5/μl），其中 95% 为淋巴细胞；蛋白质 70mg/dl（参考范围≤35mg/dl）；有 7 条特异性脑脊液寡克隆带；IgG 指数为 0.87（参考范围≤0.85）。认知测试总体得分正常，精神评估显示严重抑郁。

3. 诊断

患者被诊断为复发缓解型多发性硬化（MS），高度活跃。

4. 治疗

患者 16 岁胸段脊髓炎时，每天 IVMP（1000mg，连用 5 天），膀胱和肠道症状得到缓解，感觉丧失恢复了 75%。开始大剂量 IFNβ-1a 治疗。患者接受了药物滥用障碍的咨询，并针对抑郁开始了药物治疗和心理咨询。之后根据疾病持续活动和提示 DMT 效果不佳的放射学证据，终止了 IFNβ-1a 治疗，推荐使用那他珠单抗。但患者随后失访 12 年，在此期间，她接受了短期静脉注射皮质类固醇、醋酸格拉替雷、IFNβ-1b 和 3 剂那他珠单抗的治疗。

患者 28 岁时来梅奥医学中心就诊，左侧偏瘫持续加重 1 个月。她自诉在几年内多次复发，认知功能缓慢下降。神经科查体显示找词困难，凝视诱发的水平眼震，锥体束受损导致左侧肢体中度痉挛性偏瘫，左侧巴宾斯基征阳性，左侧下肢感觉性共济失调，偏瘫步态。当时的神经影像表现见图 18-1D、图 18-1E、图 18-1I 和图 18-1J。采取 IVMP（1000mg/d，连用 5 天），起效不大。随后患者接受了 7 次血浆置换，症状缓解约 50%。患者的血清 JCV-IgG 呈阳性。尽管进行性多灶性白质脑病（PML）的风险增加，但考虑到持续的疾病活动［高度活跃的 MS（highly active MS，HAMS）］导致的长期残疾的风险更高，我们重新启用了那他珠单抗。可是她更换至别处就诊，开

可能的诊断	临床和影像学特征	支持的实验室检查结果
多发性硬化	亚急性发作，至少持续 24h，并且无感染；检查结果符合视神经病变、核间性眼肌麻痹或脊髓病；时间多发性；空间多发性	特异性脑脊液寡克隆带；OCT 显示视网膜神经纤维层不对称变薄；视觉诱发电位
急性播散性脑脊髓炎	主要是儿童发病；通常是单相的，有前驱事件或疫苗接种；多灶性白质、基底节、丘脑、脊髓病变	± 血清 MOG-IgG；脑脊液淋巴细胞增多；无寡克隆带
视神经脊髓炎	非裔美国人 / 亚洲人 / 拉丁美洲人；伴有后部视神经通路和视交叉受累的视神经炎；横贯性脊髓炎；极后区综合征；其他脑干、间脑或大脑受累；± 全身性自身免疫疾病	血清 AQP4-IgG（CBA 法）；脑脊液 WBC 计数 > 50/µl，以中性粒细胞为主；没有寡克隆带；OCT 显示严重的单侧或双侧视网膜神经纤维层变薄
MOG-IgG 相关疾病	视神经炎；横贯性脊髓炎；脑干病变；脑炎；前部视路受累；MRI 显示视神经周围神经鞘强化	血清 MOG-IgG；OCT 显示急性单侧或双侧黄斑水肿，或发作后慢性期视网膜神经纤维层变薄

表 18-1 病例 18 的鉴别诊断

±. 有或没有；APQ4-IgG. 水通道蛋白 4– 免疫球蛋白 G；MOG-IgG. 髓鞘少突胶质细胞糖蛋白 – 免疫球蛋白 G；WBC. 白细胞

启了特立氟胺治疗。6 个月后，在 30 岁时，患者因新出现的右腿无力回到梅奥医学中心，接受了为期 5 天的大剂量静脉皮质类固醇，然后输注利妥昔单抗。后续 MRI 随访发现患者有突破性的疾病活动，于是她的治疗方案又转变为阿仑单抗。

【讨论】

HAMS 的特点是临床发作频繁，伴或不伴影像学上的高活动性，表现为多发强化病灶或间歇性新病灶形成，以及残疾累积。它表现为临床和放射学持续活动，对充分的 MS 疾病修饰疗法（DMT）没有反应。目前对于 HAMS 还没有统一的定义。在一些研究中，用于描述 HAMS 的标准包括：过去 1 年内至少 2 次临床复发，相比基线 MRI 至少有 1 个新发钆增强病变，或过去 1 年内对 DMT 反应不充分，出现 1 次临床复发伴影像学疾病活动的证据。针对 HAMS 的治疗已经提出了各种方法，但通常需要个体化制订治疗方案。考虑到不可逆的轴索损伤和丢失发生在复发缓解型 MS 的早期，在这类神经功能缺损快速累积的亚组中，早期识别 HAMS 和制订高效的治疗方案十分重要。与预后不良相关的因素包括男性，非洲裔美国人或拉丁美洲人，年龄大于 40 岁，临床发作伴有运动、小脑、括约肌或认知受累，临床发作未完全恢复，发作间隔短，在最初 2～5 年经常复发。

一般来说，复发缓解型 MS 的治疗策略是有争议的。一些人主张以临床病程为指导的传统升级治疗方法，而另一些人则赞成早期积极的治疗。为了解决这个问题，截至 2021 年，两项随机临床试验（TREAT MS，NCT03500328；DELIVER MS，NCT03535298）正在进行中。对于 HAMS 患者，考虑到有效治疗的窗口期较窄，通常建议早期积极治疗。常用的有那他珠单抗、奥瑞珠单抗、阿仑单抗和芬戈莫德。血清中 JCV-IgG 的存在可能会阻碍 HAMS 患者使用那他珠单抗。然而，对于所有既往没有接受过免疫抑制药物的患者来说，在接受那他珠单抗治疗的前 2 年内，无论血清 JCV-IgG 状态如何，患 PML 的风险不到 1‰。从 2018 年 4 月开始，美国神经病学学会的实践指南在评估了患者的收益和风险后，给出了使用阿仑单抗、那他珠单抗或芬戈莫德治疗 HAMS 的 B 级推荐。也可以考虑使用利妥昔单抗和环磷酰胺。在难治性病例中，可以尝试用非常大剂量的

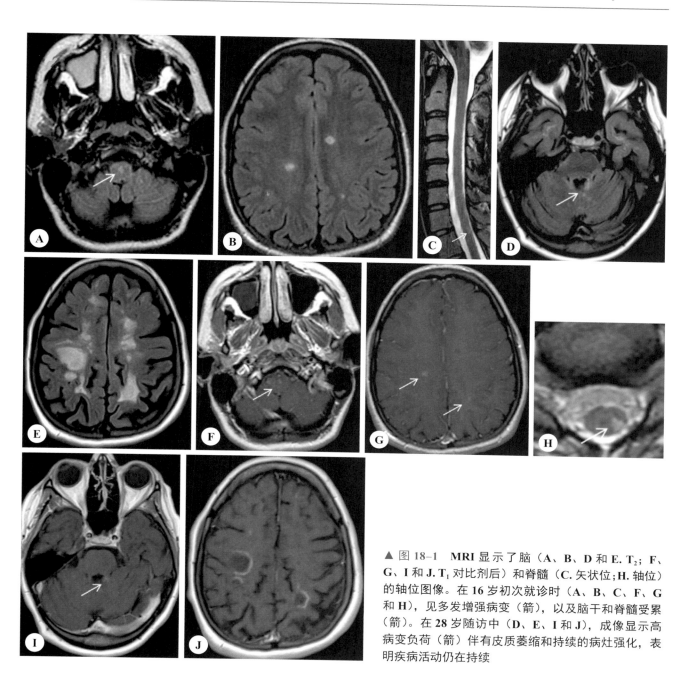

▲ 图 18-1　MRI 显示了脑（A、B、D 和 E. T$_2$；F、G、I 和 J. T$_1$ 对比剂后）和脊髓（C. 矢状位；H. 轴位）的轴位图像。在 16 岁初次就诊时（A、B、C、F、G 和 H），见多发增强病变（箭），以及脑干和脊髓受累（箭）。在 28 岁随访中（D、E、I 和 J），成像显示高病变负荷（箭）伴有皮质萎缩和持续的病灶强化，表明疾病活动仍在持续

环磷酰胺进行免疫消融，然后进行自体造血干细胞移植。

　　本例患者，考虑到最初诊断时的高疾病活动性和抑郁病史，IFNβ-1a 不是理想的一线药物。她的药物不耐受和治疗依从性差、厌恶风险、可能影响医疗决策的认知障碍，以及社会心理问题，都成为她自身接受最佳治疗的障碍。目前需要高效药物来控制患者的临床发作，尽管有感染 JCV 的风险，但她在接受那他珠单抗或阿仑单抗治疗

时情况稳定。

【要点】

• HAMS 患者需要高效的 DMT，并密切随访，以监测患者对治疗的反应。

• 不良预后因素包括男性，非洲裔美国人或拉丁美洲人，年龄 >40 岁，临床发作伴有运动、小脑、括约肌或认知受累，发作恢复不完全，发作间隔短，以及在病初的 2～5 年经常复发。

I. Vanessa Marin Collazo　著

范宇欣　译　　张包静子　全　超　校

【病例描述】

1. 病史及查体

58 岁男性，右利手，有肾结石、原发性高血压和 2 型糖尿病病史，因步态障碍 6 年而寻求治疗。最初，他注意到左足和左踝轻微无力，随着时间的推移，逐渐加重并出现跌倒。骨科怀疑左踝韧带撕裂，于是他接受了手术，症状略微有所稳定。2～3 年后，他再次注意到进行性左腿无力和新发的手臂无力，不得不使用拐杖来防止跌倒。随后，足底出现进行性疼痛，左踝和足部周围出现红斑、褪色、水肿。患者自诉过去 3 天内发生了无痛、单侧、间歇性、轻度视物模糊，这些症状已经自发缓解。没有眩晕、复视、不明原因的恶心呕吐或呃逆的发作。没有膀胱、肠道或性功能障碍。

查体显示，双侧瞳孔对光反射、眼球运动、色觉和视力均正常。左臂和左腿有轻微的上运动神经元无力，以左手手指伸肌和左侧髋关节屈曲和外展最为明显。左侧膝反射活跃，巴宾斯基征阳性。双足的针刺感有轻度减退。左腿呈痉挛划圈步态。振动觉正常，Romberg 征阴性。当时考虑的诊断框 19-1。

2. 辅助检查

EMG 和神经传导未见显著异常。脑部 MRI(图 19-1A) 显示以左侧为主的脑室周围和皮质下 T_2 FLAIR 高信号。颈髓和胸髓 MRI （图 19-1B 和图 19-1C）显示髓内 T_2 高信号，偏心地位于 C_3、C_5 和 C_6 左侧，$C_7 \sim T_1$ 右侧，在 T_4/T_5 和 T_8/T_9 节段则

框 19-1　进行性脊髓病的鉴别诊断

- 多发性硬化（MS）（原发进展型和继发进展型多发性硬化）
- 压迫性脊髓病
- 维生素 B_{12} 缺乏引起的亚急性联合变性
- 铜缺乏性脊髓病
- 人类嗜 T 淋巴细胞病毒脊髓病
- HIV 脊髓病
- 脊髓肿瘤
- 硬脊膜动静脉瘘
- 肌萎缩侧索硬化

位于中央。

脑脊液检查显示红细胞 37/μl（参考范围＜5/μl），白细胞 4/μl（参考范围＜5/μl），蛋白质水平 66mg/dl（参考范围 15～65mg/dl），血糖 82mg/L（血浆浓度的 60%），9 条特异性寡克隆带（参考范围＜2 条），IgG 指数 1.14（参考范围＜0.85），副肿瘤自身抗体阴性。

血清维生素 B_{12}、铜、HTIL、HIV、锌、抗核抗体、抗 ENA 抗体、促甲状腺激素、肝酶、全血细胞计数、肾功能和血清蛋白电泳均正常。血清总 25(OH)D 水平为 25ng/ml（参考范围 25～80ng/ml）。

3. 诊断

该患者诊断为原发进展型多发性硬化（PPMS）。患者符合 2017 年 McDonald 的 PPMS 诊断标准，至少 1 年的残疾进展，至少 1 个 MS 特征性脑区（脑室周围、皮质、近皮质和幕下）≥1 个 T_2 高信

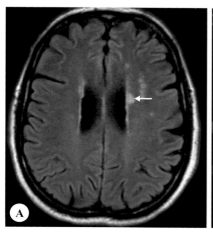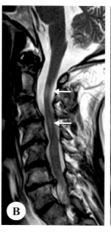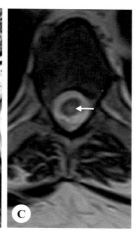

◀ 图 19-1　病例 19 的 MRI
A. 轴位脑部 MRI 显示 T_2 FLAIR 高信号，包括卵圆形脑室周围病变（箭），典型的多发性硬化表现；B 和 C. 颈髓 MRI 显示矢状位视图（B. 箭）中多个髓内 T_2 高信号和轴位图中位于 T_4/T_5 的中央髓内 T_2 信号高信号（C. 箭）

号病变，至少 2 个脊髓 T_2 高信号病变，以及脑脊液特异性寡克隆带的存在。

4. 治疗

确诊后对患者进行了全面的疾病宣教，解释了疾病修饰疗法（DMT）的作用。患者开始每 6 个月输注 1 次奥瑞珠单抗。加巴喷丁起始剂量为 300mg/d，随后加量至 600mg，每天 2 次（1200mg/d），用于治疗足部异常疼痛。维生素 D_3 的起始剂量为 2000U/d。

达伐吡啶被推荐用于提高步行速度，但患者拒绝使用。辅以理疗和健康的生活方式建议，包括健康的饮食、健康的体重、定期锻炼和改善睡眠。

【讨论】

多发性硬化（MS）是一种慢性免疫介导的中枢神经系统脱髓鞘疾病，是年轻人残疾的主要原因。目前美国大约有 100 万人患有 MS，通常发病年龄在 20—40 岁。临床病程分为复发缓解型（RRMS）、原发进展型（PPMS）和继发进展型（SPMS）。PPMS 占所有 MS 病例的 10%～15%，通常在 50—60 岁起病。

对于 MS 没有治愈的方法，但是复发缓解型 MS 有 DMT 疗法，继发进展型和原发进展型都有一种治疗方案可供选择。DMT 在复发缓解型 MS 中的作用主要是降低复发风险，以及减少脑和脊髓新的病变累积，已经有研究表明，它们在减少残疾累积和脑萎缩方面的作用。目前，DMT 在 PPMS 和 SPMS 中的作用是随着时间的推移减缓残疾积累，此外还可以减少 T_2 MRI 病变和脑萎缩的累积风险。目前，奥瑞珠单抗是唯一被批准用于 PPMS 进展型 MS 的 DMT。奥瑞珠单抗是一种人源化的单抗，它选择性地针对 CD20，CD20 是一种细胞表面抗原，表达在前 B 细胞、成熟 B 细胞和记忆 B 细胞上，而不表达在淋巴干细胞和浆细胞上。临床试验结果显示了适度的益处；奥瑞珠单抗组的患者在 12 周内确认残疾进展的比例为 32.9%，而安慰剂组的患者为 39.3%（HR=0.76，95%CI 0.59～0.98，P=0.03）。

进展型 MS 患者还可受益于非药物和对症治疗，包括步态障碍、神经源性膀胱、神经源性肠道、痉挛和神经病理性疼痛的治疗。步态障碍是 MS 最普遍和最严重的特征之一，钾通道阻滞药达伐吡啶每天 2 次，每次 10mg（20mg/d），据报道可以有效提高达 40% 患者的步行速度。功能性电刺激可通过刺激腓神经，激活脚踝背屈和外翻，从而改善足下垂患者的行走能力。神经源性膀胱的管理取决于膀胱功能障碍的类型。对于膀胱残余尿量高的患者（＞100ml），间歇性导尿是一线治疗方法。具有抗胆碱能作用的药物（如奥昔布宁、索非那新、托特罗宁和丙米嗪）和米拉贝隆（一种 β_3 受体激动药）可用于痉挛膀胱或低残余尿量（＜100ml）的患者。治疗痉挛的药物包括巴氯芬、替扎尼定、环苯扎平和肉毒素。巴氯芬可以口服或鞘内泵给药，用于那些症状顽固或对高剂量口服不耐受的痉挛患者，口服替扎尼定是另一种选择。加巴喷丁、普瑞巴林、文拉法辛、度洛西汀、阿米替林和去甲替林是治疗痛性和非痛性感觉障碍的药物。

无论哪种类型的 MS，都建议采用多学科团队的方法进行疾病管理。MS 与多种症状有关，这些症状既可能是，也可能不是疾病的直接后果，需要进一步的对症治疗。参与 MS 管理的医务人员多种多样，包括初级保健、神经病学、护理、神经放射学、神经眼科、物理医学和康复、物理治疗、职业治疗、精神病学、心理学、睡眠医学、泌尿学、胃肠病和社会工作的专家。

【要点】

• PPMS 占所有 MS 病例的 10%～20%。

• PPMS 尚无治愈方法，但选择性靶向 CD20 的人源化单抗奥瑞珠单抗可能会减缓残疾积累。

• 达伐吡啶有助于提高步行速度，但如果患者有癫痫史或肾功能不全，则应避免服用。

• 早期接受在中枢神经系统脱髓鞘疾病方面具有专业知识的多学科团队的管理，是 MS 患者的最佳选择。

病例20 那他珠单抗治疗后进行性小脑共济失调
Progressive Cerebellar Ataxia After Natalizumab Treatment

Michel Toledano　著

范宇欣　译　　张包静子　全　超　校

【病例描述】

1. 病史及查体

47 岁女性，有复发缓解型多发性硬化（MS）病史，接受那他珠单抗治疗，她因最近被诊断为"继发性进展"寻求新的治疗方案。8 年前，她首次被诊断出患有 MS。患者最初接受了 IFNβ-1a 治疗，但由于突破性复发和脊髓病灶负荷的增加，她最终在 6 年后切换到了那他珠单抗。在加强疾病修饰治疗（DMT）后，她的病情稳定了下来。在使用那他珠单抗期间，她接受了 JCV-IgG 监测。在我们评估前的 9 个月，JCV-IgG 转为阳性，指数增加 1.1。由于病情持续缓解，她继续使用那他珠单抗，加强监测，并计划在 24 个月后改用不同的 DMT。5 个月后，她出现亚急性的言语不利和右上肢不协调。脑部和脊髓 MRI 的复查结果与先前的结果基本相同，有右侧小脑萎缩（图 20-1）。在接下来的 4 个月里，患者的临床症状持续加重，她的 EDSS 得分从 4.5 分增加到 7.5 分。没有新的膀胱或肠道症状，没有发热、盗汗、厌食或体重下降，对患者进行了新的癌症筛查，无吸烟史。

查体显示患者有中度共济失调性构音障碍，肢体共济失调右侧较左侧明显。她依靠轮椅行动，需要 1 人帮助才能站立。神经反射亢进，双侧巴宾斯基征阳性。

这位那他珠单抗治疗的复发缓解型多发性硬化（RRMS）患者出现新的亚急性进行性小脑综合征，但没有疾病活动的影像学证据。在长期接触那他珠单抗的情况下，考虑了该情况的几种可能

（表 20-1）。感染，特别是 JCV 中枢神经系统感染，是首要考虑的诊断。

2. 辅助检查

MRI 复查显示小脑萎缩加重，右侧较左侧明显，脑干 T_2 高信号呈进行性改变，无强化或占位效应（图 20-1）。未发现新的脱髓鞘病变。血清和脑脊液中的自身免疫性脑病指标均在正常范围内。脑脊液检查显示蛋白质水平轻度升高，血细胞计数正常，并有 7 条特异性脑脊液寡克隆带。革兰染色和细菌培养均为阴性。对肠道病毒、VZV 和鞭毛虫的 PCR 检测均为阴性。JCV PCR 阳性。

3. 诊断

患者被诊断为 JCV 颗粒细胞神经元病（granule cell neuronopathy，GCN）。

4. 治疗

停用那他珠单抗后，患者每隔 1 天接受 1 次血浆置换治疗。原定计划为 5 个周期，但于第 4 个周期后停止。在第 4 个周期后，症状出现恶化。MRI 显示脑干内钆强化（图 20-2），这支持免疫重建炎症综合征（immune reconstitution inflammatory syndrome，IRIS）。她接受了 3 天的大剂量 IVMP，随后泼尼松逐渐减量。患者的残疾进展稳定下来，EDSS 评分为 6.5 分。

【讨论】

JCV 中枢神经系统（CNS）感染是在接受治疗的 MS 患者中报告的几种感染之一（表 20-2），几乎只发生在免疫抑制的患者中，包括接受 DMT

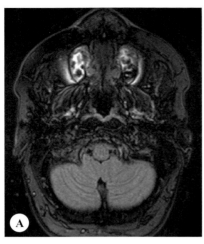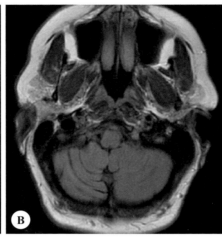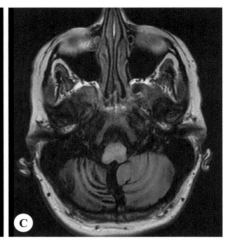

▲ 图 20-1 病例 20 的 T_2 轴位脑部 MRI

A. 共济失调发生前，影像学显示小脑叶大小正常，小脑或脑干可见部分无脱髓鞘斑块；B. 症状出现后不久，有小脑萎缩的迹象，右侧重于左侧；C. 4 个月后，出现右侧小脑萎缩进展，同时脑干中出现 T_2 FLAIR 信号变化

治疗的 MS 患者。除了会导致进行性多灶性白质脑病（PML）（一种少突胶质细胞的裂解性感染）之外，JCV 还可感染小脑颗粒细胞神经元，导致小脑进行性变性，也称 GCN，它与 VP1 衣壳基因 C 末端的序列变异有关，据悉这种变异使 JCV 对颗粒细胞具有趋向性。虽然 GCN 通常是单独发生的，但它也可以与 PML 一起发生。

那他珠单抗是一种针对整合素分子 α_4 亚单位（抑制 T 淋巴细胞进入中枢神经系统）的重组单抗，是治疗 RRMS 的高效 DMT。

然而，那他珠单抗的使用与 PML 的风险增加相关，使用那他珠单抗的患者中也出现了罕见的 GCN 病例。那他珠单抗相关的 JCV CNS 感染风险可根据 JCV-IgG 状态（与抗体反应或指数的强度相关）、接受那他珠单抗治疗的时间和先前接触免疫抑制药物的情况进行分层。密切的临床和放射学随访对于发现与 JCV 感染相关而非 MS 的症状和体征非常重要。炎性脱髓鞘的发作通常是急性（数小时到数天）和自限性（在数周到数月后有所改善）的。相比之下，PML 表现为亚急性起病（数周到数月）的进行性失语、偏瘫、皮质视觉障碍或行为和认知异常。GCN 表现为亚急性进行性共济失调、构音障碍、眼球震颤和眼外肌运动异常。而进展型 MS，最常见的表现为隐匿的（数月

到数年）不对称性痉挛性截瘫、偏瘫或四肢瘫痪。不伴有锥体束功能障碍的单纯性进行性共济失调少见。

典型 PML 的 MRI 表现为 T_2 高信号和 T_1 低信号的白质病变，无强化或占位效应。然而，当 PML 发生在免疫保存或免疫重建的患者（如停止使用那他珠单抗后）时，MRI 上可以看到增强和水肿。进行性小脑萎缩是 GCN 最常见的影像表现，但也可出现小脑和脑干的白质改变。

脑脊液 PCR 检测 JCV 具有很高的灵敏度和特异度，但也可能出现假阴性。如果高度怀疑，则应重复进行 JCV-PCR。很少需要活检来确定诊断。

目前还没有针对 JCV 相关中枢神经系统感染的特效治疗方法。如果强烈怀疑该诊断，应立即停用那他珠单抗。本例患者采取经验性血浆置换以加速消除循环中的那他珠单抗，从而更快达到免疫重建。然而，血浆置换有效的证据仅限于观察性的回顾性研究，仍未得到证实。IRIS 的主要治疗方法是皮质类固醇。尽管与那他珠单抗相关的 JCV CNS 感染的存活率相对较高，但绝大多数患者后期都有中到重度残疾。

【要点】

• 那他珠单抗与 JCV CNS 感染风险增加有关。

表 20-1　病例 20 的鉴别诊断

	可能的诊断	不支持的证据
免疫介导	MS 复发 / 产生那他珠单抗中和抗体	扫描无新病灶，说明没有疾病进展
	继发进展型 MS	● 进展比预期的进展速度更快 ● 进行性 MS 不对称痉挛性截瘫比小脑综合征更常见
	副肿瘤性小脑变性	无全身症状
	PCA1/2	目前正在筛查癌症
	PCA（Tr 抗体）	
	mGluR1-IgG	
	GAD65-IgG	倾向于更缓慢地进展
	抗体相关性小脑共济失调	对称性小脑萎缩更常见
	乳糜泻	无胃肠道表现
感染	病毒　JCV	脑部 MRI 未显示进行性多灶性白质脑病的典型白质病变
	病毒　VZV	● VZV 相关小脑炎在儿童比成人更常见 ● 亚急性进行性病程，不发热 ● 无带状疱疹
	肠道病毒（肠道病毒 71）	● 多见于儿童 ● 没有发热或头痛
	细菌　李斯特菌	● 不发热 ● 无脑干发现
	细菌　惠普尔养障体	● 多见于中年男性 ● 无胃肠道或其他全身症状
代谢	维生素（维生素 B_{12} 或维生素 E）缺乏；铜缺乏	● 无减肥手术史 ● 无大细胞性贫血 ● 没有实质性的本体感觉或振动感觉丧失
	多系统萎缩	● 无自主神经症状 ● 中位发病年龄，50 多岁 ● MRI 未显示"十字征"
退行性 / 遗传综合征	脊髓小脑共济失调	● 快速进展 ● 迟发 ● 无家族史
	Friedreich 共济失调	● 迟发 ● 反射保留 ● 无心肌病

JCV. JC 多瘤病毒；MRI. 磁共振成像；MS. 多发性硬化；VZV. 水痘 - 带状疱疹病毒

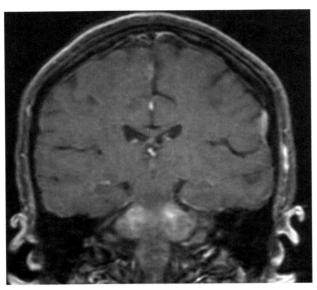

▲ 图 20-2　病例 20 的 T_1 冠状脑部 MRI 显示增强

在双侧小脑中脚观察到增强，支持免疫重建炎性综合征

- 根据抗体指数、那他珠单抗治疗的持续时间和先前接受其他免疫抑制疗法的情况对 JCV CNS 感染风险进行分层。

- JCV CNS 感染可表现为进行性小脑萎缩和共济失调，不伴 PML 典型的白质病变；这种情况称为 GCN。

- 停用那他珠单抗，无论是否进行血浆置换，都可能导致 IRIS，其特征是反常的症状恶化，并伴随 MRI 上的钆增强。

表 20-2　与疾病修饰治疗相关的感染	
疾病修饰治疗	JCV 以外的感染
阿仑单抗 [a]	CMV、HSV、VZV、PML、李斯特菌病、诺卡菌、结核菌
B 细胞耗竭疗法 [a]，利妥昔单抗，奥瑞珠单抗	肠病毒、CMV、VZV、西尼罗病毒、乙肝再激活、PML、隐球菌、结核分枝杆菌、弓形虫病
富马酸二甲酯	VZV、PML [b]
芬戈莫德	VZV、HSV、PML、隐球菌、李斯特菌
IFNβ / 醋酸格拉替雷	全身或中枢神经系统感染的风险低
那他珠单抗	疱疹病毒、HSV

CMV. 巨细胞病毒；HSV. 单纯疱疹病毒；PML. 进行性多灶性白质脑病；VZV. 水痘 - 带状疱疹病毒

a. 接受该药物作为单一疗法或初始治疗的患者不一定会发生感染

b. 大多数病例与淋巴细胞计数≤500/μl 相关

病例 21　放射外科治疗后的无力和失语
Weakness And Dysarthria After Radiosurgery

Andrew McKeon　著

范宇欣　译　张包静子　全　超　校

【病例描述】

1. 病史及查体

一位有干燥综合征病史的 60 岁女性出现痛性左眼视力丧失。在筛查病因的过程中，脑部 MRI 显示邻近左侧脑室三角的动静脉畸形（图 21-1A 至图 21-1C）。虽然这是无症状的病变，但患者接受了立体定向放射外科手术（伽马刀；Elekta AB），以降低动静脉畸形未来生长和出血的风险。在手术后的几天内，她出现了语言障碍与右臂和右腿的无力。体格检查提示皮质下失语和右侧肢体的上运动神经元瘫痪。

2. 辅助检查

鉴别诊断应考虑动静脉畸形的新发出血、缺血性脑卒中、放射性坏死、脓肿和脱髓鞘疾病。头部 MRI 被用来评估这些可能性。言语和运动症状发作后，脑部 MRI 显示新发的脑干和左侧半球深部白质的融合的 T_2 异常信号，并伴有一定程度的强化（图 21-1D 至图 21-1F），无出血或急性脑卒中迹象。脑脊液检查结果为非炎症性，寡克隆带阴性，但视觉诱发电位显示左侧视神经传导缓慢。

3. 诊断

患者被诊断为视神经炎，在放射外科治疗后演变为多发性硬化（MS）。

4. 治疗

患者接受皮质类固醇治疗（IVMP，1000mg/d，连续 5 天），语言功能完全恢复，偏瘫部分恢复，可以在没有辅助的情况下行走。由于患者的发作不止 1 次，她接受了 IFNβ-1a 治疗，以进一步防止 MS 复发。

【讨论】

在接受全脑放射治疗的患者中，约有 25% 会出现慢性神经毒性，导致皮质下痴呆。组织学上，脱髓鞘和坏死可能是突出的特征。在患有 MS 或临床孤立综合征的患者中，如果接受脑放疗，治疗区域内（全脑、局部靶向或立体定向放射外科治疗）脱髓鞘事件的风险似乎增加了。坊间报道指出，接受脑外放射治疗的 MS 患者出现了惊人的，有时甚至是致命的脱髓鞘。

与患者的临床病程相符，这种神经毒性通常发生在放射治疗后 1 年内。梅奥医学中心对 15 名外照射放射治疗前后诊断为 MS 的患者进行研究，患者治疗期间没有复发。然而，5 名患者（40%）在照射后中位时间 1.0 年（参考范围 0.2～4.3 年）内出现 4 级（共 4 级）神经毒性。除 1 例外，所有患者均在先前被诊断为 MS 或已有症状符合脱髓鞘疾病。所有的神经毒性在放射学和（或）临床上都与接受放射治疗的区域内的脱髓鞘损伤相一致。没有患者出现脑坏死。接受对置照射野的双侧中央脑放射治疗的患者出现后续神经毒性的风险似乎最高。神经毒性也可能发生在周围脑照射，甚至是伽马刀聚焦照射。

在中枢神经系统外对周围三叉神经根进行放射外科治疗是治疗三叉神经痛的有效方法，包括 MS 患者。在迄今为止报道的最大的三叉神经放射

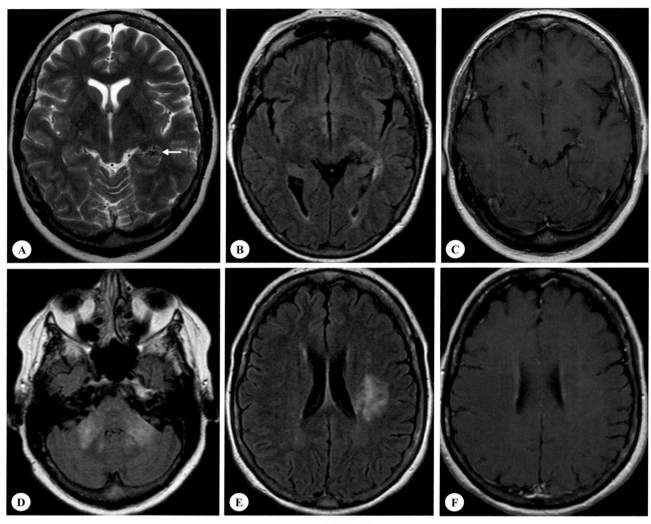

▲ 图 21-1　病例 21 的 MRI

轴位脑 T_2（A）、T_2 FLAIR（B、D 和 E）和 T_1 增强（C 和 F）。A 至 C. 在伽马刀手术之前，在左侧脑室三角附近可见一个没有占位效应或增强的斑点状低信号病变（A. 箭）。D 至 F. 伽马刀手术后，当出现新的神经功能缺损时，在脑干和桥臂（D）、额顶深部白质（E）出现广泛的新 T_2 高信号，并伴有轻度强化（F）

外科治疗队列中，80% 的患者在中位数为 4 年的时间内疼痛获得了实质性的缓解。第 2 年的复发率没有报道。据报道，约有 20% 的人在术后面部麻木。然而，正如这个病例所表明的那样，脑定向放射外科手术可能会引发脱髓鞘。通过对可能的、先前未诊断的脱髓鞘事件详细询问病史和症状，以及考虑其他治疗选择（如手术切除），可以避免这种暴露。

【要点】

• 脑放射治疗，包括伽马刀放射外科等定向技术，即使在没有明确的 MS 诊断的情况下，也可能引发脱髓鞘或加重临床上原有的疾病。

• 放射治疗前应仔细检查既往神经系统疾病史和症状。

中　篇

自身免疫性神经系统疾病
Autoimmune Neurologic Disorders

病例 22 疲劳、视物模糊和视神经肿胀
Fatigue, Blurry Vision, And Swollen Optic Nerves

Marie D. Acierno M. Tariq Bhatti John J. Chen Eric R. Eggenberger 著
杜 磊 译 常乔乔 全 超 校

【病例描述】

1. 病史及查体

71 岁女性，在 1 周内出现了全身疲劳伴低热的症状，并且疲劳症状在热退后仍持续存在。随后患者出现了眼球后及头部不适。患者此前无头痛、咀嚼时下颌痛、头皮压痛、复视、视物模糊或眼前闪烁暗点。1 个月后，患者出现了视物模糊的症状。眼科检查显示右眼视力为 20/20-2、左眼视力为 20/50-2。轻度色觉障碍、双侧视野缩小、双侧视盘明显水肿（图 22-1）、玻璃体细胞分级和玻璃体混浊度评分为 2.0 分。该患者既往无血管性疾病或肿瘤等相关病史。她的 BMI 为 23.5kg/m²，唯一服用的药物是阿米替林。多年来，患者每天抽半包到一包香烟。

2. 辅助检查

颅脑 MRI 显示融合的 T_2 高信号灶且无占位效应及增强，病变范围涉及双侧大脑半球的皮质下和脑室周围白质、基底节区、脑桥和左侧丘脑。MRI 静脉血管成像未显示硬脑膜静脉窦闭塞。

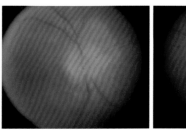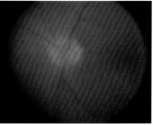

▲ 图 22-1 眼科检查结果

可见双侧视盘水肿及玻璃体炎。由于玻璃体炎的影响，双眼后极部模糊不清

全血细胞计数、ESR、维生素 B_{12} 水平、叶酸水平、抗心磷脂抗体、凝血功能、梅毒快速血浆反应素试验、胆固醇水平、抗核抗体和抗中性粒细胞胞质抗体都是正常或阴性。该患者做了 2 次腰椎穿刺，显示压力正常。脑脊液白细胞计数增加至 161/μl（参考范围≤5/μl），淋巴细胞为主。脑脊液蛋白质水平升高，达到 77mg/dl（参考范围≤35mg/dl）、脑脊液培养阴性。脑脊液细胞免疫染色提示多克隆浆细胞和可能的 T 细胞增殖性疾病。脑脊液和血清坍塌反应调节蛋白 5（collapsin-response mediator protein 5，CRMP5）-IgG 及微管相关蛋白 1B（microtubule-associated protein 1B，MAP1B）-IgG 阳性，并且滴度高。胸部、腹部和骨盆 CT 显示肺上叶有一个性质不明的结节。支气管镜发现右下肺有与小细胞肺癌一致的黏膜增厚。骨扫描结果正常。PET/CT 显示升结肠有异常的高代谢区。活检显示升结肠管状绒毛状腺瘤，并且患者接受了右半结肠切除术和吻合术。该患者的鉴别诊断见表 22-1。

3. 诊断

患者确诊为副肿瘤性视神经病变（paraneoplastic optic neuropathy，PON）（CRMP5-IgG 相关性视神经病变和玻璃体炎）。

4. 治疗

进行 IVMP，剂量为 1g/d，持续 5 天，然后序贯长程的口服泼尼松治疗。经过治疗，患者视力略有改善。患者接受了右侧开胸手术，并进行了右肺下叶的活检，结果为小细胞未分化癌。纵隔

表 22–1 病例 22 的鉴别诊断	
可能的诊断	鉴别诊断
脑内占位病变	• 原发性中枢神经系统占位性病变 • 继发性（转移性）中枢神经系统病变
颅内压增高的其他原因	• 硬脑膜静脉窦血栓 • 特发性颅内压增高
感染性中枢神经系统疾病	• 真菌性 • 梅毒 • 病毒性脑炎
中枢神经系统血管炎	• 巨细胞性动脉炎 • 神经系统结节病 • 肉芽肿性多血管炎（韦格纳肉芽肿病）
肿瘤性中枢神经系统疾病	• 淋巴瘤 • 癌性脑膜炎
副肿瘤性疾病	• CRMP5-IgG 相关自身免疫病

CRMP5. 坍塌反应调节蛋白 5

镜检查及气管前和颈部淋巴结的活检未发现转移性肿瘤。肺功能异常考虑与肺切除术有关。

【讨论】

副肿瘤性神经综合征是一组异质性的疾病，与各种系统性癌症和其他被认为是免疫介导的机制有关。副肿瘤性视觉综合征可以在癌症诊断之前或之后发生。

有 2 种带有自身抗体的副肿瘤性视觉系统疾病，主要与小细胞肺癌有关：癌症相关性视网膜病变（cancer-associated retinopathy，CAR）和副肿瘤性视神经病变。癌症相关性视网膜病变通常与抗恢复蛋白抗体有关，而副肿瘤性视神经病变最常与 CRMP5-IgG 有关。

CRMP5-IgG 自身免疫疾病可能伴随一种或多种自身免疫性疾病（小脑共济失调、舞蹈症、周围神经病变和脊髓病）和神经眼科的症状，如视神经病变、玻璃体炎、视网膜炎和复视。CRMP5-IgG 相关性视神经病变患者通常在数周至数月内

出现无痛性双侧视力丧失。发病时，患者出现双侧视盘水肿，但 MRI 上视神经没有强化，腰椎穿刺没有颅内压增高，视力范围从 20/20 到眼前手动。患者通常伴有玻璃体炎或视网膜炎，此外，在小脑受累时患者常会伴有复视。大多数 CRMP5-IgG 相关性视神经病变患者会因 CRMP5 自身免疫而出现其他神经系统功能障碍，如不对称的轴索性多发性神经根病变。小细胞肺癌和较少见的胸腺瘤是 CRMP5-IgG 自身免疫病中最常见的两种肿瘤。

副肿瘤性视神经病变是一个诊断难题。副肿瘤性视神经病变患者的进行性视力下降及潜在的肿瘤在早期不易被发现。在副肿瘤性视神经病变中，自身免疫反应针对的抗原表达于肿瘤和神经元 / 神经胶质细胞。约有 2/3 的患者在发现肿瘤之前就出现了 CRMP5 自身免疫的神经眼科症状。因此，对于出现亚急性视力丧失、视盘水肿和玻璃体炎性细胞浸润的成年患者，应进行副肿瘤性自身抗体的血清学和脑脊液检查。如果患者 CRMP5 等自身抗体阳性，应寻找肺癌。与我们的病例类似，患有 CRMP5 自身免疫病的患者多有吸烟史。

除了血清和脑脊液中 CRMP5-IgG 阳性外，副肿瘤性视神经病变和相关神经系统疾病最常见的实验室发现是脑脊液淋巴细胞增多和蛋白质水平升高。副肿瘤性自身抗体，如抗神经元核抗体 1（ANNA1）和浦肯野细胞胞浆抗体 2-IgG（PCA2-IgG），也称为 MAP1B-IgG，常与 CRMP5-IgG 共存。

由于该病的罕见性，CRMP5-IgG 相关性视神经病变的最佳治疗方法仍不清楚。通过治疗潜在的癌症，视力可能略有恢复。接受系统性激素治疗及使用包括环磷酰胺、眼内激素注射、血浆置换和 IGIV 在内的免疫治疗也可能出现视力改善。

若患者同时出现视盘炎、视网膜炎和（或）玻璃体炎，而 MRI 上视神经无强化时，临床医生应开始进行 CRMP5-IgG 的血清筛查。准确、及时的诊断可能有助于尽快启动挽救视力的免疫治疗，以及有针对性的系统性肿瘤筛查。

【要点】

• CRMP5-IgG 相关性视神经病变是副肿瘤性视神经病变的一种，通常表现为视盘水肿、视网膜炎和玻璃体炎性细胞浸润。

• 症状往往是双侧无痛性视力丧失，持续数周至数月，通常伴有多灶性神经系统症状。

• CRMP5-IgG 是一种与肺癌（特别是小细胞肺癌）有关的神经系统自身抗体。

病例 23 进行性、对称性、无痛性视力丧失
Progressive, Symmetrical, Painless Visual Loss

Eric R. Eggenberger   Marie D. Acierno   M. Tariq Bhatti   John J. Chen   著
杜 磊 译　常乔乔 全 超 校

【病例描述】

1. 病史及查体

75 岁女性，有混合性结缔组织病（抗核抗体和 SS-B-IgG 阳性）和乳腺癌（5 年前已通过手术切除和内分泌治疗成功控制）病史，因出现双眼进行性视物模糊、视敏度下降，尤其是对荧光照明灯的敏感度下降，并且病情在数周内进行性加重而就诊。眼部检查结果为单眼视力 20/40，双侧瞳孔大小相等，RAPD 阴性，对光反应迟钝。视野检查提示双眼周边视野缺损（图 23-1）。眼球活动正常。检眼镜检查显示双眼黄斑轻度视网膜色素上皮改变，视神经正常（图 23-2）。

可能引起对称性双侧视网膜病变的原因包括：白点综合征（如急性区域性隐匿性外层视网膜病变和多发性一过性白点综合征）、自身免疫性或癌症相关性视网膜病变、视网膜色素变性、特发性视锥 - 视杆细胞营养不良，以及中毒性或代谢性视网膜病变，如维生素 A 缺乏症等。这些因素大多可通过视网膜检查、既往史和视觉减退的速度进行鉴别。

2. 辅助检查

OCT 显示双眼黄斑变薄（图 23-3）。眼底自发荧光的结果正常。血清检测到了 3 种分子量分别为 30kDa、36kDa 和 46kDa 的视网膜抗体。副肿瘤筛查除低水平的节细胞 α_3- 乙酰胆碱受体 -IgG 阳性外均为阴性，其浓度为 0.04nmol/L（参考范围＜0.02nmol/L），这可能是非特异的。视网膜电图（electroretinography，ERG）显示暗适应和明适应下 a 波及 b 波波幅显著降低。颅脑 MRI 和 PET/CT 结果正常。

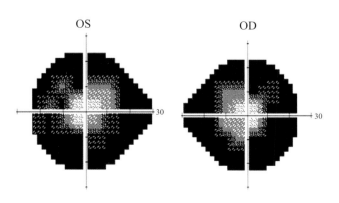

▲ 图 23-1　视野检查结果

视野灰度图显示双眼弥漫性视野缺损。OD. 右眼；OS. 左眼

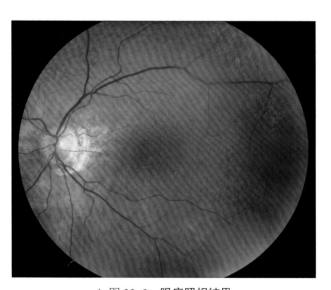

▲ 图 23-2　眼底照相结果

左眼眼底照相显示视网膜色素上皮改变，并且均匀分布在黄斑周围

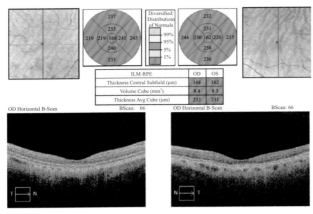

▲ 图 23-3　黄斑 OCT 结果

双眼黄斑厚度变薄：平均厚度，右眼 233μm，左眼 231μm，正常的平均厚度约为 278μm。T → N 表示颞侧到鼻侧的扫描方向（右眼）；N → T 表示从鼻侧通过中央凹至颞侧的扫描方向（左眼）。ILM-RPE 表示内界膜至视网膜色素上皮细胞层，反映视网膜厚度。OD. 右眼；OS. 左眼

3. 诊断

根据临床表现、OCT 和 ERG 结果，以及视网膜抗体的存在，患者诊断为副肿瘤性或非副肿瘤性自身免疫性视网膜病变。然而，单独的视网膜抗体缺乏特异性，必须在正确的临床背景下进行解释。

4. 治疗

尽管有几种治疗方法得到推荐，但目前还没有循证性指南来指导自身免疫性视网膜病变的治疗决策。一般来说，没有任何一种单一疗法或组合疗法能始终显示出明确的疗效。

本病例未进行特异性免疫抑制治疗。然而，如果她的视力随着时间的推移持续恶化，就会采取经验性免疫治疗。

【讨论】

自身免疫性视网膜病变包括副肿瘤性和非副肿瘤性，其中最典型的自身免疫性视网膜病变表型是癌症相关性视网膜病变（cancer-associated retinopathy，CAR），于 1976 年首次在 3 名小细胞肺癌患者中描述。

CAR 通常表现为亚急性、无痛、双侧（尽管也有不对称的报道）视力丧失，在数周至数月

内逐渐进展，反映了大多数患者的视杆和视锥细胞功能障碍。因此，症状通常包括夜盲症（在昏暗的光线或夜间无法看清）、暗适应受损、闪光感（视野中的闪光）、畏光、色觉障碍，以及最终导致严重的视力丧失。CAR 流行病学与最常见的肿瘤类型相匹配，包括小细胞肺癌、妇科肿瘤及乳腺癌，平均发病年龄为 65 岁，女性略多。大约 50% 的病例中，视觉症状的出现先于潜在癌症的发现。

视野检查可显示环形视野缺损、管状视野或中央视野缺损。眼底改变在早期阶段一般不明显，并且眼底改变通常比视觉症状严重程度轻，甚至在病程后期才会出现视网膜动脉稀疏、视网膜色素上皮改变和轻度继发性视神经苍白，也可以出现轻度玻璃体炎和视网膜血管炎。

ERG、OCT 等电生理研究和视网膜抗体的实验室检测是初步诊断评估方法。如果存在大量视野缺损，全视野 ERG 暗适应和明适应下的 a 波和 b 波波幅低平或呈熄灭型。在以中心视野缺损为主的患者中，多焦 ERG 显示中心波形的减弱。虽然 OCT 检查结果最初可能是正常的，但随着症状的发展，常会出现伴随光感受器层和内节 / 外节连接层（椭圆体带区）丢失的视网膜变薄。

免疫组化、Western blot 或 ELISA 被用于检测视网膜抗体。根据最近的专家共识，建议采用 2 步法，用 Western blot 来筛选抗体，然后用后续的免疫组化进行确认。自身抗体靶向的抗原中研究最成熟的是抗恢复蛋白，即一种调节视紫红质磷酸化的质量为 23kDa 的蛋白。尽管抗恢复蛋白抗体是与癌症最相关的抗体，但研究表明，只有 10% 的 CAR 患者抗恢复蛋白抗体阳性。除了抗恢复蛋白自身免疫外，其他几个抗原也已被报道，包括 α- 烯醇酶（46kDa）、转导蛋白 α- 亚单位（40kDa）、热休克同源蛋白 70（65kDa）、碳酸酐酶Ⅱ（30kDa）、光感受器间类视黄醇结合蛋白（145kDa）、神经丝蛋白和管状蛋白。这些蛋白的抗体对自身免疫性视网膜病变的特异性要比抗恢复蛋白低很多。虽然抗恢复蛋白的存在往往提示

潜在的癌症，但所有其他抗体都可能在没有癌症或自身免疫性视网膜病变的健康人中检测到（40% 的发生率）。

其他原发性视网膜病变和一些共病的非特异性视网膜抗体检出率较高，这进一步阻碍了实验室检测的诊断作用；这些疾病包括炎症性肠病、白塞综合征、系统性红斑狼疮、多发性硬化、老年性黄斑变性和葡萄膜炎，如福格特 – 小柳 – 原田综合征（Vogt-Koyanagi-Harada syndrome，VKH 综合征）和交感性眼炎。通常，同一患者会有多种视网膜抗体，这表明可能存在抗体间的协同作用进而导致 CAR 或自身免疫性视网膜病变。这些抗体是如何穿过血 – 视网膜屏障的，以及这些疾病的确切病理生理机制，目前仍在研究中。此外，除了抗恢复蛋白外，视网膜抗体的特异性很差，因此必须在正确的临床背景下进行解释。

在一些自身免疫性视网膜病变患者中，眼底自发荧光在中央凹旁区域可见自发荧光，这一现象与 OCT 上的外核层变薄及光感受器内节与外节连接层消失相对应。荧光素血管造影一般没有用，但在少数情况下可以发现血管炎，在其他情况下有助于缩小鉴别诊断范围。

自身免疫性视网膜病变的影像学检查对于排除潜在的恶性疾病至关重要。尽管胸腹和骨盆 CT 是常见的筛查项目，但 PET/CT 对高危患者潜在癌症的检测效率更高。此外，在某些情况下还可能需要针对性别和年龄开展一些特异性检查，如乳房 X 线检查和超声检查。

自身免疫性视网膜病变的治疗是多样的，并且缺乏循证支持。一般来说，潜在癌症的治疗似乎并不影响 CAR 相关的视力丧失进程，这可能与诊断延迟、治疗干预前视网膜细胞永久性丢失、治疗无效有关。在小细胞肺癌患者中，那些有抗恢复蛋白自身抗体的患者比没有这种抗体的患者有更长的无复发生存期；有可能是抗恢复蛋白免疫反应以视网膜变性为代价产生强大的抗癌反应。自身免疫性视网膜病变的治疗通常包括全身性皮质类固醇、细胞毒剂或免疫调节剂，如 IVIG 或血浆置换。免疫调节疗法可能会有效预防某些患者的视力进一步丧失，但不能逆转视网膜细胞丧失。因此，如果患者因自身免疫性视网膜病变而导致视力持续丧失，为了防止视力进一步下降，通常要进行经验性免疫治疗。

其他不太常见的副肿瘤性视网膜病变包括黑色素瘤相关视网膜病变、副肿瘤性卵黄样黄斑病变和双侧弥漫性葡萄膜黑色素细胞增生。黑色素瘤相关视网膜病变最常发生于之前有黑色素瘤的患者，从诊断皮肤黑色素瘤到出现视觉症状的平均潜伏期长达数年。

与 CAR 相比，非副肿瘤性自身免疫性视网膜病是一种异质性疾病，缺乏明确或特异性的抗体。CAR 的诊断是综合视力下降、多种视野缺损、视杆或视椎功能障碍相关症状、电生理检查多方面的异常结果而得出的。这些综合征可能模仿 CAR 样表现，但没有潜在的恶性过程。目前可用的视网膜抗体检测缺乏特异性，不推荐临床常规检测。非副肿瘤性自身免疫性视网膜病变研究中仍缺乏特异性生物标志物。

【要点】

• 自身免疫性视网膜病是一组多样的尚未完全阐明的异质性疾病。

• 目前 CAR 中对抗恢复蛋白抗体（针对视网膜的 23kDa 的抗原）的研究是最清楚的，它通常表现为亚急性、无痛、对称性视力丧失。

• 这些疾病的初始视网膜检查结果通常是良性的。然而，随着时间的推移，通常会出现视网膜动脉稀疏和一定程度的继发性视神经萎缩。

• 尽管视网膜抗体是这些疾病经常被强调的一个特征，但除了 23kDa（CAR）抗体外，其他抗体的特异度和灵敏度仍然很差。OCT 和 ERG 有助于疾病的诊断。

• 由于这类疾病往往在患者出现永久性视网膜细胞丢失时才得到诊断，所以这些疾病的治疗效果通常不理想。

病例 24　性格变化、认知障碍和抽搐
Personality Changes, Cognitive Decline, And Jerking Movements

A. Sebastian Lopez Chiriboga　著

杜　磊　译　　常乔乔　全　超　校

【病例描述】

1. 病史及查体

64 岁男性，出现不自主运动，特征为左脸扭曲和同侧手臂抽搐，每天最多发生 40 次。4 周后，患者开始出现视幻觉、听幻觉、明显的焦虑和性格改变。患者被诊断为抽动症和迟发性精神疾病，并被送往精神病院，接受奥氮平治疗后出院。但是出院后仍不断出现新的症状，出院 2 周后，他出现了全面强直 – 阵挛发作，随后认知减退，大部分日常生活需要他人辅助。因此再次去往医院接受神经系统评估。

患者心率为 120 次 / 分，无发热，其他生命体征和一般体检结果均正常。在神经系统检查中，简易精神状态检查（mini-mental state examination，MMSE）评分为 16/30（在定向、注意力、运算、即刻记忆和延迟记忆方面上失分）。该患者在神经系统检查期间出现多次、频繁的左半身抽搐，但其他检查结果均正常，当时经考虑得出的诊断见表 24–1。

2. 辅助检查

针对可逆性脑病的实验室检查包括全血细胞计数、胸部 X 线、血液培养、尿液培养、氨水平、肝肾功能、HIV、快速血浆反应素（梅毒）和血清促甲状腺素、维生素和微量营养素水平，上述检查结果均正常。脑脊液检查显示蛋白质水平增加，但其他结果正常。对感染进行的包括 PCR 和培养在内的多种检测结果均为阴性，克 – 雅病的实时震动诱导转化分析（realtime quaking-induced conversion，RT-QuIC）为阴性。

实验室检查的异常结果包括血清钠浓度 126mmol/L（参考范围 135～145mmol/L），细胞法检测 LGI1-IgG 阳性。EEG 显示弥漫性慢波和双侧颞叶痫样放电，包括 FDG-PET 和睾丸超声在内的广泛肿瘤筛查结果均为阴性。脑部 MRI 显示双侧海马和杏仁核 T_2 FLAIR 高信号（图 24–1A），并且有强化（图 24–1B）。脑 FDG-PET 显示双侧颞中叶高代谢（图 24–1C）。此外，颅内病灶无弥散受限和花边征。

3. 诊断

结合患者的临床表现、影像学检查和血清 LGI1-IgG 阳性，最终确诊为 LGI1-IgG 介导的边缘叶脑炎。符合面臂肌张力障碍发作（faciobrachial dystonic seizures，FBDS）的单侧面部和手臂运动，是该疾病的特征性表现。

4. 治疗

抗癫痫药物治疗（包括左乙拉西坦和拉莫三嗪的联合治疗）并未改善患者的癫痫发作。随后对该患者采用 IVMP（1g/d，持续 5 天），同时序贯血浆置换。该治疗方案显著改善了他的认知功能（MMSE 评分，27/30），并降低了 FBDS 的发作频率（每天 1～5 次）。治疗转为口服泼尼松（1mg/kg）后患者出院。当泼尼松从每天 20mg 减少到 10mg 时，发生临床复发，其特征是 FBDS 的发作频率增加（每天多达 10 次发作），因此，再次启动大剂量激素口服治疗，同时加用霉酚酸酯类药物，并缓慢减少口服的泼尼松剂量。治疗

表 24-1 病例 24 的可能病因

类 别	病 因
病毒感染	• HHV：HHV-1，HHV-2，HHV-3/ VZV，HHV-4/EBV，HHV-5/CMV，HHV-6，HHV-7 • 肠道病毒 • 虫媒病毒 • HIV
细菌感染	• 神经梅毒 • Whipple 病 • 李斯特菌病 • 结核病 • Lyme 病
真菌感染	• 曲霉菌 • 隐球菌
其他感染	• 弓形虫病
免疫介导	• 白塞病 • 非边缘叶抗体介导的脑炎，副肿瘤性或特发性（如 NMDAR-IgG 脑炎） • 干燥综合征 • Kikuchi-Fujimoto 病 • X 连锁淋巴细胞增殖综合征 • 可逆性后部脑白质综合征 • Susac 综合征 • 神经系统结节病 • 免疫检查点抑制剂相关脑炎
其他原因	• 胶质瘤：脑胶质瘤病 • 软脑膜转移癌 • 原发性或继发性中枢神经系统淋巴瘤 • 神经退行性疾病（FTD、LBD、CJD） • 精神疾病（精神分裂症、双相障碍） • 营养缺乏（维生素 B_1、维生素 B_{12}） • 线粒体病 • 毒素 / 药物 / 戒断 • 发作性运动障碍

CJD. 克 – 雅病；CMV. 巨细胞病毒；CNS. 中枢神经系统；EBV. EB 病毒；FTD. 额颞叶痴呆；HHV. 人类疱疹病毒；LBD. 路易体痴呆；NMDA. N- 甲基 -D- 天冬氨酸；VZV. 水痘 – 带状疱疹病毒

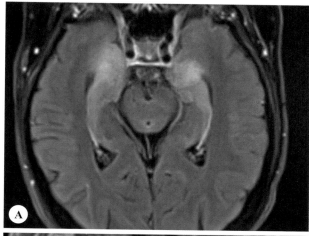
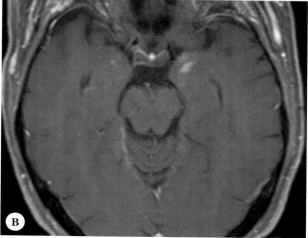
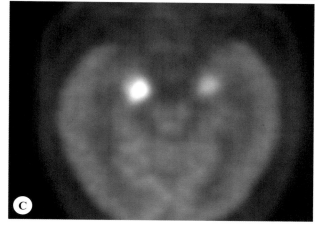

▲ 图 24-1 病例 24 的影像

脑部 MRI 显示双侧海马和杏仁核 T_2 FLAIR 高信号（A）和同一区域的钆增强（B）；FDG-PET（C）显示双侧颞中叶的高代谢

1周后FBD发作频率下降，并随着时间的推移继续改善。患者的认知能力保持稳定，并能够重返工作岗位。在发病48个月后的最后一次随访中，他已无癫痫发作。

【讨论】

该患者具有LGI1-IgG脑炎的典型特征：FBDS、性格变化、亚急性认知衰退、低钠血症，并且免疫治疗有效。

边缘系脑炎是一种影响边缘皮质、海马、杏仁核、下丘脑和扣带回的炎症。表现为认知功能障碍、行为改变、明显的健忘和癫痫发作。边缘系脑炎可继发于感染或自身免疫过程。

主要影响边缘系统的感染可能与几种微生物有关，但病毒是最常见的原因（表24-1）。60%～80%的患者会出现颞叶异常，而脑脊液寡克隆带和白细胞计数增加很少见。

自身免疫性边缘系脑炎可分为副肿瘤性和非副肿瘤性，在使用免疫检查点抑制剂（immune checkpoint inhibitor，ICI）治疗的患者中也有报道。虽然脑炎可与多种神经自身抗体有关，但典型的边缘系脑炎多与下述抗体有关，如ANNA1（Hu）-IgG、Ma2-IgG、CV2/CRMP5-IgG、$GABA_BR$-IgG、AMPAR-IgG、mGlu5R-IgG、LGI1-IgG、CASPR2-IgG及抗轴突蛋白抗体。

在排除中毒、代谢、肿瘤和感染等原因后，在等待神经抗体测试结果的同时可以启动试验性免疫治疗。

鉴于边缘系脑炎是一种典型的副肿瘤综合征，应进行肿瘤评估。抗体检测有助于癌症筛查并对预后有预判价值。副肿瘤性边缘系脑炎中靶向细胞内抗原（如ANNA1或Ma2）的抗体通常与肿瘤有密切的联系。虽然症状可以改善或保持稳定，但认知功能恢复通常较差。这与抗神经元表面抗原（特别是VGKC复合物蛋白LGI1、CASPR2及AMPAR）抗体相关的自身免疫性边缘系脑炎相反，这类脑炎中大多数患者在免疫治疗后有显著改善。

目前还没有美国FDA批准的治疗边缘系脑炎的药物。与其他自体免疫神经系统疾病类似，一线免疫治疗包括静脉注射大剂量皮质类固醇、血浆置换或IVIG，有时会联合使用。在边缘系脑炎中，癫痫发作通常对抗癫痫药物反应不佳，但免疫疗法是有效的。大多数患者在一线治疗后数周就有了反应，但恢复缓慢。对一线治疗没有反应的患者通常使用利妥昔单抗或环磷酰胺进行治疗，其他药物（如硼替佐米和那他珠单抗）也已成功被使用。

【要点】

• 边缘系脑炎的特征是癫痫发作、认知功能障碍、行为改变和短期记忆丧失。

• 鉴别诊断主要包括感染相关脑炎。

• 应检测血清和脑脊液的神经系统自身抗体。

• 影像结果正常及脑脊液结果无炎症表现虽然不常见，但并不能排除该诊断。

• 早期免疫治疗可预防长期认知功能障碍。

病例 25　急进性记忆丧失、情绪变化、缄默和运动障碍
Rapidly Progressive Memory Loss, Mood Change, Mutism, And Abnormal Movements

Shailee S. Shah　Marie F. Grill　著

杜　磊　译　　常乔乔　全　超　校

【病例描述】

1. 病史及查体

24 岁女性，既往偏头痛，因 2 周来出现定向障碍、短期记忆困难及四肢震颤就诊。由于出现低热和心动过速，最初怀疑是流感样疾病。1 周后，记忆力进一步下降并出现严重头痛而再次就诊。据她的家人描述，在过去的 4 天里，患者出现间歇性激越、大哭或大笑的情绪爆发、失眠，同时还出现了言语混乱、间歇性右侧凝视、面部抽搐和咂嘴的症状。几天后，患者变得缄默，食欲大幅下降，已经数天未排便。她的心率明显增快，达到 170 次 / 分，并间歇性发热。患者在随后入院的几天内，对所有外部刺激都失去反应，观察到无目的性的眼球运动和频繁的运动障碍，最终需要呼吸机支持。

当时考虑的诊断包括 HSV 或其他感染性脑炎、自身免疫性脑炎、中毒代谢性脑病、中枢神经系统炎性疾病、血管炎和由潜在的原发性精神疾病导致的精神病（表 25-1）。

2. 辅助检查

颅脑增强 MRI 结果正常。针对包括毒理学和甲状腺在内的中毒代谢紊乱的多种血清检测均为阴性。脑脊液白细胞 236/µl（参考范围 0～5/µl，淋巴细胞占优势），蛋白质水平轻度升高为 50mg/dl（参考范围 15～45mg/dl），葡萄糖正常。针对 HSV 和其他病毒、细菌和真菌的脑脊液检查结果均为阴性。EEG 最初显示广泛的慢波和广泛周期性癫痫样放电，逐渐发展为右侧颞叶的亚临床癫痫发作，以及临床和电生理上的癫痫持续状态。EEG 还呈现出显著的 δ 波（图 25-1）。EEG 表现与患者的情绪爆发或运动障碍无关。

盆腔超声检查发现双侧卵巢肿块，随后进行的腹部和盆腔 CT 显示双侧畸胎瘤。全身 PET/CT 检查结果为阴性。使用细胞法和免疫荧光法进行自身免疫性脑炎相关抗体的检测，结果显示，患者血清和脑脊液 NMDAR-IgG 阳性（滴度为 1 : 128，参考范围＜1 : 2）。

3. 诊断

该患者确诊为 NMDAR-IgG 脑炎。

4. 治疗

患者最初按照 1g/d 的剂量接受了 5 天 IVMP，然后按照 2g/kg、分 5 天给予静脉免疫球蛋白。使用苯二氮䓬类药物和普萘洛尔治疗激越和自主神经功能障碍。癫痫发作时开始使用抗癫痫药物，由于癫痫持续状态需要频繁加量。考虑到患者持续的严重脑病状态，给予机械通气和肠外营养。住院 10 天后，患者接受了左侧卵巢切除术和右侧输卵管卵巢切除术。尽管切除了畸胎瘤，患者在住院第 3 周时临床症状改善不明显，因此接受了几轮大剂量利妥昔单抗和甲泼尼龙的治疗。由于住院 6～8 周时临床改善仍不明显，进而使用了环磷酰胺治疗，患者在治疗后数周出现了显著改善，她的紧张型精神障碍和运动障碍都得到了改善。

表 25-1 病例 25 的鉴别诊断	
考虑的诊断	**鉴别要点**
感染性脑炎：病毒性（如 HSV、SSPE），细菌性，真菌性	脑脊液感染指标阴性
自身免疫性脑炎（LGI1-IgG、AMPAR-IgG、GABA_BR-IgG 相关性脑炎）	早期突出的神经精神症状、自主神经功能障碍、缄默和言语异常、人口学特征（年轻女性）
代谢或营养紊乱（甲状腺功能亢进、维生素 B₁₂ 或硫胺素缺乏）	无急性、严重的症状；癫痫发作，自主神经功能障碍，脑脊液炎性表现
抗精神病药物恶性综合征或药物毒性	无明确的药物暴露史，早期无明显的强直或高热
由精神分裂症或双相障碍等潜在精神障碍引起的精神疾病	癫痫发作，脑脊液炎性表现
中枢神经系统脱髓鞘疾病（多发性硬化、神经结节病）	脑部 MRI 没有异常
感染后脑脊髓炎，急性播散性脑脊髓炎	脑部 MRI 无异常
原发性或继发性 CNS 血管炎	脑部 MRI 无异常
急进性神经退行性疾病，朊蛋白病	病毒样感染的前驱症状，数天至数周疾病内快速进展，而不是数周至数月，脑脊液细胞增多
恶性疾病（转移、淋巴瘤）	脑部 MRI 无异常
遗传性疾病（线粒体病）	脑脊液炎症性表现，亚急性发作，脑部 MRI 无异常

AMPA. α- 氨基 -3- 羟基 -5- 甲基 -4- 异噁唑丙酸；CNS. 中枢神经系统；GABA_B. γ- 氨基丁酸 B；LGI1. 富亮氨酸胶质瘤灭活蛋白 1；MRI. 磁共振成像；SSPE. 亚急性硬化性全脑炎

住院 3 个月后，患者带着气管切开及胃造瘘出院，进一步强化康复治疗。患者接受口服泼尼松 60mg/d 的长期治疗，1 年后逐渐减少剂量。出院后 24 个月患者神经系统功能持续改善，癫痫控制良好，神经心理测试结果也有所改善。患者需要使用肉毒毒素注射和药物来治疗痉挛和肌张力障碍。患者在 6 个月时恢复了行走能力，分别在 12 个月和 18 个月时拔除了气管插管和胃造瘘管。尽管她的慢性睡眠障碍、情绪障碍和头痛持续存在，但患者恢复了独立日常生活能力。自身免疫性神经专科门诊的后续治疗重点是谨慎减少抗癫痫药物和免疫抑制剂的用量（进行间歇性临床观察和 EEG 监测）、睡眠、情绪和头痛的管理。患者在起病后的 36 个月内重返工作岗位。

【讨论】

该患者的病史突出了 NMDAR-IgG 脑炎的渐进性临床特征，以及其虽然漫长但往往会完全或接近完全恢复的特点。患者通常最先表现出的是病毒样感染的前驱症状，此时神经症状轻微，即使存在也容易被忽视。疾病早期典型的神经精神症状包括情绪紊乱、精神错乱、激越、失眠、缄默、记忆障碍和言语异常等。此外，患者可能会出现视幻觉或听幻觉。随着认知能力的进一步下降，患者通常会出现缄默、昏迷、显著的运动障碍（见于约 75% 的成人患者）和癫痫（57%~82% 的患者）等情况。应努力排除引发这些症状的其他可能原因，如中毒和代谢紊乱、感染和其他炎症。在该病早期，高达 80% 的患者可以出现脑脊液异常，通常可以观察到以淋巴细胞为主的脑脊液细胞增多。到疾病后期，可能会有脑脊液蛋白质水平升高和寡克隆带阳性等异常结果，这与不断恶化的炎症相一致。高达 50% 的患者中可出现脑部 MRI 异常，其中最常见的病变部位是海马、大脑皮质、岛叶、基底节、脑干和小脑，少数患者也可以出现脊髓异常信号。MRI 异常在同时合

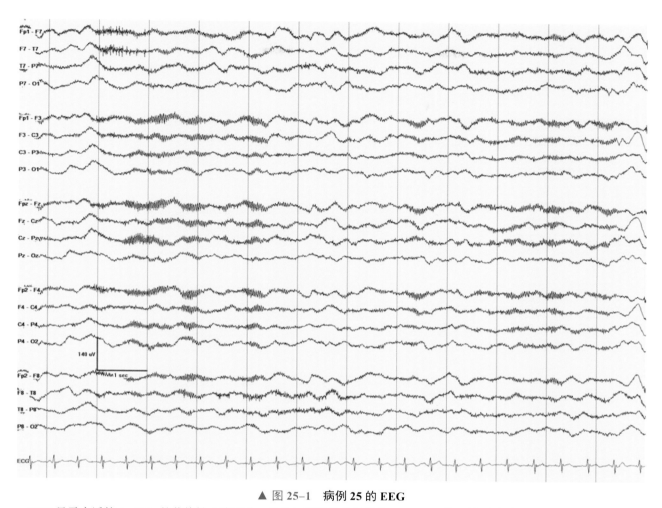

▲ 图 25-1　病例 25 的 EEG

EEG 显示广泛的 1～3Hz 的节律性 δ 波活动，并叠加节律性的暴发性 20～30Hz 的 β 波活动（δ 刷），这种 EEG 模式在成人 NMDAR-IgG 脑炎中有所报道

并 GFAP、AQP4 和 MOG 相关自身免疫病的患者中更为常见。

EEG 异常是很常见的，范围从广泛性或局灶性慢波到节律性 δ 波活动再到亚临床脑电发作。EEG 上出现超级 δ 刷（图 25-1），尽管不是完全特异的，但也支持严重的 NMDAR-IgG 脑炎的诊断。

由于血清检测存在 2%～14% 的假阴性或假阳性，尤其是诊断延迟或早期已使用免疫治疗的情况下。脑脊液中存在 NMDAR GluN1 亚基的抗体可以证实本病诊断。

因呼吸衰竭、昏迷和自主神经功能障碍入住重症监护病房是常见的，并且为了防止心搏骤停、缓慢性心律失常等严重并发症的发生，积极的支持治疗是必要的。此外，必须谨慎处理患者的激

越行为，因为抗精神病药物（包括神经阻滞药恶性综合征在内）的不良反应更易在这类患者中发生。

如果临床高度怀疑本病，在确认性抗体检测结果出来之前不应推迟治疗，因为治疗越早，患者预后越好。在 26%～59% 的患者合并肿瘤，最常见的是卵巢畸胎瘤，女性（尤其是黑种人女性）中更为常见。一旦发现肿瘤，建议进行手术切除。治疗手段还包括基于专家意见（而非对照试验数据）的联合免疫治疗方法。通常认为一线治疗包括皮质类固醇联合 IVIG 或血浆置换。二线免疫抑制疗法包括利妥昔单抗、环磷酰胺，或两者联用。事实上，许多时候在来不及评估一线治疗结果的情况下就早期启动了二线免疫抑制治疗，这是因

为大多数患者不能对免疫治疗迅速出现反应，进而难以评估治疗效果。这与 LGI1 脑炎形成鲜明对比，因为它对一线免疫治疗的早期反应很好。

接受及时免疫治疗并进行肿瘤切除的患者中，81% 的患者在 2 年时预后良好。在这类患者中，尽管精神障碍、记忆或执行功能障碍、睡眠障碍（通常是嗜睡）和行动受限可能会持续数月至数年，但大多数患者的癫痫发作都得到了很好的控制。应采用多学科方法优化症状管理，并最大限度减少残疾的发生。

【要点】

• 对于出现新发的记忆障碍、语言障碍、睡眠障碍和行为改变的神经精神症状的患者，应考虑 NMDAR-IgG 脑炎的可能，这些症状通常先于病毒样前驱症状出现，并逐渐发展为紧张型精神障碍或昏迷，常常伴有显著的运动障碍、癫痫发作或癫痫持续状态，以及自主神经障碍。

• 应进行彻底的检查以查找潜在的肿瘤，最常见的是年轻女性的卵巢畸胎瘤。

• 治疗手段包括肿瘤切除（如适用）和免疫疗法［一线的静脉注射皮质类固醇、IVIG 和（或）血浆置换，其次是二线利妥昔单抗和（或）环磷酰胺］，并且在等待脑脊液 NMDAR-IgG 时不应延迟治疗。

病例 26 昏迷后的行为和认知改变
Behavioral And Cognitive Changes Followed By Coma

Anastasia Zekeridou 著

杜 磊 译　常乔乔 全 超 校

【病例描述】

1. 病史及查体

60 岁女性，20 年吸烟史，此外无其他过往病史。她因在过去 1 周内出现了行为和认知改变而就诊。她变得易怒，无法正常经营她的日托机构，并出现短期记忆丧失和思维混乱（无法认出她的孙子，并总是问重复的问题）。在住进医院的 2～3 天，她出现了意识水平下降。之后陷入昏迷，并因误吸需要进行气管插管。她没有发热，但是 6 个月前有蜱虫叮咬史，Lyme 病血清检测呈阴性，并且当时没有任何皮肤变化。

该患者入院时的临床检查显示短期记忆和注意力缺陷，全身反射亢进，不伴脑膜刺激征或肌阵挛，左腋窝和锁骨后淋巴结肿大。

当时考虑的诊断包括感染性或炎性脑炎/脑膜脑炎、朊蛋白病、因脑部病变（脓肿、原发性或转移性肿瘤、感染）引起的部分和复杂部分癫痫持续状态、中枢神经系统血管炎、自身免疫性或副肿瘤性脑病。

2. 辅助检查

脑部 MRI T_2/FLAIR 加权成像可见双侧尾状核和壳核高信号，相应位置无弥散受限（图 26-1A 和图 26-1B）。脑脊液淋巴细胞增多（白细胞 37/μl，参考范围 <5/μl；75% 淋巴细胞），蛋白质水平升高（63mg/dl，参考范围 0～35mg/dl），并且脑脊液特异性寡克隆带阳性。细菌、真菌和病毒感染检测均为阴性（包括 HSV PCR 及朊蛋白病的实时震动诱导转化检测）。

EEG 显示弥漫性慢波而无痫波。通过间接组织免疫荧光和抗原特异性细胞检测，血清和脑脊液 α- 氨基 -3- 羟基 -5- 甲基 -4- 异噁唑丙酸 α- 氨基 -3- 羟基 -5- 甲基 -4- 异噁唑丙酸（α-amino-3-hydroxy-5-methyl-4-isoxazolepropionic acid，AMPA）抗体阳性。由于怀疑副肿瘤性神经疾病，对患者进行了 PET/CT 检查，结果显示腋窝、胸骨后和锁骨后淋巴结高代谢（图 26-1C 至图 26-1E）。淋巴结活检显示原发性转移性黑素瘤。

3. 诊断

该患者被诊断为副肿瘤性 AMPAR-IgG 脑炎。

4. 治疗

对患者的黑色素瘤使用维莫非尼联合卡比替尼治疗，针对脑炎使用 IVMP（1g/d，持续 5 天，以后每周输注）治疗，同时进行血浆置换（每隔 1 天 1 次，持续 14 天，共 7 次）序贯利妥昔单抗（每次 1g，共 2 次，间隔 2 周注射）的治疗方案。该患者连续 6 周 Glasgow 昏迷评分为 3 分，保持插管状态并无反应，但随后基本恢复。到治疗 3 个月时，患者的短期记忆障碍达到最佳恢复水平；在 2 年的随访中，她的功能恢复到了基线水平，肿瘤也得到了缓解。

【讨论】

AMPAR-IgG 脑炎可能很严重，必要时需要延长免疫治疗。超过一半的 AMPAR-IgG 阳性的患者体内可以发现肿瘤。更常见的肿瘤是胸腺瘤和小细胞肺癌，其次是乳腺癌和卵巢腺癌。尽管

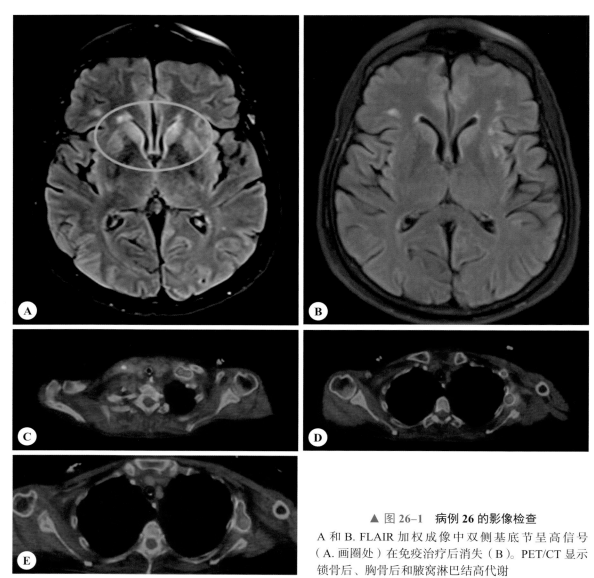

▲ 图 26-1 病例 26 的影像检查

A 和 B. FLAIR 加权成像中双侧基底节呈高信号（A. 画圈处）在免疫治疗后消失（B）。PET/CT 显示锁骨后、胸骨后和腋窝淋巴结高代谢

AMPAR-IgG 脑炎通常是副肿瘤相关的，但患者对免疫治疗和适当的癌症治疗反应良好。正如该患者，即使出现严重脑病需要重症监护，也有完全康复的可能，尤其是在癌症可以治疗的情况下。如果 AMPAR-IgG 同时伴有其他神经元胞内抗体，则预后较差。

自身免疫性脑炎的发病率与感染性脑炎的发病率相当。肿瘤、中枢神经系统或全身感染的出现可能引发副肿瘤性、自身免疫性和感染后脑炎。如果存在神经自身抗体，其抗原靶点的细胞位置决定了特异性自身免疫反应的效应物：针对神经元或神经胶质突触膜蛋白的自身抗体具有潜在致

病性；如果相应抗原位于细胞内，则神经自身抗体只是效应细胞毒性 T 细胞的生物标志物。

对出现亚急性认知和行为障碍伴难治性癫痫、运动障碍或自主神经功能障碍的患者，以及有自身免疫性疾病或癌症病史或有全身表现（如体重减轻、盗汗）的患者，应怀疑自身免疫性或副肿瘤性脑炎。神经系统自身抗体有助于及时诊断自身免疫性疾病和癌症，并且可以为治疗提供适当的指导。表 26-1 总结了特异性神经自身抗体的临床线索。脑部 MRI 可显示颞叶内侧 T_2/FLAIR呈高信号，伴或不伴强化（边缘性脑炎）或颞叶以外的病变。皮质和皮质下多发性病灶、无强化

表 26-1　自身免疫性脑炎特异性诊断的临床线索

临床表型	相关的特异性神经抗原
面臂肌张力障碍	LGI1
发作性眩晕	LGI1
癫痫持续状态，以癫痫发作为主要表现	GABA$_A$R、GABA$_B$R、GAD65（及其他多个）
肌阵挛	DPPX、GlyR、轴突蛋白 3a
眼阵挛 – 肌阵挛	ANNA2（Ri），罕见；神经母细胞瘤患儿的 ANNA1
精神疾病	NMDAR（及其他多种）
并存共济失调	GAD65、ANNA1、CASPR2（偶发）
伴有强直和肌阵挛的进展性脑脊髓炎；过度惊吓	GlyR、DPPX
僵人综合征	Amphiphysin、GAD65、GlyR
周围神经过度兴奋	CASPR2、LGI1
伴胃肠道动力低下	ANNA1
伴胃肠道运动过强	DPPX
Morvan 综合征（中枢、外周和自主神经系统过度兴奋）	CASPR2
伴感觉神经元病	ANNA1
显著的脑膜受累	GFAP
伴脊髓病变	GFAP、Amphiphysin、ANNA1、CRMP5、MOG
儿童脑炎	AQP4、MOG、NMDAR、GABA$_A$R

ANNA1. 抗神经元核抗体 1 型；ANNA2. 抗神经元核抗体 2 型；CASPR2. 接触蛋白相关蛋白 2；CRMP5. 坍塌反应调节蛋白 5；DPPX. 二肽基肽酶样蛋白 6；GABA$_A$R. γ- 氨基丁酸 A 型受体；GABA$_B$R. γ- 氨基丁酸 B 型受体；GAD65. 谷氨酸脱羧酶 65kDa 亚型；GFAP. 胶质纤维酸性蛋白；LGI1. 富亮氨酸胶质瘤灭活蛋白 1；MOG. 髓鞘少突胶质细胞糖蛋白；NMDAR. N- 甲基 -D- 天冬氨酸受体

效应、T$_2$/FLAIR 呈高信号，应怀疑是 GABA$_A$R-IgG 脑炎。在 CRMP5-IgG 相关或磷酸二酯酶 10A（phosphodiesterase 10A）-IgG 相关自身免疫性疾病中可见基底节 T$_2$/FLAIR 高信号，而在自身免疫性 GFAP 星形细胞病患者中可以看到脑室周围呈线状、放射状强化并伴有血管周围强化的病灶。脑脊液可能呈炎性改变：白细胞计数和 IgG 指数升高，伴 / 不伴脑脊液寡克隆带阳性。脑脊液蛋白质水平单独升高并不是自身免疫性脑炎的特异性标志。

在这些情况下，癌症筛查必不可少，尤其检测到提示癌症的自身抗体时。^{18}F-FDG-PET/CT 可提高癌症检出率，而胸部 CT 或 MRI 检查可能更有助于胸腺瘤的诊断。女性建议使用妇科超声检查和乳房 X 线检查，男性建议使用睾丸超声检查精原细胞瘤。根据危险因素和表现，皮肤科检查和胃肠镜检查可能有所帮助。

如果发现潜在癌症，则应谨慎治疗。如果已明确的癌症常需使用免疫抑制剂治疗，则应尽可能避免这些药物，因为它们会增强免疫反应，从而加重副肿瘤神经系统综合征。此外，早期免疫治疗是必要的；一线治疗通常是 IVMP 或血浆置换，联合使用 / 不使用 IVIG。在突触相关自身免疫病，以 B 细胞为靶点的利妥昔单抗是有效的，常用作一线治疗。根据临床表现和抗体，可能需要使用环磷酰胺（口服 2mg/kg 或每月输注 1g/m^2，通常持续 6 个月）进行治疗，该药可同时治疗潜在的癌症（如有）。一些脑炎患者呈单相病程，而有些患者呈复发病程，需要使用利妥昔单抗或吗替麦考酚酯等药物进行长期免疫抑制治疗。

【要点】

• AMPAR-IgG 脑炎可能很严重，但有治疗的可能性。该病的病程可能会很长，并且恢复期较长。

• 对于亚急性起病的认知下降，尤其是伴随难治性癫痫、运动障碍或自主神经功能障碍的患者，以及有自身免疫或癌症病史的患者，应考虑是否患有自身免疫性脑炎。

• 早期诊断及适当的免疫治疗和针对癌症的治疗可能会带来良好的预后。

病例 27　发作性偏瘫伴认知障碍、癫痫和恶性贫血
Episodic Hemiparesis, Cognitive Decline, And Seizures In A Woman With Pernicious Anemia

Cristina Valencia-Sanchez　Andrew McKeon　著
刘　强　译　章殷希　全　超　校

【病例描述】

1. 病史及查体

46 岁女性，患有恶性贫血，给予肌内注射维生素 B_{12}（每月 1 次，持续 3 个月）。近 2 个月来，患者出现发作性右上肢无力，言语困难，持续数分钟至数小时不等，并且每次发作后都伴有头痛，最初认为是偏头痛。血化验提示促甲状腺素水平升高、游离甲状腺素水平降低，诊断为"桥本甲状腺炎"，并开始服用左甲状腺素治疗。1 个月后，患者出现了一次意识模糊发作，期间患者谈论着自己的母亲，就好像母亲还活着一样，事实上其母亲几年前已经去世了。

患者就诊于当地急诊科并接受了 6 天的口服甲泼尼龙治疗，6 周后症状完全恢复。随后患者出现反复发作的右侧肢体无力、波动性意识模糊和行为异常。有一次，她开车到商场，停好车后光着脚穿过停车场。她开着厨房的炉子，但并没有做任何食物。在接下来的 2 个月中，患者认知障碍不断进展，与别人的互动更少，意识模糊更加严重。在 1 次全面强直 - 阵挛癫痫发作后，患者再次被送往急诊室。检查证实她有严重的脑病。床旁认知功能测试无法进行。神经系统查体没有发现局灶性神经功能缺损。当时考虑的诊断见表 27-1。

2. 辅助检查

脑部 MRI 结果正常。EEG 显示弥漫性慢波。脑脊液蛋白质水平升高（81mg/dl，参考范围≤35mg/dl），白细胞计数增加（25/μl，参考范围≤5/μl）以淋巴细胞为主。甲状腺过氧化物酶（thyroid peroxidase，TPO）抗体显著升高（>13 000U/ml，参考范围<9.0U/ml），甲状腺球蛋白抗体水平也明显升高（284U/ml，参考范围<4.0U/ml）。代谢相关检测、甲状腺功能和维生素 B_{12} 水平均正常。胃壁细胞抗体阳性，这与她的恶性贫血病史一致，其他非神经自身抗体均为阴性。血清和脑脊液神经自身抗体检测呈阴性，血清和脑脊液中感染相关检测也为阴性。

3. 诊断

该患者临床表现为波动性认知功能障碍、脑卒中样发作、癫痫发作、脑病样 EEG 表现、炎性脑脊液改变、甲状腺自身抗体水平显著增加，以及对皮质类固醇激素治疗的戏剧性效果（尽管短暂），符合自身免疫性甲状腺炎相关的类固醇反应性脑病（steroid-responsive encephalopathy associated with autoimmune thyroiditis，SREAT），也称为桥本脑病。

4. 治疗

启动左乙拉西坦治疗，后续无癫痫发作；同时接受 IVMP（1000mg/d，持续 5 天）。治疗结束时，她的意识模糊得到了迅速且显著的改善。患者 1 周后出院，予口服泼尼松 80mg/d，按计划每月逐渐减量 10mg；同时给予泮托拉唑、钙和维生素 D 补充、耶氏肺孢子菌预防性治疗（甲氧苄啶 - 磺胺甲噁唑，双倍剂量，每次 1 片，每周 3 次）。与此同时，她开始每周服用甲氨蝶呤 10mg 作为长

表 27-1　病例 27 的鉴别诊断	
可能的诊断	**不支持的证据**
感染性脑炎	无发热症状
病毒：疱疹病毒（HSV-1/2、VZV、EBV、HHV-6、CMV）、虫媒病毒、HIV	无免疫抑制的病史
细菌：Lyme 病、结核分枝杆菌、李斯特菌、梅毒螺旋体	血清及脑脊液检查阴性
免疫功能不全：JC 病毒、真菌 / 寄生虫	血清及脑脊液检查阴性
由神经抗体定义的自身免疫性脑炎，如 NMDAR-IgG 脑炎	血清及脑脊液检查阴性
其他脑部炎症：如结节病、ADEM	MRI 无明显改变
代谢 / 内分泌脑病：尿毒症、肝病、低钠血症、甲状腺功能减退 / 甲状腺功能亢进、低血糖、维生素 B_{12} 缺乏	实验室检测无相关发现
中毒性脑病：酒精、化疗、CO	无相关接触病史
肿瘤：CNS 淋巴瘤、原发性 CNS 肿瘤、脑转移瘤	无肿瘤病史
克 – 雅病	无其他相关征象（共济失调、肌阵挛）MRI 和 EEG 无典型改变

ADEM. 急性播散性脑脊髓炎；CMV. 巨细胞病毒；CNS. 中枢神经系统；EBV. EB 病毒；EEG. 脑电图；HHV. 人类疱疹病毒；HSV. 单纯疱疹病毒；MRI. 磁共振成像；NMDA. N- 甲基 -D- 天冬氨酸；VZV. 水痘 – 带状疱疹病毒

期免疫治疗。

3 个月后，患者和她的家属反馈其认知功能和偏瘫发作改善了 90%。在 Kokmen 精神状态简短测试（类似于简易精神状态检查）中，患者仅在计算、即时回忆各扣了 1 分（36/38），其他检查并没有发现异常。

患者继续口服泼尼松，并每月减量 10mg，减量至 10mg/d 时改为每月减量 1mg，直至停药；同时建议她继续使用甲氨蝶呤 5 年。

【讨论】

SREAT，也称桥本脑病，最初由 Brain 等于 1966 年报道，一名 48 岁的男性在自身免疫性（桥本）甲状腺炎发病数月后出现脑卒中样发作和亚急性脑病。

SREAT 仍然是一个存在争议的疾病，但是几个要点可以帮助诊断。第一，患有一种自身免疫性疾病的患者有发展为另一种自身免疫性疾病的风险。第二，自身免疫性甲状腺疾病很常见，在部分患有该病的患者中，可能会发生其他自身免疫性疾病，包括神经系统自身免疫性疾病。第三，SREAT 的定义是亚急性起病的脑综合征（脑病），同时检测到甲状腺自身抗体，免疫治疗（通常使用皮质类固醇激素）后有明显的神经功能改善，但没有其他神经自身抗体。第四，甲状腺抗体阳性反映了自身免疫性神经疾病的易感性，但并不意味着这些抗体具有直接的神经系统致病作用。第五，甲状腺自身抗体在普通人群中也很常见，尽管在恰当的临床背景下，它们可能有助于自身免疫性脑病的诊断，但仅仅依据这些抗体本身并不能诊断任何疾病。

SREAT 女性发病是男性的 4～5 倍，其临床表现多样，常有亚急性认知功能障碍和行为异常，呈波动性，可伴其他症状，如震颤、肌阵挛、短暂性失语、偏侧运动或感觉障碍（脑卒中样发作）、睡眠异常、癫痫发作和行走困难。

该病的颅脑 MRI 可能正常或表现出非特异性 T_2 信号异常。脑脊液检查常有异常发现，但大多是非特异性的，如蛋白质水平升高。EEG 异常也可见非特异性的弥漫性背景慢波增多，符合脑病表现。尽管该类患者 TPO 抗体升高，但抗体水平与临床神经功能缺损的严重程度并不相关。同时，高达 70% 的病例中存在甲状腺球蛋白抗体水平升高。

TPO 和甲状腺球蛋白自身抗体是自身免疫性甲状腺炎的血清标志物。TPO-IgG 在一般人群中的阳性率也很高，其中在年轻人中为 2%～10%，在健康老年人中为 5%～20%。TPO-IgG 可与其他系统性自身抗体共存，也可以在神经抗体阳性的自身免疫性神经疾病（如 NMDAR-IgG 脑炎）患者中检测到。自身免疫神经病学的发展揭示了新的神经元特异性自身抗体，而这些抗体可能是部分先前诊断为 SREAT 的患者认知功能下降的原因。

需要强调的是，只有在排除其他感染性和自身免疫性脑炎后才考虑 SREAT 的诊断（表 27-1），并且不应在没有脑病客观证据情况下做出诊断。认知功能测评、脑成像（MRI 或 PET/CT）或 EEG 的异常可能在这方面有所帮助，同时这些检查也可以作为设定基线，用作治疗前后的对比。

推荐的初始治疗是大剂量静脉注射皮质类固醇激素，大多数患者有较好的疗效。如果对皮质类固醇激素治疗没有反应，应及时重新审视诊断。

大剂量静脉注射之后，通常给予口服皮质类固醇并缓慢减量。对于免疫治疗后认知恢复正常的患者，不用免疫抑制的随访观察也是合理的。但是，复发患者应考虑长期免疫治疗。维持性免疫治疗包括类固醇激素助减剂，如硫唑嘌呤、吗替麦考酚酯或甲氨蝶呤。环磷酰胺和利妥昔单抗通常用于难治性患者。

【要点】

- 只有排除了其他代谢性、中毒性、感染性和自身免疫性病因，并且临床表现和相关辅助检查支持脑病的患者，才应考虑诊断为 SREAT。

- 应具备的临床特征包括亚急性和波动性脑病，伴有 1 次或多次脑卒中样发作、癫痫发作、肌阵挛及震颤。

- 甲状腺自身抗体阳性反映了自身免疫性神经系统疾病的易感性，但并不意味着这些抗体具有致病作用。

- 对免疫治疗反应较好。

- 有脑病的 EEG 改变和炎性脑脊液支持诊断。

- 甲状腺自身抗体水平与临床神经功能缺损的严重程度不相关，抗体水平的变化不能作为治疗反应或预后的标志物。

病例 30　头痛和进展性震颤
A Patient With Headache And Progressive Tremor

Anastasia Zekeridou　著

刘　强　译　章殷希　全　超　校

【病例描述】

1. 病史及查体

50 岁男性，因头痛 3 个月就诊，每天头痛且服用非处方镇痛药无效。既往史无特殊。此外，患者主诉上肢震颤和动作笨拙，主要影响右侧，尤其是影响书写。近 1 个月，患者的妻子还发现患者出现了人格改变、焦虑和抑郁。症状开始前几周患者有过流感样前驱症状。

神经系统查体：数字广度测试减退，锥体束征阳性伴不对称性反射亢进（右侧较左侧明显），双下肢轻微肌张力增高，小脑共济失调，上肢姿势性、动作性震颤（右侧为主）。双侧视盘轻度水肿，视力正常。

患者的病程提示感染性、感染后、自身免疫性、炎症性、肿瘤性或副肿瘤性病因。病毒和分枝杆菌感染需要考虑，但由于已迁延达 3 个月，细菌感染的可能性较小。鉴于流感样前驱症状和亚急性发作，感染后和自身免疫病（神经系统自身免疫病或具有神经系统表现的系统性自身免疫病），如副肿瘤性疾病是可能的。脊髓病和视盘水肿提示可能存在 MOG 和 AQP4 自身免疫病，但脊髓病相关症状较轻且无视神经炎表现，故可能性较小。在病史或体格检查中均没有系统性自身免疫病的证据。原发性 CNS 肿瘤（包括淋巴瘤）或转移瘤（包括软脑膜癌病）也需要鉴别。鉴于亚急性起病，代谢性和遗传性疾病似乎不太可能；神经系统查体异常使原发性头痛的诊断不太可能。

2. 辅助检查

脑部 MRI 显示双侧大脑半球线样放射状血管周围强化，但对应的 T_2 加权成像并没有呈现高信号（图 30-1A）。脊髓 MRI 显示胸段有一些模糊的 T_2 高信号，伴轻微强化（图 30-1B 和图 30-1C）。

脑脊液压力为 210mmH$_2$O，白细胞计数为 63/μl，以淋巴细胞为主，蛋白质水平增高至 130mg/dl，寡克隆带阴性。脑脊液细胞学分析未见恶性肿瘤，流式细胞检测未发现淋巴瘤。革兰染色和细菌、分枝杆菌、病毒和真菌培养均为阴性，对常见病毒和惠普尔养障体的 PCR 检测也未见异常。梅毒、Lyme 病和 HIV 的血清学检测均为阴性。维生素 B_{12}、铜、锌、维生素 E、HbA1c 和结缔组织病生物标志物、乳糜泻血清学检测和免疫固定电泳均为阴性。

全身 PET/CT 未显示肿瘤（淋巴瘤）或炎症（包括结节病在内）征象。胸部 CT 和睾丸超声检查正常。

患者的脑脊液检查提示特异性 GFAP-IgG 呈阳性，在血清或脑脊液中未发现其他神经自身抗体。

3. 诊断

患者被诊断为自身免疫性 GFAP 星形胶质细胞病。

4. 治疗

患者接受大剂量 IVMP（每天 1g，持续 5 天）治疗，随后改口服泼尼松 1mg/(kg·d)，1 个月内逐渐减量。治疗 2 周后患者病情好转，头痛消失，仅有轻微持续性震颤。停用皮质类固醇激素

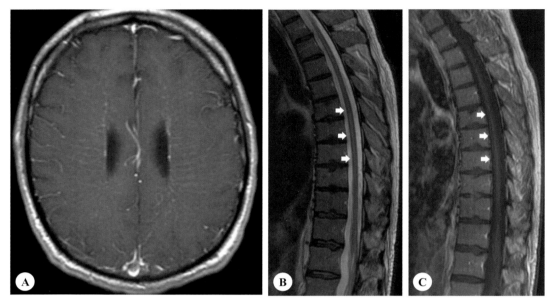

▲ 图 30-1　病例 30 的 MRI 发现

A. 脑部轴位 T_1 钆增强 MRI 显示双侧大脑半球线样放射状血管周围强化，对应的 T_2 加权成像上未见高信号（未放图）；B 和 C. 脊髓 MRI 可见一些模糊的 T_2 高信号（箭），在胸髓（B）中最为明显，伴有轻微强化（C，箭）

后，很快出现疾病复发，表现为头痛、意识模糊和共济失调加重。复查脑脊液显示淋巴细胞数增多，随后再次开始口服泼尼松 $1mg/(kg \cdot d)$，持续 3 个月。患者经治疗完全康复，皮质类固醇激素在 6 个月内逐渐减量，复查 MRI 显示异常信号消失。在 3 年的随访中，患者无复发。

【讨论】

自身免疫性 GFAP 星形胶质细胞病是因脑脊液中发现 GFAP-IgG 而命名，并于 2016 年首次报道。患者脑脊液中的 GFAP-IgG 首先通过啮齿动物脑组织切片的星形胶质细胞染色模式而发现，然后通过 GFAPα 转染细胞的检测来证实，具有较高的诊断灵敏度和特异度，但血清检测结果灵敏度和特异度均较低。

该病主要表现为脑膜脑脊髓炎或其限制型。症状包括头痛、伴有意识模糊的脑病、精神症状、癫痫发作、共济失调和震颤。患者也可能会出现视物模糊或无症状的视盘水肿，但视敏度通常是正常的；脊髓的症状一般比较轻；相当一部分患者会有流感样前驱症状。

约 1/4 的患者存在副肿瘤性病因并检测到相关的癌症。在女性患者中最常见的肿瘤是卵巢畸胎瘤，同时也已经发现了多种其他癌症。该病在男性和女性的发病比例相当，在儿童中也很常见，儿童患者有相似的临床表现，但一般不会伴发癌症。多种神经自身抗体共存更常见于卵巢畸胎瘤患者，包括 NMDAR 和 AQP4 自身抗体。

大多数患者的 MRI 异常，半数患者 T_1 钆增强图像显示脑白质线样放射状血管周围强化。软脑膜和室管膜强化也很常见。广泛的 T_2/FLAIR 高信号十分罕见，但在严重的未经治疗的病例中也有所报道。脊髓 MRI 显示模糊的 T_2 高信号，钆增强后可见轻度强化。脑脊液几乎总是炎症性改变，伴淋巴细胞增多（平均为 80/μl）、蛋白质水平升高和寡克隆带阳性。

长期使用皮质类固醇激素是该病治疗的基石，正如该患者所呈现的一样，如果皮质类固醇激素过早减量，可能会复发。建议在逐渐减量前用大剂量皮质类固醇（每天泼尼松 60mg 或 1mg/kg）治疗 3 个月。即使这样，部分患者也会复发，需要使用硫唑嘌呤、吗替麦考酚酯或其他免疫抑制剂来替代皮质类固醇激素。

【要点】

• 自身免疫性 GFAP 星形胶质细胞病表现为具有潜在复发性的皮质类固醇激素反应性的脑膜脑脊髓炎或其限制型。

• 患者有脑脊液淋巴细胞增多、脑和（或）脊髓 MRI 的特征性发现。

• 1/4 的患者伴有肿瘤，女性最常见为卵巢畸胎瘤。

• 脑脊液中的 GFAP-IgG 通过 TBA 检测，并通过转染细胞法进行确认；单独的血清阳性既不敏感也不特异。

病例 31　流感样症状和脑内出血
A Man With Flulike Symptoms And Hemorrhagic Brain Lesions

Michel Toledano　著

刘　强　译　章殷希　全　超　校

【病例描述】

1. 病史及查体

冬季，52 岁男性，因癫痫发作需要机械辅助通气而收住神经重症监护室。住院前 2 天，患者出现咳嗽和肌痛。入院当天，患者被弟弟发现呆坐在沙发上，精神状态差，反应迟钝。

到达急诊室后，患者出现发热，体温最高达 38.8℃，伴心动过速。全血细胞计数显示白细胞增多（ $11.1 \times 10^9/L$ ，中性粒细胞为主），胸部 X 线和尿液分析正常，炎症标志物检测在正常范围内，头部 CT 可见左侧颞叶一片状低密度病灶。在 CT 检查期间，患者出现全面性惊厥性癫痫发作，给予劳拉西泮、磷苯妥英和左乙拉西坦治疗，随后持续静脉泵入咪达唑仑，才使癫痫发作得到控制。

患者开始接受阿昔洛韦等广谱抗感染治疗，腰椎穿刺结果显示，脑脊液蛋白质水平为 196mg/dl，白细胞计数为 $10/\mu l$ （参考范围 $\leqslant 5/\mu l$ ），以淋巴细胞为主；脑脊液葡萄糖水平正常。

24h 后，停止泵入咪达唑仑并继续接受左乙拉西坦单药治疗。尽管患者成功拔除气管插管，但脑病相关症状仍存在。入院后第 2 天进行的 MRI 可见包括颞叶内侧面和右侧丘脑在内的双侧大脑半球多发 T_2 高信号病变。其中一些病变有与亚急性出血相符的边缘弥散受限和强化（图 31-1）。

患者接受了癌症筛查，既往无吸烟史，近期无体重减轻及其他全身症状，无头痛或意识模糊等。HIV 和梅毒筛查均为阴性。患者没有长期服用药物，也没有药物滥用史。

由于流感样症状后出现癫痫发作，并且 MRI 提示出血性病变，因此病因优先考虑感染性和感染后自身免疫病，但也不能排除肿瘤或其他炎症原因（表 31-1）。

2. 辅助检查

经食管超声心动图检查未发现心内膜炎，MRI 脑血管成像未发现潜在的血管病变，胸部、腹部和骨盆 CT 及睾丸超声检查均未发现癌症。

脑脊液寡克隆带阴性，IgG 指数正常，革兰染色和培养均为阴性。HSV、VZV、CMV 和肠道病毒 PCR 检测结果为阴性，隐球菌抗原检测也为阴性。包括 Ma 抗体在内的血清和脑脊液神经自身抗体检测为阴性。鼻咽甲型流感病毒 PCR 检测呈阳性，随后进一步分型并明确为大流行的 2009 H_1N_1 病毒（ H_1N_1 pdm09 ）。

3. 诊断

患者被诊断为流感相关性脑病 / 脑炎(influenza-associated encephalopathy/encephalitis，IAE)。

4. 治疗

在接受奥司他韦及为期 5 天的大剂量 IVMP(每天 1000mg) 治疗后，脑病症状逐渐好转。在随访第 3 个月时复查 MRI，可见之前的病灶已基本消退，神经系统查体正常。

【讨论】

感染后或副感染性自身免疫综合征是指在感染期间或之后出现，但不是由于感染直接引起的

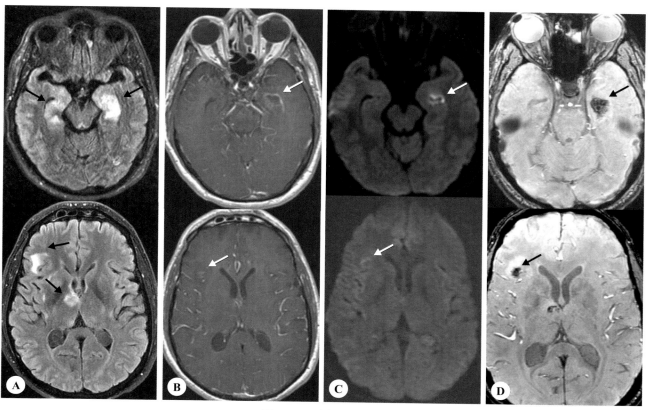

▲ 图 31-1　病例 31 的 MRI

A. 脑部 MRI 中 2 个层面的 T₂/FLAIR 可见双侧颞叶内侧面（左侧较右侧明显）、右侧丘脑和右侧额叶（箭）异常信号伴肿胀；B. T₁ 钆增强后可见病灶呈线样和不均匀强化（箭）；C. DWI 可见病灶弥散受限（箭）；D. 磁敏感加权成像提示亚急性出血（箭）

神经系统体征和症状。常见包括急性播散性脑脊髓炎、吉兰 - 巴雷综合征（包括其变异型）及感染后小脑炎，目前被认为是由微生物感染并介导的异常免疫反应，但确切的病理生理机制仍不十分清楚。最近发现，在疱疹病毒感染，特别是 HSV-1 脑炎，与 NMDAR 抗体相关脑炎之间存在某些关联（见病例 25）。

季节性 A 型流感（H₁N₁ 和 H₃N₂）、B 型流感均会导致广泛的中枢和外周神经系统并发症。从轻度脑病到预后不良的急性坏死性脑病（acute necrotizing encephalopathy，ANE）在 IAE 中均可见。尽管 IAE 在儿童更为常见，但对成人病例的认识也逐渐增加。其潜在的病理生理机制仍不清楚，但无论是病毒直接感染还是明确的炎症过程似乎都不能很好地解释。除了白细胞计数可能会轻度升高，脑脊液检查的结果通常是正常的。同

样，脑脊液病毒侵袭的直接证据和组织病理学分析罕见。鉴于 IAE 的不同表现，可能存在不止一种损伤机制。

IAE 的影像学异常从散在的白质或皮质异常到弥漫性脑水肿均可出现。可逆的局灶性肿胀和胼胝体弥散受限是一种相对有特征的影像改变。这种可逆性胼胝体压部病变的轻度脑炎 / 脑病影像模式已被证实与其他感染性疾病、代谢紊乱有关，并且预后良好。另一种与 IAE 相关的影像学特点是双侧丘脑或脑干对称性的坏死性病变，这种影像模式与 ANE 相关，具有更严重的疾病过程且预后不良。家族性和复发性 ANE 与 RAN 结合蛋白 2 的突变有关。

IAE 的治疗方法目前尚不明确。如果患者在流感样症状发作后 48h 内就诊，可以考虑使用神经氨酸苷酶抑制药奥司他韦。短疗程的大剂量皮

表 31-1　病例 31 的鉴别诊断		
可能的诊断		**不支持的证据**
免疫介导	急性播散性脑脊髓炎 / 急性出血性白质脑病	• 该年龄段少见 • 无疫苗接种病史 • 病毒前驱期和神经系统症状出现之间的潜伏期短暂 • MRI 上缺乏白质病变
	原发性中枢神经系统血管炎	• 主要影像学发现往往是不同时期的缺血性脑卒中，但在本例患者中并不存在 • 急性发作：PACNS 通常以亚急性前驱期（数周至数月）为特征
	系统性血管炎累及 CNS	• 缺乏既往系统性症状的病史 • 没有软脑膜和硬脑膜受累
	神经结节病	• 出血性病变罕见 • 缺乏血管周围和脑膜的强化
	多种自身免疫性脑炎	• 急性起病 • 出血性病变非特征性表现
感染	病毒感染　VZV	• 没有免疫功能不全病史 • 未见有皮肤疱疹 • 缺血性脑卒中比出血性脑卒中更常见
	病毒感染　流感相关性急性坏死性脑病	• 好发于儿童 • 脑脊液细胞数增多（急性坏死性脑病脑脊液细胞数一般正常） • 急性坏死性脑病的特征主要表现为双侧丘脑对称性出血性病变
	病毒感染　节肢动物传播的脑炎	• 非好发季节
	真菌感染　曲霉菌或其他血管侵袭性真菌感染（镰刀菌、毛霉菌）	• 无免疫功能不全病史 • 无糖尿病病史 • 无鼻窦炎病史 • 胸部 X 线正常
	细菌感染　心内膜炎	• 病灶不符合血管分布 • 边缘系统的信号改变完全不符合栓塞征象 • 流感样症状和神经功能受损之间的潜伏期较短
	细菌感染　脑膜血管型神经梅毒	• 常见影像表现为不同时期的缺血性脑卒中 • 出血性脑卒中不常见 • 无皮疹病史 • 流感样症状和神经功能受损之间的潜伏期较短
肿瘤	出血性脑转移瘤（黑色素瘤、肾细胞癌、绒毛膜癌、甲状腺癌、乳腺癌和肺腺癌）	• 无体重减轻病史 • 无吸烟史 • 散在病灶伴弥漫边缘叶受累同时出现并不典型 • 发热、咳嗽为首发症状
	多灶性胶质母细胞瘤	• 影像学表现不典型

CNS. 中枢神经系统；MRI. 磁共振成像；VZV. 水痘 - 带状疱疹病毒

质类固醇激素或免疫球蛋白也可尝试，但疗效尚未得到证实。

尽管世界卫生组织在 2010 年宣布 2009 年 H_1N_1 流感大流行结束，但 H_1N_1 pdm09 仍然继续作为季节性流感病毒传播，并且似乎会产生更多的神经系统并发症。我们的患者从未接种过疫苗，事实上，每年接种 1 次疫苗可以降低感染率、发病率及死亡率。

【要点】

• 副感染性或感染后神经系统综合征是指在自身免疫的基础上，在感染期间或之后出现的体征和症状，但不认为是由感染本身直接引起。

• 急性播散性脑脊髓炎、吉兰 – 巴雷综合征和 HSV 感染后 NMDAR-IgG 脑炎是免疫介导的神经系统综合征，可由感染而引发。

• IAE 在儿童中更常见，但在成年人中越来越多地被认识。

• 尽管尚不清楚免疫介导的机制是不是 IAE 中神经损伤的原因，但可以考虑使用一个疗程的大剂量皮质类固醇激素或免疫球蛋白。

病例 32 听力下降、平衡失调和复视
Hearing Loss, Imbalance, And Diplopia

Michelle F. Devine   Divyanshu Dubey   Sean J. Pittock   著

王 蓓 译   常乔乔 全 超 校

【病例描述】

1. 病史及查体

44 岁男性，因突发右侧耳鸣伴感音神经性耳聋就诊。头颅 MRI 未见异常，考虑潜在病毒感染，给予 7 天大剂量泼尼松和阿昔洛韦口服，电测听提示听力部分改善。几周后，患者出现轻微阵发性头晕（不伴有眩晕或振动幻觉），并发展至较为严重的持续性头晕。这种头晕往往在头部突然转动时加剧，但不受复杂视觉刺激影响。患者进行了前庭功能的康复，但收效甚微。在耳鸣之后 5 个月，患者出现水平复视。

神经系统检查提示，双眼在第一眼位凝视时，出现自发性左向旋转眼震，左视时出现下跳性眼震，右视时出现右向旋转眼震。右侧甩头试验引出追赶性扫视。Dix-Hallpike 检查未引出眩晕症状，但先后出现左向旋转眼震及下跳性眼震。患者各向眼球活动均正常，无眼位异常、头部倾斜、眼睑迟滞或上睑下垂。患者存在右侧听力下降，以及步态不稳，只能走几步一字步。其他脑神经、肌力及反射等神经系统检查均正常。该患者的鉴别诊断见表 32-1。

2. 辅助检查

眼球运动检查，如过多的方波急跳、平滑追踪异常及方向多变的眼球震颤，均提示中枢神经系统疾病。

复查头颅及内听道 MRI 未发现异常。脑脊液压力正常，细胞数增多，白细胞 17/μl（90% 为淋巴细胞），红细胞 4/μl，蛋白质水平升高至 64mg/dl

（参考范围 0～35mg/dl）。寡克隆带阴性，IgG 指数正常。Ma1-IgG、Ma2-IgG、GQ1b-IgG 和 Lyme 病的血清学检查均为阴性。血清和脑脊液副肿瘤抗体检测结果提示 KLHL11-IgG 阳性。阴囊超声检查均为阴性。全身 PET 显示前纵隔肿物（图 32-1）。经手术切除，组织病理明确为精原细胞瘤和正常胸腺组织。

3. 诊断

该患者被诊断为副肿瘤性的 KLHL11-IgG 相关脑干脑炎，同时伴有睾丸外精原细胞瘤。

4. 治疗

切除纵隔肿物后，给予大剂量 IVMP 冲击治疗，1000mg/d，连用 3 天，之后每周给药，连续

表 32-1 病例 32 的鉴别诊断

可能的诊断	不支持的证据
Miller Fisher 综合征或者 Bickerstaff 脑干脑炎	• 腱反射正常 • 亚急性、慢性进展
听神经瘤	头颅 MRI 未发现病灶
神经结节病	MRI 正常
Lyme 病	无 Lyme 病的系统表现
Whipple 病	• 亚急性、慢性进展 • 听力丧失不常见
Cogan 综合征	无发热、体重减轻及眼痛
Ma1/Ma2-IgG 脑炎	听力下降不常见
慢性基底脑膜炎	• 无发热、头痛或脑膜炎 • MRI 正常

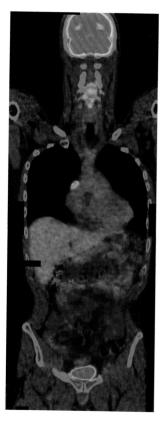

◀ 图 32-1　病例 32 的 PET 发现纵隔高代谢肿块

6 周。患者症状稳定，但改善不明显。给予二线药物环磷酰胺［50mg，每天 2 次，口服（100mg/d），后增加至 75mg，每天 2 次，口服（150mg/d）］，与每周激素静脉冲击治疗联合应用。在上述方案治疗后 8 周，患者的眩晕及步态平衡有一定程度改善。针对眩晕这一症状，患者接受了巴氯芬、西酞普兰联合前庭功能康复训练的治疗，经过治疗，他的症状缓慢改善。

在环磷酰胺维持治疗 1 年后，患者步态基本恢复正常，眼震消失。然而，有部分神经功能障碍持续存在，如自发性下跳性眼震和间歇性方波急跳。由于患者症状长期稳定，辅助检查均无异常，静脉激素逐渐减量。他完全恢复了工作。经过数月随访，患者症状及体格检查均平稳，停用环磷酰胺。

在停用免疫抑制治疗 3 年后，患者的神经系统症状平稳。然而，在停用环磷酰胺 3.5 年后，患者突发左耳感音神经性耳聋，给予静脉激素治疗后症状改善。之后加用霉酚酸酯，激素逐渐减量。

复查 PET，未发现精原细胞瘤复发。在 10 个月后，症状及电测听检查均提示病情平稳，患者选择停用免疫抑制治疗，目前病情仍保持稳定。

【讨论】

KLHL11 自身免疫综合征属于特异类型副肿瘤综合征，伴有脑炎和睾丸生殖细胞瘤（包括精原细胞瘤）。临床亚型包括脑干脑炎［脑干和（或）小脑炎］、边缘叶脑炎，或者两者兼有。最常见的症状是步态不稳和复视。然而，在共济失调或眼球活动障碍出现前的数周或数月，患者可以出现眩晕、耳鸣和听力下降。该病也可以表现为言语不清、癫痫发作和脑病症状。脑脊液往往提示炎性改变、蛋白质增高、白细胞数增高和寡克隆带阳性。头颅 MRI 可以正常，或者颞叶、小脑和脑干存在 T_2 加权高信号。大多数患者在肿瘤筛查中可发现睾丸生殖细胞瘤，由于肿瘤可位于睾丸外，当睾丸超声正常时，往往需要进行全身 PET/CT 检查。

对于副肿瘤性脑干脑炎的鉴别诊断，需要考虑 Ma1/Ma2 自身免疫性脑炎（与男性睾丸生殖细胞瘤相关、与女性多种肿瘤相关），以及 ANNA2-IgG 自身免疫性脑炎（与女性乳腺癌相关或偶尔与小细胞癌相关）。

在本病例中，发现并切除精原细胞瘤，同时予积极的免疫治疗，患者疗效较好。尽管予以肿瘤切除治疗，KLHL11-IgG 相关脑炎仍属于严重的副肿瘤综合征。症状往往较为难治，需要多种免疫抑制药物治疗，才能稳定病情。治疗的目的是阻止疾病进展，其中部分患者症状可以得到改善。该病可能会遗留部分症状或复发。一些患者在症状出现 10 年内可能死亡。

【要点】

• 亚急性脑干病变的患者，如出现共济失调、感音神经性听力下降、眩晕、复视和眼球震颤等临床表现，需要考虑副肿瘤性神经系统疾病。

• KLHL11 自身免疫综合征与睾丸生殖细胞瘤

密切相关，需要进行全面的肿瘤筛查，包括阴囊超声检查，甚至全身 PET。

- 对大多数患者来说，免疫治疗的目的是稳定症状，但一些患者病情可以得到改善。

- 患者若长期症状及体征平稳，可考虑停用免疫抑制剂，但是部分患者可能会复发。

病例 33　舞蹈症、共济失调和睡眠障碍
Chorea, Ataxia, And Disturbed Sleep

John C. Feemster　Erik K. St. Louis　著

王　蓓　译　常乔乔　全　超　校

【病例描述】

1. 病史及查体

72 岁白种人男性，既往有 2 型糖尿病、椎管狭窄和阻塞性睡眠呼吸暂停。因舞蹈样动作、步态共济失调、排尿障碍及夜间异常行为 2 年就诊。舞蹈样动作在清醒时持续存在、睡眠时消失，并且主要影响下肢和躯干。患者有严重的排尿障碍，在白天和晚上都可出现严重的排尿犹豫和尿频。睡眠相关的异常行为包括睡眠中说话、唱歌，突然单个肢体的抽动，手部类似敲键盘的复杂动作。患者很少出现与异常行为相伴发的梦境回忆。他在白天嗜睡，Epworth 嗜睡量表得分 16 分（异常，>16 分）。

神经系统检查中患者的认知功能、脑神经、运动、感觉、肌肉牵张反射及共济均正常。异常体征包括睁眼时姿势不稳、轻度宽基步态和不能走一字步。无震颤、运动迟缓和肌强直。患者的下肢和左侧肩部可观察到断续的舞蹈样动作。偶尔出现双下肢重复、周期性、随意屈曲运动，但当时患者并没有想要挪动腿部的冲动。鉴别诊断见表 33-1。

2. 辅助检查

夜间睡眠多导监测（polysomnography，PSG）通过夜间活动和行为的评估，用于阻塞性睡眠呼吸暂停的管理。PSG 明确患者的有效气道正压滴定值为 12cmH_2O，这与患者在家中的氧气治疗设定值一致。此外，PSG 检查还提示患者存在睡眠中快速的周期性腿部运动，并且其快速眼动睡眠相（rapid eye movement，REM）阶段肌张力失弛缓（sleep without atonia，RSWA）（图 33-1）。患者睡眠结构轻微破坏，在非快动眼睡眠期 α 波侵入，以及 N_3 期（慢波睡眠）缺失，但 N_2 期结构

表 33-1　病例 33 的鉴别诊断

可能的诊断	不支持的证据
亨廷顿病	起病年龄大，无认知障碍或行为改变
肝豆状核变性	起病年龄大，无帕金森病样表现或肝病
齿状核红核苍白球路易体萎缩	非亚裔，无认知下降或肌阵挛性癫痫
脊髓小脑共济失调	无肢体共济失调、锥体系或锥体外系症状，无感觉缺失，无认知障碍
神经铁蛋白病	无帕金森病样表现、肌张力障碍或认知障碍
神经棘红细胞增多症（舞蹈样棘红细胞增多症）	无肌张力障碍、抽动、帕金森病样表现、行为改变、癫痫发作或认知障碍

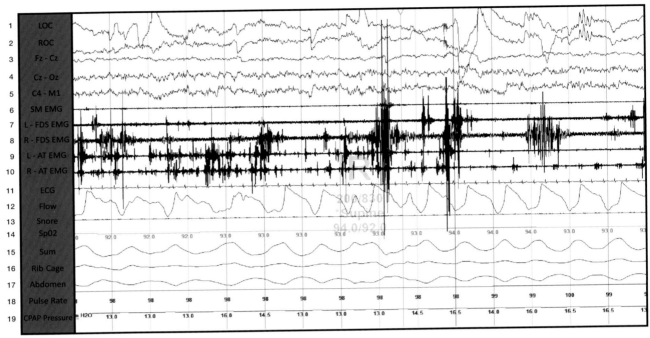

▲ 图 33-1　病例 33 的睡眠多导监测

30s 睡眠多导图提示，在 REM 期出现频繁异常的肌肉活动，多发生在肢体（通道 7~10），下颌存在相对正常的 REM 期肌肉失张力（通道 6）。通道 1 和 2，左外眦（LOC）和右外眦（ROC）眼电图；通道 3~5，额中央（FZ-CZ）、枕中央（CZ-OZ）和右中央（C4-M1）EEG；通道 6~10，颏下（SM）、左（L）和右（R）指浅屈肌（FDS）（臂）和胫骨前肌（AT）（腿）EMG；通道 11，ECG；通道 12，通过正压面罩的气流；通道 13，声像图（鼾声检测）；通道 14，血氧饱和度（SpO₂）；通道 15~17，总体 / 胸部（胸腔）/ 腹部的呼吸力；通道 18，脉冲速率；通道 19，持续气道正压压力水平

正常保留，K 复合波和纺锤波存在。患者铁蛋白 41μg/L 为正常低限（参考范围 24~336μg/L）。血清自身免疫性脑炎抗体谱检查，组织免疫荧光检测提示 IgLON5-IgG 阳性，并通过细胞法证实。

3. 诊断

该患者诊断为 IgLON5 自身免疫性脑炎、症状性 REM 期睡眠行为障碍（REM sleep behavior disorder，RBD）。

4. 治疗

在家中保持安全的睡眠环境以控制梦境演绎行为，在睡眠时口服褪黑素 3mg，之后加量至 6mg。使用呼吸机正压通气给氧。予静脉激素治疗，每周 1g 静脉滴注，共 3 个月，同时联合口服霉酚酸酯 1g，每天 2 次（2g/d）。经过治疗，患者的记忆、困倦、幻觉、清醒时不自主动作、膀胱功能障碍及睡眠质量均有所改善。2 年后随访，患者的舞蹈样动作、梦境演绎行为、步态共济失调均在很大程度上得以改善。

【讨论】

RBD 是一种以 RSWA 为特征的睡眠异常，即 REM 期肌肉失张力的丧失或失调，这也是 RBD 的病理生理学特征，并可以伴有梦境行为。通过 PSG 监测发现 RSWA，即可以诊断 RBD。早期识别 RBD 有重要的临床意义，因为患者容易受到与睡眠相关的伤害，如从床上摔下来对自己造成伤害，或由于梦中不经意的拳打脚踢动作对同床伴侣造成伤害。

RBD 的诊断是非常重要的，因为大部分合并异态睡眠的老年患者后期可能会患上神经退行性疾病，尤其是 α 突触核蛋白病，如帕金森病、路易体痴呆或多系统萎缩。早期识别有利于主动追踪这些疾病常见临床表现的进展。同时，也可以针对运动或者认知方面的变化早期给予药物对症治疗。RBD 也与用药有关，特别是抗抑郁药物的应用，如对于抑郁症、焦虑状态和创伤后应激障碍的治疗药物。REM 的其他病因包括各种睡眠障碍，如发作性睡眠 1 型（发作性睡眠伴猝倒）、特定脑桥 REM 失张力控制区域的脑损伤及与本例患者相似的罕见的自身免疫性脑炎。

IgLON5 是一种在中枢神经系统内广泛表达的免疫球蛋白样细胞黏附分子。尽管在脑内广泛分布，目前该分子的确切功能尚不清楚。靶向 IgLON5 的自身免疫性疾病与一系列异质性睡眠 – 觉醒相关的神经功能障碍有关，包括步态不稳、运动障碍、异常眼球活动、延髓症状和体征、神经精神症状、自主神经功能障碍、周围神经病、症状性 RBD 的梦境行为、睡眠呼吸暂停，以及在某些情况下与睡眠相关的喘鸣。不幸的是，很多患者过早死亡，并且通常为睡眠中的猝死，这被认为是由睡眠中的呼吸衰竭引起。此外，如本例患者一样，有报道睡眠中的快速周期性肢体运动会复发。

2014 年，Sabater 及其同事首次报道了睡眠 – 觉醒功能障碍性神经系统疾病相关的抗原靶点 IgLON5。不同于很多自身免疫性中枢神经疾病，靶向 IgLON5 的自身免疫性疾病既可以是亚急性起病、快速进展的病程，也可以是隐袭性起病、慢性进展的病程。IgLON5 自身免疫性疾病病程往往表现为进展型中枢神经系统疾病，与 tau 蛋白病类似，两者容易相混淆，如进行性核上性麻痹或者皮质基底节变性。之前的研究发现，tau 蛋白病和 IgLON5 自身免疫性脑炎可以合并发生。IgLON5 自身免疫性疾病患者的神经病理检查表现为缺乏炎性细胞浸润、神经元脱失、胶质增生，以及下丘脑和被盖神经元内过度磷酸化 tau 蛋白的积累（3R+4R 亚型）。

目前有关 IgLON5 自身免疫性脑炎治疗的证据有限。对于 IgLON5 自身免疫性疾病相关 RBD 的对症治疗很大程度上与特发性 RBD 的治疗一致。褪黑素和氯硝西泮是首选的药物治疗。虽然无研究系统评价褪黑素对 IgLON5 自身免疫综合征相关 RBD 梦境演绎行为的控制效果，但其总体上较少出现严重的不良反应。据报道，使用免疫抑制 / 调节剂治疗的成功率参差不齐。早期对 IgLON5 自身免疫综合征表型的报道令人沮丧，认为该病多为恶性、致死性进展病程。然而，Honorat 及同事报道了更多临床异质性病例，这些病例对免疫治疗的效果较好。

其他与睡眠障碍相关的自身免疫性脑脊髓炎包括 CASPR2-IgG、ANNA2-IgG、Ma2-IgG 及 DPPX-IgG 等抗体介导的自身免疫性脑脊髓炎。包括失眠、RBD、睡眠呼吸暂停在内的睡眠障碍可在自身免疫性脑炎的病程中或疾病后出现，包括血清学阴性的自身免疫性脑炎患者。

【要点】

• RBD 以 REM 期的发声和复杂运动行为为特征，PSG 监测可发现 RSWA。

• 褪黑素或氯硝西泮可能是暴力梦境行为的有效对症治疗药物。

• IgLON5 自身免疫综合征是一种临床异质性脑炎综合征，包括明显的球部（延髓）症状、运动过少或者运动过多性运动障碍、步态异常、RBD、睡眠结构严重破坏及睡眠呼吸暂停，在部分病例中还可以出现睡眠喘鸣。

• 对于 IgLON5 自身免疫综合征免疫治疗的疗效参差不齐，但在近期的病例系列报道中，相当比例的患者治疗后症状得以缓解。

病例 34 快速进展的步态和平衡障碍
Rapidly Progressive Gait And Coordination Difficulties

Andrew McKeon 著

王 蓓 译 常乔乔 全 超 校

【病例描述】

1. 病史及查体

59 岁女性，突发言语不清，在随后几天内，她出现了复视、步态不稳、肢体不协调。所有症状在 1 周内进展，于是她就诊于当地急诊。由于头颅 CT 和 MRI 排除脑卒中，因此她从急诊出院。但是出院后症状持续存在。7 个月后，她来梅奥医学中心就诊，神经系统体格检查除了提示中度小脑共济失调外无其他异常。她主要表现为扫视性眼球运动、复视、水平凝视诱发的眼球震颤、共济失调性构音障碍和四肢运动障碍。尽管她走路不需要搀扶，但是她的步伐和行走不协调，并且不能完成一字步行走。

因为患者为女性，表现为亚急性起病的共济失调，首先需要排除 PCA1-IgG（Yo 抗体）介导的经典副肿瘤综合征。因此对该患者完善了血和脑脊液的副肿瘤抗体检测、乳腺 X 线和盆腔 B 超检查。由于亚急性起病，患者居住在 Lyme 病流行区且既往有蜱虫叮咬史，因此完善了感染性疾病的相关检查。肿瘤影像学检查未发现异常。脑脊液参数正常（包括蛋白质、细胞数、IgG 指数和合成率、寡克隆带），Lyme 病检测也是阴性的。此外，血清和脑脊液的包括 PCA1 在内的全套副肿瘤抗体均为阴性。

头颅 MRI 检查排除了亚急性梗死、脱髓鞘疾病及肿瘤占位性病变。代谢性病因（包括维生素 B_{12} 缺乏和叶酸缺乏）也被排除。临床和影像学的表现均不支持朊蛋白病。无提示多系统萎缩的临床表现（嗅觉丧失、自主神经功能障碍、脊髓病、帕金森综合征或快速眼动睡眠行为障碍）。此外，患者也没有乳糜泻。

2. 辅助检查

除了经典的副肿瘤抗体（表 34-1）外，进行了其他神经元抗体的检测。血清和脑脊液中检测出 mGluR1-IgG。

3. 诊断

该患者被诊断为自身免疫性小脑共济失调。

4. 治疗

据报道，mGluR1-IgG 与霍奇金病和非霍奇金淋巴瘤有关，因此对该患者完善了全身 PET/CT 检查，但是未发现异常。给予患者 6 周大剂量 IVMP 冲击治疗（1000mg，连用 3 天，之后 5 周，每周 1 次冲击）后，患者来院随访评估。检查发现，她仅留有轻度共济失调性构音障碍，仅左上肢有轻微的运动障碍，并且她走一字步几乎没有问题，步态也很正常（不再是宽基步态）。因此，停用免疫疗法。最近 1 次随访为停用治疗后 1 年，患者的神经系统检查仍保持稳定。

【讨论】

该成年患者表现为亚急性起病、快速进展的共济失调症状，首先需排除自身免疫性疾病。脑脊液通常可以提示炎症线索，但也可以像本例患者所表现的脑脊液正常。在进展性副肿瘤性小脑变性的患者中，影像学可以提示小脑萎缩，但在

表 34-1　自身免疫性小脑共济失调相关自身抗体			
神经元核及胞质抗体	相关肿瘤	离子通道或受体抗体	相关肿瘤
ANNA1-IgG	小细胞肺癌[a]	P/Q 和 N 型 VGCC 抗体	多种肿瘤[b]
ANNA2-IgG	小细胞肺癌、乳腺癌[a]		
AGNA（SOX1-IgG）	小细胞肺癌	mGluR1	霍奇金病、非霍奇金淋巴瘤、前列腺癌[b]
PCA1	乳腺癌和妇科腺癌[a]		
MAP1B（PCA2）	小细胞肺癌	DNER	霍奇金病、非霍奇金淋巴瘤[a]
Ma2	睾丸生殖细胞瘤	DPPX	B 细胞肿瘤[b]
CRMP5-IgG	小细胞肺癌、胸腺瘤[a]	IgLON5	尚未被识别
GAD65-IgG	偶见胸腺瘤或癌	GABA$_B$R	小细胞肺癌[a]
Amphiphysin-IgG	小细胞肺癌、乳腺癌[a]		
ITPR1-IgG	尚未被识别		
GRAF-IgG	尚未被识别		
Septin-5-IgG	尚未被识别		
AP3B2-IgG	尚未被识别		

AGNA. 抗胶质 / 神经元核抗体；ANNA. 抗神经元核抗体；AP3B2. 衔接蛋白 3B2；CRMP5. 坍塌反应调节蛋白 5；DNER. δ/notch 样表皮生长因子重复序列；DPPX. 二肽基肽酶样蛋白 6；GABA$_B$R. γ- 氨基丁酸受体 B 型；GAD65. 谷氨酸脱羧酶 65kDa 亚型；GRAF. 局灶黏附激酶相关的 GTPase 调节剂；IgG. 免疫球蛋白 G；IgLON5. IgLON 家族成员 5；ITPR1. 肌醇 1, 4, 5-1 型三磷酸受体；MAP1B. 微管相关蛋白 1B；mGluR1. 代谢性谷氨酸受体 1；PCA. 浦肯野细胞胞质抗体
a. 多数为恶性肿瘤；b. 少数为恶性肿瘤

早期，影像学多无异常。因而，在缺少其他诊断证据的情况下，血清和脑脊液的自身抗体检测非常重要。IgG 抗体谱对肿瘤的诊断有重要意义，有时还可以为预后评估提供帮助。在儿童中，自身免疫性共济失调通常是一种无 IgG 生物标志物的感染后小脑炎。

在本例患者，考虑到是女性和她的神经系统表现，首先考虑副肿瘤性共济失调（PCA1 神经系统自身免疫性疾病）。这类疾病的患者几乎均为女性，同时伴有乳腺或者妇科肿瘤（子宫、卵巢、输卵管或原发性盆腔腹膜），对免疫治疗几乎无应答，并且预后较差。相反，该患者不伴有肿瘤，对免疫治疗效果较好，这都与 mGluR1-IgG 介导有关。在过去 30 年里，神经系统 IgG 生物标志物相关自身免疫性共济失调的数量明显增多。最常见的自身抗体为 GAD65-IgG 和 PCA1-IgG。GAD65 自身免疫性疾病可表现为共济失调和僵人综合征（stiff-person syndrome，SPS）相叠加。虽然乳糜泻的患者可以出现步态共济失调，但多表现为继发于脊髓后索损害的感觉性共济失调，或者继发于多种营养缺乏的感觉性周围神经病变，如一种或多种维生素缺乏，包括维生素 B$_{12}$、维生素 E、叶酸或铜。

总体上，经过治疗，仅有 25% 的自身免疫性共济失调患者可以独立行走，50% 的患者需要坐轮椅。通常情况下，伴有神经离子通道或者受体抗体的患者（表 34-1）同时伴发肿瘤的情况较少，并且相对于存在神经元细胞核、细胞质 IgG 抗体

的患者（表 34-1）预后较好。尽管如此，免疫治疗通常在所有患者中进行，而且任何潜在肿瘤的治疗也可能带来获益。免疫治疗包括数周 IVMP、IVIG 或者血浆置换治疗。对于由神经元核或胞质 IgG 抗体介导的患者，通常以细胞毒性 T 细胞介导为主，所以在某些病情严重的患者中可以应用环磷酰胺。有膜蛋白 IgG 的患者可应用 B 细胞抗体治疗（如利妥昔单抗）。

【要点】

• 对于亚急性起病、快速进展的共济失调患者，需要考虑自身免疫性共济失调。

• 头颅 MRI 和常见的脑脊液炎性指标有助于排除共济失调的部分病因，但往往对诊断的提示意义不大。

• 血清和脑脊液神经系统 IgG 谱检测有助于神经系统免疫综合征和潜在肿瘤的诊断，并有助于判断治疗反应和预后。

病例 35　舞蹈样动作伴皮疹病史
Dancelike Movements In A Patient With A History Of Rash

Andrew McKeon　著

王蓓　译　　常乔乔　全超　校

【病例描述】

1. 病史及查体

67 岁男性，因无法控制的全身不自主动作就诊于神经内科门诊。6 个月前，妻子发现他面部表情不自然和面部不自主动作。2 个月后，患者的左侧上、下肢出现扭动动作。他的言语和吞咽也受影响。因为无法控制，他容易咬到自己的舌头。在来门诊前，右侧肢体也开始出现扭动，但是该患者没有认知和行为的改变。

5 年前，患者日晒后脸上出现颊部红斑而被诊断为皮肤型红斑狼疮。局部外用皮质激素治疗后皮疹好转，服用羟氯喹治疗后皮疹未再复发。在 25 岁时患者开始出现白发。患者具有明显的自身免疫性疾病的家族史，3 个姐妹患有系统性红斑狼疮（systemic lupus erythematosus，SLE）。该患者不吸烟，并且也没有运动增多性运动障碍的家族史。体格检查方面，他有明显的无法预测的舞蹈样动作，主要影响面部表情、头部、颈部和下巴。他的肢体也存在小幅度和低频率的运动增多。未见小脑共济失调或者上运动神经元受累的体征。足部的温度和振动觉轻微下降，踝反射存在，足底反射为屈曲。当他在走廊上行走时，呈现窄基步态，并可以观察到轻微的上肢过度运动，以及面部的不自主动作。鉴别诊断见表 35-1。

2. 辅助检查

头颅 MRI 检查无明显异常。亨廷顿病的相关基因为阴性。结合病程、患者本人和家族的自身免疫性疾病的病史，首先考虑自身免疫性舞蹈病。

血清和脑脊液的神经元自身抗体无阳性发现。脑脊液蛋白、细胞数、IgG 指数、合成率和寡克隆带均正常。其他神经系统 IgG 检测正常。以 HEp-2 为底物的间接免疫荧光检查（尽管没有采用磁珠多重 ELISA）提示抗核抗体和 SS-A-IgG（Ro 抗体）阳性。抗磷脂抗体、抗 dsDNA 抗体及其他风湿病相关自身抗体均为阴性。

3. 诊断

基于既往存在 SLE（局灶型），该患者被诊断为自身免疫性舞蹈病。

4. 治疗

首先给予 IVMP 冲击治疗，每天 1000mg，连用 3 天，之后 6 周内，每周予以 1000mg 冲击。为了预防肺孢子虫感染，予以甲氧苄啶 - 磺胺甲噁唑联合口服，每次 1 片，每周服用 3 天。由于磺胺类药物过敏，患者出现了皮疹。因此，他每天口服阿托伐醌 1500mg 作为替代治疗。补充钙（1500mg/d）和维生素 D（1000U/d）预防骨质减少。在 6 周的皮质类固醇治疗期间，除了偶尔出现一些舌和面部的不规则运动，他的舞蹈症状得以控制。患者硫嘌呤甲基转移酶活性检测正常，因此加用硫唑嘌呤口服。硫唑嘌呤的剂量为每天 2.5mg/kg，分 2 次口服，并保留羟氯喹。每月监测全血细胞计数和肝功能，发现患者出现白细胞减少和血小板减少，并在硫唑嘌呤剂量减半后有所缓解。之后的 6 个月，激素用药频率逐渐减少，从每周到每隔 1 周，到每 3 周，再到每月用药，然后停止用药。2 年以来，患者保持平稳。之后，

表 35-1　病例 35 的鉴别诊断	
可能的诊断	不支持的证据
自身免疫性疾病	
神经系统抗体生物标志物	
• CRMP5-IgG	
• ANNA1-IgG	
• ANNA2-IgG	
• Amphiphysin-IgG	
• GAD65-IgG	
• LGI1-IgG	
• CASPR2-IgG	NA
特发性	
• 系统性红斑狼疮	
• 抗心磷脂抗体综合征	
链球菌感染后	
• Sydenham 舞蹈病（儿童）	
退行性疾病	
帕金森病，治疗导致全身肌张力障碍	无美多巴治疗
亨廷顿病	无亨廷顿病家族史，无神经精神症状，头颅 MRI 无尾状核萎缩
C9ORF72 重复扩增（极少数表现为舞蹈症）	无亨廷顿病的表型
亨廷顿病样综合征 1～4（极其少见的遗传性疾病）	无亨廷顿病的表型
良性遗传性舞蹈症	多在婴儿期发病

ANNA1. 抗神经细胞核抗体 1 型；ANNA2. 抗神经细胞核抗体 2 型；CASPR2. 接触蛋白相关蛋白 2；CRMP5. 坍塌反应调节蛋白 5；GAD65. 谷氨酸脱羧酶 65kDa 亚型；IgG. 免疫球蛋白 G；LGI1. 富含亮氨酸胶质瘤灭活蛋白 1；MRI. 磁共振成像；NA. 不适用

患者再次出现明显的舌部不自主动作，影响进食，同时伴有双侧下肢舞蹈样动作。再次予以激素治疗，疗效显著。由于治疗剂量硫唑嘌呤会导致白细胞减少和血小板减少，改用霉酚酸酯 1000mg，每天 2 次，耐受性良好。3 年后，除了偶尔轻微的

舌头过度运动，患者的病情持续缓解。

【讨论】

在成年人，自身免疫性舞蹈病是除左旋多巴诱导的肌张力障碍和亨廷顿病之外最常见的舞蹈病类型。患者往往表现为亚急性起病、快速进展的病程，同时常伴有神经精神症状。自身免疫性舞蹈病可以分成两大类。副肿瘤性舞蹈病在老年男性中多见，同时伴有周围神经病变和体重下降。另外一些患者则为特发性自身免疫所致，可伴有神经系统抗体阳性。伴 SLE 或抗磷脂综合征的舞蹈病患者，对糖皮质激素的治疗效果良好。不同于副肿瘤性患者，特发性患者多对激素有反应。对于副肿瘤性舞蹈病，最常伴发的肿瘤为小细胞肺癌，其他报道的肿瘤包括乳腺癌、肺癌、结肠癌、前列腺癌、胰腺癌和慢性髓系白血病。

其他与自身免疫背景有关的运动增多性运动障碍有多种临床表型，如 NMDAR-IgG 脑炎的运动障碍和刻板运动、LGI1-IgG 脑炎的面臂肌张力障碍发作及肌阵挛（伴或不伴眼阵挛）。

自身抗体谱的检测必须全面，包括 SLE 的生物学标志物（抗核抗体、抗 dsDNA 抗体）、抗磷脂综合征（抗磷脂抗体和狼疮抗凝物），以及神经系统 IgG 抗体。在自身免疫性舞蹈病中，公认的血清学抗体包括特异性的小细胞肺癌相关副肿瘤抗体（如 CRMP5-IgG 和 ANNA1-IgG），以及偶尔与胸腺瘤相关的抗体（LGI1-IgG 和 Caspr2-IgG）。抗核抗体（ANA）检测最敏感的方法是间接免疫荧光法，及其核型和双链 DNA 抗体（dsDNA）的对应。头颅 MRI 检查偶尔可见基底节区炎性异常信号。

正如大多数典型激素反应性自身免疫性脑炎的治疗，短期（数天）应用激素的疗效并不充分，需要更长的激素治疗周期（数周到数月），并且激素应该在几个月内逐渐减量。对于复发症状，当皮质激素减量时，可加用类固醇激素豁免药物以维持疾病多年的稳定，同时避免激素长期应用的不良反应。类固醇激素豁免药物包括硫唑嘌呤、

霉酚酸酯、甲氨蝶呤（均为口服药物）和利妥昔单抗（静脉用药）。虽然这类疾病总体预后欠佳，但是伴有副肿瘤综合征的患者对于肿瘤治疗或者免疫治疗（皮质类固醇、血浆置换或者静脉丙种球蛋白）有一定疗效。为预防肺孢子虫感染应口服甲氧苄啶 – 磺胺甲噁唑，磺胺过敏者可选择口服阿托伐醌、氨苯砜或雾化喷他脒。预防骨质疏松应补充钙和维生素 D。如果骨密度显示骨质减少或骨质疏松，应口服双膦酸盐，如阿仑膦酸盐每周 70mg。

【要点】

• 对于无亨廷顿病家族史、亚急性起病、快速进展的舞蹈症样患者，需要考虑自身免疫性病因。

• 检查需包括神经系统抗体、狼疮和磷脂抗体。

• 这类疾病可以采取免疫治疗，伴有 SLE 的患者疗效更显著。

病例 36　全身痉挛伴甲状腺疾病
Body Spasms In A Woman With Thyroid Disease

Andrew McKeon　著

王　蓓　译　　常乔乔　全　超　校

【病例描述】

1. 病史及查体

46 岁女性，既往有自身免疫性桥本甲状腺炎，因背部和双下肢近端痉挛 6 个月就诊。6 个月前刚发病时，痉挛是偶发性的，似乎只有响亮的噪音。后来，被触摸或感到焦虑时，都会出现痉挛发作，同时她的背部和大腿出现持续僵硬的感觉。1 个月前，她发生了 2 次全身痉挛并跌倒的事件，并且这 2 次她都向前摔倒在地、脸部受伤。

体格检查方面，患者表现出焦虑的情绪，当医生进入诊室时，她的整个身体似乎都变得很僵硬。除了腱反射较活跃外，她的认知功能、脑神经、上肢的检查均正常。脊柱查体显示腰椎前凸过度，并且仰卧也无法消除，腰旁肌肥大很明显。尽管下肢肌力正常，但她走路时的步伐很小，只能试探性地走几步。下肢肌张力普遍增高，腱反射活跃，巴宾斯基征未引出，并且感觉和小脑的查体也是正常的。鉴别诊断见表 36–1。

2. 辅助检查

头颅和全脊髓 MRI 均正常。脑脊液常规检查仅提示蛋白质升高（62mg/dl，参考范围≤36mg/dl）。血清和脑脊液自身抗体谷氨酸脱羧酶 65kDa 亚型（GAD65）-IgG 水平明显增高：血清 550nmol/L，脑脊液 5.10nmol/L（参考范围≤0.02nmol/L）。GlyRα1-IgG 和 Amphiphysin-IgG 均呈阴性。运动障碍实验室神经生理检查提示患者存在非习惯、夸张、听觉刺激诱发的惊吓反应。

3. 诊断

僵人综合征。

4. 治疗

对症处理的药物为氯硝西泮，开始剂量为每天 3 次，每次 5mg，3 周后缓慢而谨慎加量到每天 3 次，每次 10mg。随访时，患者诉痉挛的频率和严重程度有所减轻，但是下背部和双下肢仍有持续性僵硬。除了氯硝西泮，IVIG 按照 2g/kg 理想体重的剂量，每月分 4 次给药。3 个月后，患者诉僵硬和痉挛症状改善了 50%，但是行走仍然需要辅助。患者害怕跌倒而受伤。给予物理治疗 8 周后（主要针对步态和日常安全），患者可以借

表 36–1　病例 36 的鉴别诊断	
可能的诊断	不支持的证据
脊髓病	无其他脊髓病变特征（感觉、大小便功能障碍），无脊髓影像学异常
Amphiphysin-IgG 僵人样综合征	• 无下运动神经元损害的症状和体征 • 无背部受累
肌萎缩侧索硬化	• 无肌束颤动，无肌肉萎缩，EMG • 无肌纤维颤动
周围神经高兴奋性（如 Isaac 综合征）	无神经病理性（烧灼样）疼痛或者感觉异常，肌束颤动
机械性腰痛	无明显的局部疼痛和压痛
纤维肌痛症	无明显的弥漫疼痛和压痛

助拐杖行走，并且没有再发生跌倒。巯基嘌呤甲基转移酶活性正常，因此开始口服硫唑嘌呤以每天 2.5mg/kg、分 2 次。为监测硫唑嘌呤毒性，监测全血细胞计数、白细胞分类计数和肝功能，逐步延长监测的时间间隔，从最初的每周检查 1 次，到每 3 个月 1 次。IVIG 给药 3 个月后，给药频率逐渐减少并继续治疗 9 个月，随后停用，患者没有再次复发。

【讨论】

1956 年，梅奥医学中心 Moersch 和 Woltman 首次报道了 SPS。最常见于中年女性，也可见于男性、女性和儿童。这是一种累及脑干及脊髓间神经元抑制性通路，导致中枢过度兴奋性的自身免疫性疾病。SPS 主要是 GAD65-IgG 介导（80%），其余 20% 患者中，1/4 为 GlyRα1-IgG 介导。临床表型包括经典 SPS（如本例患者）、僵肢综合征及累及范围更广并可导致死亡的进展性脑脊髓炎伴强直和肌阵挛（progressive encephalomyelitis with rigidity and myoclonus，PERM）。GAD65-IgG 和 GlyRα1-IgG 介导的 SPS 可以表现为任何临床表型，但是 PERM 主要在 GlyRα1-IgG 阳性的患者中出现。少数患者为副肿瘤性，但不是由单一特定的肿瘤导致。Amphiphysin-IgG 自身免疫综合征表现为 SPS 相对少见，临床表型为伴有肢体僵硬和痉挛的脊髓神经病，在这些患者中，需要排除乳腺癌和小细胞肺癌。GAD65-IgG 的滴度需谨慎解读，因为低滴度 GAD65-IgG（<2.00nmol/L，参考范围≤0.02nmol/L）可以在 5%～8% 的正常人群及 1

型糖尿病、自身免疫性甲状腺疾病和恶性贫血患者中出现。对于 SPS 患者来说，GAD65-IgG 滴度要达到数百才具有临床意义。同样，GlyRα1-IgG 也可以出现在部分正常人群和非 SPS 患者，但是临床意义尚不明确。

神经电生理检查是其他检查的补充手段，尤其是对于病因不明的患者，但是服用苯二氮䓬类药物治疗的患者中，该检查容易出现假阴性。

总体上，50% 的患者经过免疫治疗有所改善。尽管在开放标签的治疗队列中，包括类固醇激素、利妥昔单抗、环磷酰胺在内的治疗对该病有效，但是一项随机对照的临床试验结果也表明，IVIG（每月 2g/kg 理想体重）也可以改善患者的僵硬和痉挛。霉酚酸酯（每次 1g，每天 2 次）和硫唑嘌呤可以作为非静脉的免疫维持治疗药物。对症治疗包括大剂量地西泮（5～20mg，每天 3～4 次，口服）和巴氯芬（10～20mg，每天 3 次），可以单独应用，或者联合免疫治疗。对于下肢难治性痉挛患者，可鞘内注射巴氯芬。

【要点】

• SPS 影响中枢抑制功能，导致躯干和肢体的僵硬和痉挛。

• 体格检查的阳性体征或电生理检查对于诊断至关重要。

• 血清抗体检测（高滴度的 GAD65-IgG、GlyRα1-IgG 和 Amphiphysin-IgG）有助于诊断。

• 一种或多种免疫治疗，或者对症治疗有助于改善症状。

病例 37　强直、痉挛和频繁跌倒
Stiffness, Spasms, And Frequent Falls In A 41-Year-Old Man

Michelle F. Devine　　A. Sebastian Lopez Chiriboga　著

杨　洁　译　　全　超　校

【病例描述】

1. 病史及查体

41 岁男子，因右侧肢体肌肉僵硬 3 年来诊，伴有发作性的严重肌肉痉挛，每次持续 5～10min。在肌肉僵硬起病 1 年后，他注意到每天都会出现突发的严重肌肉僵硬，通常由意外刺激（如被触碰或听到响亮的声音）触发，发作持续 1～2s，与焦虑相关。偶尔这些症状会导致跌倒和受伤，由此导致了外伤性硬膜下血肿并接受了血肿清除手术。无意识障碍、先兆、晕厥前兆或发作后遗留症状。他开始使用助行器，不再开车。因为行动和认知能力越来越差，他不能再从事银行经理的工作。

在梅奥医学中心第 1 次就诊时，他在用的药物包括：巴氯芬，20mg，每天 4 次；加巴喷丁，900mg，睡前服用；艾司西酞普兰，20mg，每天 1 次；地西泮，5mg，每天 3 次。这些药物部分缓解了他的僵硬、疼痛和跌倒。

首次就诊时回顾其病史，发现患者就诊前 1 年出现了复视症状，3 年前出现焦虑，而在那之前他并无情绪问题。

他有快动眼睡眠行为障碍（发作时伴僵硬症状）和阻塞性睡眠呼吸暂停（在就诊前 2 年诊断），需要持续气道正压治疗。

在神经科检查中，他接受了 Kokmen 精神状态简短测试，得分 28 分（总分 38 分），定向、注意力、计算和回忆得分均下降。脑神经检查显示双侧上睑下垂和眼球扫视不充分。患者肌力正常，全身弥漫性强直，肌张力增高，以右下肢最为明显。他的右臂和双腿深反射轻度活跃。双侧巴宾斯基征阳性。我们还注意到他双腿快速交替运动有轻度困难，步态痉挛且不稳定，短距离的步行也需要辅助。当时考虑的诊断见表 37-1。

表 37-1　病例 37 的鉴别诊断

可能的诊断	不支持的证据
心因性非癫痫发作	多处受伤表明在发作期自控力丧失
皮质基底节综合征	• 僵硬但没有其他帕金森病的表现 • 没有肌张力障碍
克-雅病	• 3 年来病情进展相对缓慢 • 存在脑干功能障碍
痉挛 - 肌肉束颤综合征	在体检和神经科辅助检查中未发现肌肉束颤
纤维肌痛	• 与临床表型一致的抗体阳性 • 阳性的脑干体征
遗传性痉挛性截瘫	• 无家族史 • 存在脑干功能障碍
重症肌无力	• 重症肌无力没有肌肉强直 • EMG 和神经传导正常

2. 辅助检查

脑部 MRI 显示右顶叶术后改变（血肿清除后）。EMG- 神经传导显示无神经源性、肌源性或神经肌肉接头受损。EEG 显示右额颞区（先前血肿上方）出现 1 级节律异常。脑脊液呈炎性改变，蛋白质水平轻度升高，为 54mg/dl（参考范围 0～35mg/dl），有 6 条异于血清的寡克隆带。其他脑脊液结果正常（白细胞 1/μl，红细胞 2/μl，IgG 指数正常，鞘内合成率正常）。脑脊液中 14-3-3 蛋白阴性，RT-QUIC 检测朊病毒也呈阴性。

运动评估显示，过度的惊吓和异常的外部刺激与中枢神经系统的过度兴奋相一致。

神经特异性自身抗体检测中，血清和脑脊液 GlyRα1-IgG 均呈阳性。其他自身抗体呈阴性，包括 GAD65、Amphiphysin 和 DPPX。

在癌症筛查中未发现恶性肿瘤，包括 PET/CT 和睾丸超声检查均未发现恶性肿瘤。

3. 诊断

他被诊断为 GlyRα1-IgG 阳性的进行性脑脊髓炎伴强直和肌阵挛（PERM）。

4. 治疗

考虑到 PERM 为免疫介导，给予患者为期 12 周的试验性治疗：IVMP，同时使用利妥昔单抗。通过免疫抑制治疗，患者症状明显好转。他腿部不再痉挛，但仍需每天服用 25mg 地西泮缓解残余的肌肉僵硬。他不再需要助行器，又可以开车了。然而，他的焦虑仍然很严重，需要艾司西酞普兰和认知行为疗法来控制。

几个月后，IVMP 逐渐减量至停用。利妥昔单抗继续使用（每 6 个月使用 2 剂 1g 利妥昔单抗，每剂间隔 2 周）。通过这种疗法，他的症状最终得以缓解。他在后续 2 年的随访中病情保持稳定。

【讨论】

PERM 是僵人综合征（SPS）的一种变体（见第 36 章）。PERM 和经典 SPS 之间存在临床重叠，两者均以 CNS 过度兴奋，伴有过度惊吓、肌肉僵硬和痛性痉挛为特征。

与经典 SPS 相比，PERM 通常更严重，进展更快。PERM 也常有脑病和脑干体征。除了进行性肌肉强直外，患者还可能有眼痛、上睑下垂、吞咽困难、构音障碍、自主神经功能障碍和呼吸问题。

神经精神症状（尤其是焦虑）和跌倒在 SPS 和 PERM 中都很常见。如果不治疗的话，PERM 可能是致命的。

GlyRα1-IgG 可在 20% 的 PERM 患者中检测到。GlyRα1-IgG 也可与经典 SPS 和其他神经表型（如脱髓鞘疾病、癫痫）相关。GlyRα1-IgG 通常是特发性的，但也有副肿瘤病例的报道。DPPX-IgG 也在少数 PERM 病例中被报道，可与 B 细胞淋巴瘤和白血病相关。GAD65-IgG 可存在于 PERM 病例和经典的 SPS。GlyRα1-IgG 和 GAD65-IgG 也可能共存。

PERM 的管理包括控制症状、免疫抑制和治疗潜在的肿瘤。与经典 SPS 相比，PERM 似乎对免疫抑制有更积极的反应。与单纯 GAD65-IgG 相关的 SPS 谱疾病相比，GlyRα1-IgG 的存在预示着较高的免疫抑制治疗应答率。

症状控制包括使用 GABA 能药物（包括巴氯芬、苯二氮䓬类药物）和物理治疗。应请精神科/心理科医生参与治疗，如果焦虑严重，可能需要住院接受精神治疗。

【要点】

- PERM 与经典 SPS 在临床上有重叠，包括 CNS 过度兴奋，伴有过度惊吓、肌肉僵硬和痛性痉挛。

- 与经典 SPS 表型相比，PERM 具有其他特征，包括脑病和脑干功能障碍。

- 可在 20% 的 PERM 病例中检测到 GlyRα1-IgG。DPPX-IgG 和 GAD65-IgG 也可伴随 PERM 表型。

- GlyRα1-IgG 的存在与免疫抑制治疗的良好反应相关。

病例 38 系统性红斑狼疮患者快速起病的神经精神表现
Rapid-Onset Weakness And Numbness In A Patient With Systemic Lupus Erythematosus

Floranne C. Ernste 著

杨 洁 译 全 超 校

【病例描述】

1. 病史及查体

33 岁女性，2 年前被诊断为系统性红斑狼疮，并接受羟氯喹治疗。因 4 周来出现腰背及下肢疼痛伴感觉异常前来就诊。患者描述为一种带状麻木感，从背部开始向下延及双腿。逐渐出现便秘、尿不尽、行走困难。无发热、头痛或颈部僵硬，无认知功能障碍或精神错乱。在其后住院的 1 周内，患者出现了二便失禁。

患者反应灵敏并可恰当回答所有问题。体检发现脸颊皮疹和掌指关节肿胀，符合双手滑膜炎表现。神经系统体检显示双侧膝反射亢进，跟腱反射活跃；上肢肱二头肌、肱三头肌和肱桡肌反射正常。屈髋肌、股四头肌和腘绳肌轻度无力。下肢从鞍区延伸至 T_{12} 皮节针刺觉和温度觉丧失。振动觉和本体感觉正常。左侧巴宾斯基征阳性。左手轮替运动速度减慢。当时考虑的诊断见表 38-1。

2. 辅助检查

脑部和胸髓 MRI 结果正常。腰骶椎 MRI 显示，脊髓圆锥的 T_2 信号发生细微变化，马尾神经根强化（图 38-1）。脑脊液蛋白质水平升高（60mg/dl，参考范围 ≤35mg/dl），白细胞 $2/\mu l$，葡萄糖水平正常，未检测到寡克隆带，病毒、细菌和真菌培养阴性，细胞学检查也呈阴性。血清副肿瘤抗体阴性。血清抗核抗体强阳性，抗 dsDNA 抗体水平 >1000U/ml（参考范围 <30U/ml）。血清补体水平较低：C_3 为 60mg/dl（参考范围 75～175mg/L），C_4 低于 3mg/dl（参考范围 14～40mg/dl）。血清抗核糖体 P 抗体、AQP4-IgG 和 MOG-IgG 呈阴性。狼疮抗凝物、β_2 糖蛋白抗体（IgG 和 IgM）、抗磷脂抗体（IgG 和 IgM）升高，超过正常上限的 2 倍。EMG 显示多发性骶神经根病。

3. 诊断

患者被诊断为自身免疫性脊髓神经根炎，属神经精神性 SLE。

4. 治疗

患者接受了甲泼尼龙 1g 冲击治疗 3 天，随后给予泼尼松 1mg/(kg·d) 并逐渐减量。她在住院期间并发双侧下肢深静脉血栓形成，使用了肝素并过渡到华法林治疗。她开始服用吗替麦考酚酯，剂量为 500mg，每天 2 次；吗替麦考酚酯剂量在 1 个月内增加至每天 2 次，每次 1000mg。继续使用羟氯喹。回访时，患者腿部感觉异常轻度

表 38-1 病例 38 的鉴别诊断

可能的诊断	相关特点
无菌性脑膜炎	发热、头痛、颈部僵硬、脑神经受累
急性炎症性脱髓鞘性多发性神经病（吉兰 - 巴雷综合征）	上升性迟缓性瘫痪
脑卒中	突发偏侧神经功能缺损
可逆性后部脑病综合征	头痛、癫痫发作
多发单神经炎	非对称性上下肢肌无力

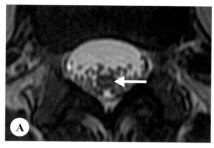 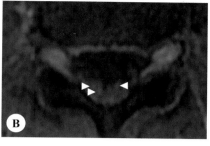

◀ 图 38-1　病例 38 的 MRI

脊髓圆锥和神经根轴位图像显示，圆锥髓内 T_2 信号改变（A，箭），马尾神经根轻微强化（B，箭头）

加重，因此，我们放慢了泼尼松的减量速度。9 个月后，神经系统症状完全缓解。患者在 12 个月内停用了糖皮质激素。在 24 个月的随访过程中，患者神经系统症状未复发，继续服用吗替麦考酚酯（1000mg，每天 2 次），以及羟氯喹和抗凝血药。

【讨论】

神经精神性 SLE（neuropsychiatric SLE，NPSLE）包含各种各样的神经和精神障碍，如顽固性头痛、认知功能障碍、精神病、癫痫发作、横贯性脊髓炎、无菌性脑膜炎、脑神经病变和吉兰 - 巴雷综合征。根据 1999 年美国风湿病学会的标准，NPSLE 的发生率为 21%～95%，并有 19 种表现，但将神经系统事件归因于 SLE 往往仍存在挑战性。其他因素也可导致 SLE 的神经系统障碍，如代谢异常、药物不良反应和感染。临床判断对于识别 NPSLE 以迅速启动免疫抑制治疗至关重要。

横贯性脊髓炎是 SLE 的一种罕见而严重的并发症，据报道发生于 1%～2% 的患者。临床表现包括突然发生的疼痛、感觉异常、无力、脊髓受累水平的感觉丧失和括约肌功能障碍。现在，SLE 病例中发生的纵向延伸的横贯性脊髓炎许多是由针对 AQP4 的自身免疫病（视神经脊髓炎谱系疾病）引起。AQP4 自身免疫病患者通常表现为复发性病程，并可能有其他表现，如视神经炎或罕见的脑炎。除 NMO 外，SLE 伴发的脊髓炎通常分为两组：灰质脊髓炎可在数小时内出现发热、弛缓性瘫痪和腱反射减弱，并经常出现在活动性 SLE、抗 dsDNA 抗体升高和尿潴留的患者中。相反，白质脊髓炎有痉挛和腱反射亢进，这种亚型可能与血栓性事件及抗磷脂抗体、Ro 抗体的存在相关。

对于许多其他患者，如该病例，其表现超出典型 NMO 或横贯性脊髓炎范畴，对发病机制尚知之甚少。

总的来说，NPSLE 的发病机制尚不完全清楚。尸检常见的发现有微血栓形成、微梗死、小血管壁内膜增生和大血管血栓性闭塞。明显的脑血管炎并不常见。在 NPSLE 中可能检测到其他几种自身抗体。例如，抗磷脂抗体与横贯性脊髓炎、舞蹈病和缺血性脑卒中有关，脑脊液 NMDAR-IgG 出现在一些合并自身免疫性脑炎的患者中，抗核糖体 P 抗体可在抑郁症和精神病患者中检测到。部分自身抗体可能具有致病性。

诊断过程很复杂。通常需要血清学自身抗体检测、脑脊液检查、EEG、EMG、神经传导检测，以及脑和脊髓的 MRI（增强或不增强）。治疗应以控制炎症和减少血栓为目标。延迟治疗可能导致严重的神经功能缺损和不可逆的损害，导致 5 年和 10 年生存率下降。建议使用大剂量糖皮质激素，延长糖皮质激素减量的过程。通常使用 $0.6～1.0g/m^2$ 的环磷酰胺静脉给药，每月 1 次持续 6 个月。对于病情迅速恶化的患者，可以使用几个疗程的血浆置换。其他免疫抑制疗法包括 IVIG、吗替麦考酚酯、硫唑嘌呤或甲氨蝶呤。

【要点】

- SLE 伴发的神经精神障碍表现多样，并且与 SLE 的因果关系很难判断。
- 需要进行大量的辅助检查以排除混杂因素。
- 及时启动高强度免疫抑制可改善神经系统预后。

病例 39　进行性四肢瘫痪与癌症
Progressive Quadriparesis And Cancer

Elia Sechi　Eoin P. Flanagan　著

杨 洁 译　全 超 校

【病例描述】

1. 病史及查体

67 岁白种人男性，既往体健，有吸烟史（27 包年），因头晕和疲劳到急诊科就诊。

胸部 X 线显示右肺上叶肿块，随后他接受了右上叶切除术。病理学分析为小细胞肺癌。手术后的最初几周，患者出现了进行性脊髓病的表现。患者出现神经系统症状后开始卡铂和依托泊苷化疗。随后他的神经系统症状持续恶化，出现进行性四肢瘫痪，步态不稳，四肢和躯干麻木和感觉障碍，感觉水平位于 $C_3 \sim C_4$。他还报告了严重的肠道和膀胱功能障碍。在神经系统症状达高峰时，他表现为严重的四肢瘫痪，并且依赖轮椅行动。

2. 辅助检查

头部、颈髓和胸髓 MRI 未见明显异常（图 39-1A）。脑脊液检查显示，淋巴细胞 9/μl（参考范围 0～5/μl），红细胞计数 2/μl，脑脊液蛋白质和葡萄糖水平正常。脑脊液细胞学检查阴性。血清神经自身抗体筛查，通过 TBA 和 Western blot 检测，均发现血清 CRMP5-IgG 阳性。未进行脑脊液神经抗体检测。

3. 诊断

患者被诊断为副肿瘤性脊髓病。

4. 治疗

患者最初接受了大剂量口服泼尼松和血浆置换联合治疗，但症状没有改善。随后，IVIG 和利妥昔单抗的联合治疗使症状部分改善，患者可以借助手杖或助行器行走。起病约 2 年后，免疫治疗停止。停止治疗后不久，患者再次出现了更严重的无力、麻木和神经病理性疼痛。于是重新启动每月 1 次的 IVIG 和利妥昔单抗治疗，治疗后症状再次得到改善。同时给予口服皮质类固醇、美沙酮和高剂量加巴喷丁（3300mg/d）治疗，但神经病理性疼痛仅轻微改善。症状出现 3 年后，MRI 显示脊髓萎缩（图 39-1B）。症状出现后 5 年，患者仍处于小细胞肺癌缓解期，但他仍不能独立行走，必须依赖轮椅出行。

【讨论】

副肿瘤性脊髓病是一种罕见且尚未被充分认识的神经系统疾病，最常在癌症发现之前表现出来，也可能于癌症诊断（如本例患者）时发生，或在癌症治疗期间发生（在这种情况下，它可能是癌症复发的线索）。副肿瘤性脊髓病可单独发生，或伴有各种其他外周或中枢神经系统表现。副肿瘤性脊髓病通常累及 60—70 岁、有吸烟史或有已知癌症史的患者。一般为亚急性或慢性进展数月起病，但也可急性起病。典型的脑脊液表现为淋巴细胞增多（如本例）。

1/3 的病例脊髓 MRI 正常，但纵向延伸的、选择性累及传导束的、沿着后索或侧索的 T_2 高信号，伴传导束选择性强化，常提示为副肿瘤原因（图 39-2）。营养缺乏（如维生素 B_{12} 或铜缺乏）、中毒（如甲氨蝶呤）或遗传性疾病（如 Friedreich 共济失调）也可出现类似的特定部位的脊髓信号改变。脑脊液细胞增多和钆增强在其他非炎性脊髓病变

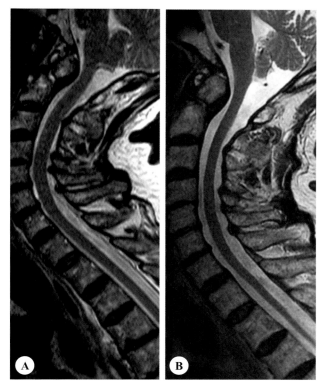

▲ 图 39-1　病例 39 的 MRI
症状开始时（A）和 3 年后（B）的矢状位 T₂ 加权脊髓图像显示，在没有信号异常的情况下，脊髓进行性萎缩

中是不典型，这些改变可能有助于区分副肿瘤性脊髓病和其他非炎性病变。副肿瘤性脊髓病可与原发进展型多发性硬化在病程和临床表现上类似。最常见的神经抗体是 CRMP5-IgG 和 Amphiphysin-IgG，也有一些血清阴性的病例。最常见的癌症是小细胞肺癌和乳腺癌。AQP4-IgG 和 GFAP-IgG 可偶尔出现在畸胎瘤或其他癌症相关的副肿瘤综合征中。

　　副肿瘤性脊髓病的预后往往很差。癌症治疗和免疫治疗的神经系统反应通常是有限的。然而，副肿瘤性疾病患者的抗肿瘤免疫反应可能增强，这种反应导致这类患者比其他肿瘤患者存活时间更长（如此例患者）。大约 90% 的患者在症状出现的 17 个月（中位数）后需要拐杖、助行器或轮椅。对于患有副肿瘤性神经系统疾病的患者，必须仔细考虑免疫治疗的益处和风险，因为从理论上讲，免疫治疗可能会抑制抗肿瘤免疫反应。然而，神经系统表现往往很严重并危及生命，除了癌症治

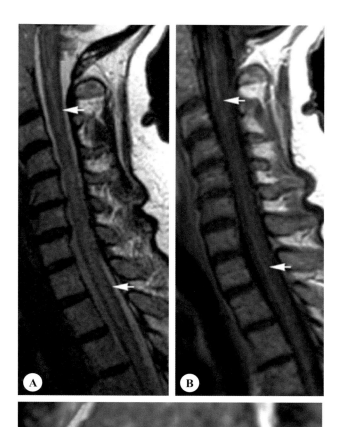

▲ 图 39-2　副肿瘤性脊髓病的典型 MRI 表现
A 和 B. 矢状位脊髓成像显示沿脊髓纵向延伸的 T₂ 高信号病变（A. 箭），注射钆剂后强化（B. 箭）；C. 轴位图像显示侧索（箭）的特定区域受累（经许可转载，引自 Flanagan EP, McKeon A, Lennon VA, Kearns J, Weinshenker BG, Krecke KN, et al. Paraneoplastic isolated myelopathy: clinical course and neuroimaging clues. Neurology 2011 Jun 14;76:2089-95.）

疗外，免疫治疗可能是必不可少的。

　　在这名严重四肢瘫痪的患者中，联合应用 B 细胞耗竭剂（利妥昔单抗）和 IVIG 进行免疫治疗，同时使用卡铂和依托泊苷化疗。在最后一次的随访中，他的神经系统功能得到部分改善，没有癌症复发。病理学和体外实验的证据表明，如果抗原（如 CRMP5）在细胞内，则 CD8⁺T 细胞是导致副肿瘤性神经疾病的主要效应性细胞。利妥昔单

抗耗尽 B 细胞，包括为 T 细胞递呈抗原的 B 细胞和产生神经元抗体的浆细胞前体。

【要点】

• 副肿瘤性脊髓病的神经系统表现通常在癌症发现之前就出现，癌症危险因素的存在（如长期吸烟史）可能是一个线索。

• 尽管 1/3 的患者脊髓 MRI 表现正常，但对称、纵向延伸、特定束（后索或侧索）T_2 高信号伴钆强化是副肿瘤性脊髓病的线索。

• 与副肿瘤性脊髓病相关的最常见的神经自身抗体是 CRMP5-IgG 和 Amphiphysin-IgG，最常见的肿瘤是小细胞肺癌和乳腺癌。

• 应该快速查找并治疗癌症，并加用免疫治疗。但总体预后不佳，大多数患者最终会坐轮椅。

病例 40　进行性麻木、灼痛、失衡和干燥
Progressive Numbness, Burning Pain, Imbalance, And Dryness

Shahar Shelly　Divyanshu Dubey　著
杨　洁　译　全　超　校

【病例描述】

1. 病史及查体

65 岁女性，出现进行性麻木和刺痛，涉及全身多个不同部位。发病时间大约在 2 年前，从右脚开始，几周内，麻木和感觉异常发展到左手，然后是左脚。6 个月后，她的右手也出现麻木和刺痛。左手掌和双下肢有严重烧灼痛，伴关节痛和晨僵。步态也渐不稳定，导致频繁跌倒。她开始用拐杖走路。她还报告眼睛和嘴巴严重干燥，在炎热的天气也无法出汗，导致她夏季反复出现"中暑"。她没有体位性低血压、直肠或膀胱失禁。

神经系统体格检查显示，闭眼后假性手足徐动，感觉性共济失调步态。所有肢体都有严重的震动觉和本体感觉减退（下肢重于上肢）。手和脚趾的针刺觉也有不对称的减弱。肌张力正常。脚趾和上肢远端有轻微的肌力减退。上肢深反射减弱，下肢深反射消失。病理征阴性。脑神经、小脑和精神状态检查正常。当时考虑的诊断见表 40-1。

2. 辅助检查

颅脑和全脊髓 MRI 未显示脑、脊髓或神经根异常。神经传导检查显示非对称性、感觉为主的轴索性周围神经损害，左侧正中和尺神经感觉反应消失，右侧正中和尺侧感觉反应相对保留病减低，双侧腓肠神经感觉反应消失（图 40-1A），运动反应相对保存较好。脑脊液蛋白轻度升高，为 48mg/dl（参考范围≤35mg/dl），细胞计数正常

表 40-1　病例 40 的鉴别诊断	
可能的诊断	不支持的证据
Sjögren 感觉神经节病	NA
副肿瘤性感觉神经元病	无体重下降，无明显胃肠道动力障碍
与维生素 B_6 中毒相关的神经元病	没有服用复合维生素及吡哆醇的病史
化疗诱发的感觉神经元病（如顺铂）	没有癌症及化疗病史
慢性免疫性感觉性多发神经根病（CISP）	有干燥症状及剧烈灼痛
多灶性 CIDP（Lewis-Sumner 综合征）	没有明显的运动受累，有严重的灼痛
移行性感觉神经病（Wartenberg 移行性感觉神经炎）	缺乏复发及缓解的病程
影响后索的脊髓病	没有感觉平面，没有膀胱和直肠功能障碍
纤维肌痛	感觉检查异常并且不对称，深反射减弱或消失

CIDP. 慢性炎症性脱髓鞘性多发性神经病；CISP. 慢性免疫性感觉性多发神经根病；NA. 不适用

神经	类型	记录	体侧	波幅	传导速度	远端潜伏期
正中神经	感觉	示指	右	4	49	3.8
正中神经	感觉	示指	左	NR	NR	NR
尺神经	感觉	小指	右	6	40	3.4
尺神经	感觉	小指	左	NR	NR	NR
腓肠神经	感觉	踝	右	NR	NR	NR
腓肠神经	感觉	踝	左	NR	NR	NR

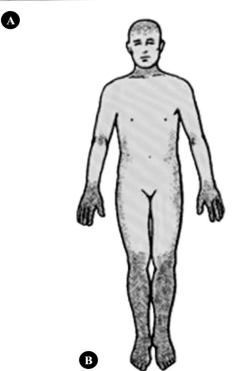

▲ 图 40-1 病例 40 的部分检查结果

A. 感觉神经传导检查显示非对称性、轴索性、感觉为主的神经病；B. 体温调节汗液测试显示躯干和四肢近端无汗水（黄色），前额和四肢远端（紫色）汗量减少，提示有运动性交感神经功能障碍。NR. 未引出

（2/μl，参考范围≤5/μl），IgG 指数正常，合成率正常，可见 5 条脑脊液特异性寡克隆带。脑脊液细胞学检查未见恶性细胞。体温调节发汗试验显示，近端肢体和躯干无汗，前额和四肢远端少汗（图 40-1B）。ESR38mm/h（参考范围＜29mm/h）。抗核抗体阳性（1：80），RF（33U/ml，参考范围＜15U/ml）和 SS-A-IgG（＞8U，参考范围＜1.0U）

显著增高。血清和脑脊液副肿瘤抗体均为阴性，包括 ANNA1-IgG、CRMP5-IgG、PCA2-IgG、Amphiphysin-IgG 和 ANNA3-IgG。梅毒和 Lyme 病筛查均为阴性。维生素 E、维生素 B_6、维生素 B_{12}、维生素 B_1、促甲状腺素和 HbA1c 均在正常范围内。血清蛋白电泳结果正常。胸部 CT 显示右肺上叶有一个非特异性的孤立性结节（7mm），其他部位正常。

3. 诊断

患者最终被诊断为 Sjögren 感觉神经节病（感觉神经元病）。

4. 治疗

患者接受了为期 12 周的 IVMP 治疗，从 1g/d 开始，持续 3 天，然后每周 1g，持续 5 周，然后每隔 1 周 1g，持续 6 周。吗替麦考酚酯 500mg，每天 2 次，口服。2 周后，吗替麦考酚酯剂量增至 1000mg，每天 2 次。在 4 个月后的随访中，她报告神经痛有所改善，但感觉丧失和共济失调仍未好转。

【讨论】

干燥症状（眼睛和口腔干燥）、多关节痛、晨僵和血清 Ro 抗体阳性支持干燥综合征的诊断。干燥综合征与多种神经病理性改变相关，包括感觉神经节病、对称性感觉运动性多神经病、三叉神经痛、小纤维神经病、多脑神经病、自主神经病和多数单神经病。干燥综合征的感觉神经节病通常表现为不对称的感觉丧失、神经病理性疼痛、感觉性共济失调，有时还表现为假性手足徐动，这是本例患者的特点。慢性免疫性感觉性多神经根病（chronic immune sensory polyradiculopathy，CISP）也可有类似的症状和体征。然而，CISP 患者感觉神经传导检查通常正常，因为仅累及感觉神经根。

背根神经节（dorsal root ganglion，DRG）由有孔毛细血管供应，这些毛细血管缺乏典型的血-神经屏障，因而更容易遭受免疫介导的损伤。在干燥感觉神经节病中，组织病理学分析显示在受累的 DRG 周围有 $CD8^+$ 淋巴细胞浸润和 DRG 神

经元减少，提示有细胞毒性 T 细胞参与发病。常用的免疫疗法包括 IVMP、IVIG、吗替麦考酚酯、硫唑嘌呤或甲氨蝶呤。非神经性症状，如干燥综合征的多关节痛，对免疫治疗的应答更为良好，但神经节病的治疗却相当的困难。在干燥综合征感觉神经节病合并感觉性共济失调的病例中，只有不到 1/4 的患者对免疫治疗有反应。在病程早期（症状出现后 1 年以内）接受免疫治疗，才有可能出现神经症状的改善。

【要点】

• 干燥综合征与多种神经病变相关，包括感觉神经节病变、对称性感觉运动或感觉性多发性神经病、多发性神经根神经病、脑神经病、多数单神经病、小纤维神经病和自主神经病。

• 亚急性起病、不对称的感觉丧失、感觉性共济失调和运动神经功能相对保留是支持感觉神经节病诊断的特征。

• 在干燥综合征感觉神经节病中，DRG 组织病理学分析显示 CD8+ 淋巴细胞浸润，支持细胞毒性 T 细胞介导的发病机制。

• 大多数干燥综合征感觉神经节病的患者对治疗反应较差，尤其是那些延迟免疫治疗的患者。

病例 41　上升性疼痛、进展性共济失调和双足下垂
Ascending Painful Paresthesias, Progressive Ataxia, And Bilateral Foot Drop

Rocio Vazquez Do Campo　Divyanshu Dubey　著

李文玉　译　王蓓　全超　校

【病例描述】

1. 病史及查体

63 岁女性，40 年吸烟史，症状为上升性感觉异常，四肢刺痛。症状开始于左下肢，2 个月后逐渐累及右下肢和双手。在随后的几周，逐渐出现双下肢进展性无力、步态不稳，以及左侧后背部麻木。在起病 4 个月内，她反复跌倒，开始需要使用拐杖，最终需要助步器。在过去的 12 个月里，她体重下降了 18.2kg。她没有自主神经症状、膀胱或肠道功能障碍。

起病 1 年后的体格检查提示病态消瘦。神经系统体格检查发现明显的共济失调步态，伴有严重的四肢本体感觉丧失。左大腿、右膝盖、双前臂及双侧中胸部皮节的针刺觉不对称减退。肌张力正常。双足下垂（左侧更明显），双下肢及手部肌力轻微下降。腱反射普遍消失，巴宾斯基征未引出。脑神经、小脑、精神状态评估无特殊。当时考虑的诊断见表 41-1。

2. 辅助检查

全脊柱 MRI 显示颈髓和胸髓后索有轻微 T_2 信号增高，颈髓和腰髓神经根有片状的钆增强信号（图 41-1）。电生理检查提示长度依赖性的周围神经轴索病变，感觉与运动均受累。脑脊液蛋白质水平升高至 68mg/dl（参考范围≤35mg/dl），有 9 条仅见于脑脊液的寡克隆带，IgG 指数和合成率升高，脑脊液细胞计数正常（1/μl）。脑脊液细胞学未发现恶性细胞。血液检查显示血常规正常，HbA1c、维生素 B_{12}、铜、维生素 E、甲基丙二酸、同型半胱氨酸、促甲状腺激素、肌酐、ACE 和 CRP 水平正常。血/尿蛋白电泳、ESR、抗 dsDNA 抗体、补体 C_3 和 C_4、结缔组织系列、抗核抗体和抗中性粒细胞胞质抗体正常。梅毒、Lyme 病、HIV 和人类嗜淋巴病毒 1 型和 2 型的筛查均为阴性。

CRMP5-IgG 滴度增高，血清（1:491520，参考范围<1:240）和脑脊液（1:512，参考范围<1:2）中均增高。乳腺 X 线、结肠镜和胸部、腹部和骨盆 CT 未发现异常。全身 ^{18}F-FDG-PET 显示多个纵隔和肺门淋巴结高代谢，无可疑肺部病变。纵隔淋巴结活检提示小细胞肺癌。

3. 诊断

该患者被诊断为 CRMP5-IgG 阳性的副肿瘤性脊髓神经病，合并小细胞肺癌。

4. 治疗

患者接受 IVMP 治疗（1g/d，治疗 5 天），随后接受依托泊苷和顺铂化疗，同时进行胸部和脑部预防性放射治疗。在 2~3 个月的时间内，患者的临床症状短期稳定，步态和肢体共济失调有轻微改善，同时胸腔淋巴结病变消退。随后，她的共济失调和双侧腿无力恶化，EMG 复查显示运动和感觉波幅进一步降低，近端肢体肌肉出现新的失神经改变。考虑进行第二轮免疫治疗，即 IVMP 或 IVIG，但患者出现了一些并发症，包括创伤性髋部骨折和放射性食管狭窄，需要放置支架，因

表 41-1　病例 41 的鉴别诊断	
可能的诊断	相关依据
慢性炎性脱髓鞘性多发性神经根神经病	通常没有疼痛，无体重减轻，以运动症状为主
多发性单神经病（系统性血管炎）	通常伴全身症状（发热、精神萎靡）或器官受累（皮肤、肺或肾脏），以运动症状为主
营养代谢（维生素 B_{12}、铜、维生素 E）缺乏	通常症状对称，腱反射亢进，吸收不良史，胃旁路术或恶性贫血
感染性脊髓病或脊神经病（HIV、HTLV-1）	其他脊髓病特征（痉挛、反射亢进、膀胱、肠道症状），危险因素（旅行史，无保护措施的性行为）
神经系统结节病	通常为脑神经病变
神经系统淋巴瘤	通常为脑神经病变，其他全身症状（发热、盗汗），可触及淋巴结
POEMS综合征（多发性周围神经病、脏器肿大、内分泌障碍、M 蛋白、皮肤病变）	常有脏器肿大，内分泌改变，皮肤变化，浮肿，视盘水肿，以运动症状为主

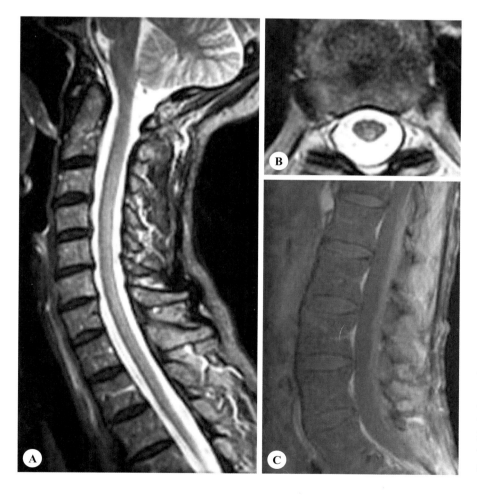

◀ 图 41-1　病例 41 的 MRI
A. 颈髓 MRI（矢状位，T_2 加权，STIR）显示沿颈髓、上胸段脊髓后索轻微高信号；B. 颈髓 MRI（轴位，T_2 加权，FSE）显示脊髓后索轻微高信号；C. 腰椎 MRI（矢状位，T_1 加权，钆增强）钆给药后腰骶神经根增强

此治疗被推迟。她的临床状况迅速恶化，严重营养不良，卧床不起，12周后（起病的2年后）死亡。

【讨论】

CRMP5-IgG 与不对称、疼痛为表现的多发性神经根神经病合并脊髓病有关，常见于胸腺瘤或小细胞肺癌。副肿瘤性脊髓神经病也与神经囊泡的 Amphiphysin-IgG 和 ANNA1-IgG 有关，但也存在血清阴性病例。临床病史可能是副肿瘤病因的重要线索，如大量吸烟、不明原因的体重减轻、亚急性发病、不对称感觉运动障碍、严重的神经病理性疼痛及免疫治疗相对无效等。该疾病的诊断非常具有挑战性，因为神经病变在检查时可能会掩盖一些脊髓病变的特征，影像学和电生理检查有助于精确定位。典型的 MRI 表现包括神经根粗大伴或不伴增强，对称性纵向脊髓传导束特异性信号改变，伴或不伴增强，广泛累及侧索、后索或中央灰质。影像学检查可能正常或仅有轻微异常。因此，仔细的评估是很重要的。在电生理检查中，常见近端和远端肌节中活跃的失神经表现，提示特征性的轴索损害。

副肿瘤综合征的治疗包括识别并治疗潜在肿瘤，以及免疫治疗。常用一线免疫治疗是大剂量短期 IVMP、IVIG 或血浆置换，亦有使用6周或12周 IVIG 或 IVMP 的较长时间的免疫抑制方案。联合肿瘤治疗和免疫治疗可能改善神经功能，但治疗反应往往差异较大且多为部分有效。在神经功能稳定、肿瘤缓解的情况下，可以考虑减少激素用量，并加用免疫抑制剂（如硫唑嘌呤、吗替麦考酚酯、利妥昔单抗或环磷酰胺），同时维持或减少 IVMP 或 IVIG。

如果最初未发现肿瘤，而自身免疫抗体与肿瘤强相关，建议进行持续肿瘤监测，包括全身 FDG-PET。在一些病例中，尽管进行了全面评估，直到尸检才能发现潜在的癌症。关于预后的数据有限，但在我们的经验中，一些患者可以实现临床稳定，特别是在大剂量 IVMP 和环磷酰胺联合癌症治疗的情况下。不幸的是，相当一部分患者病情逐渐恶化，就像本例患者一样。

【要点】

• 副肿瘤性脊髓神经病是相对罕见的副肿瘤综合征，常与小细胞肺癌、胸腺瘤、乳腺癌或睾丸生殖细胞肿瘤相关。

• Amphiphysin-IgG、CRMP5-IgG 和 ANNA1-IgG 是最常见的神经自身抗体，但也存在血清阴性病例。

• 亚急性进行性和不对称的感觉运动障碍、严重的神经性疼痛和不明原因的体重减轻提供了重要的诊断线索。

• MRI 上表现为纵向、广泛对称的脊髓传导束选择性受累，电生理检查发现轴索性多发神经根神经病均支持该诊断。

• 可联合使用免疫疗法和抗癌治疗，但恢复通常是有限的。

病例 42　无痛性、对称性、上升性肢体无力和感觉丧失

Painless, Symmetric, Ascending Weakness And Sensory Loss

Christopher J. Klein　著

李文玉　译　　王　蓓　全　超　校

【病例描述】

1. 病史及查体

60 岁男性，因无痛性、对称性、上升性肢体无力和感觉丧失而就医。下肢症状重于上肢，伴直立性体位性低血压，病程进展大于 3 周。患者最近没有旅行、发热、体重减轻、免疫接种、腹泻或其他疾病情况。卧位时血压为 125/95mmHg，脉搏为 75 次 / 分；站立 1min 时，血压为 89/70mmHg，脉搏为 75 次 / 分，有头晕症状。患者四肢反射消失，对称性无力，远端重于近端，MRC 肌力评估，延髓肌力正常，踝关节背屈和足跖屈肌力 0/5，屈髋肌力 3/5，膝关节伸屈肌力 3/5，手内肌肌力 3/5，肩外展肌力 4/5。未发现肌肉萎缩，也无束颤。

感觉检查显示，足部和手部各种感觉丧失（振动觉、针刺觉、轻触觉）。Hoffman 征、巴宾斯基征和查多克征均为阴性。患者步态不稳，步基增宽。在没有人帮助的情况下无法爬楼梯、下跪或站立。相关的既往史和个人史包括 $C_5 \sim T_1$ 脊柱融合术，15 年前戒烟（10 年吸烟史），充血性心力衰竭（NYHA Ⅲ 级，无法正常行走 30m），使用心脏除颤仪治疗室颤，以及服用卡维地洛和呋塞米。患者无糖尿病史（最近的 HbA1c，5.2%），免疫固定电泳筛查单克隆蛋白为阴性。当时考虑的诊断见表 42–1。

2. 辅助检查

针极 EMG 和神经传导检查提示多发性根性神经病，近端受累的重度轴索型感觉运动多发神经

病。为排除脊髓压迫，行脊髓造影，并取脑脊液用以检验。脑脊液，有核细胞 3/μl（参考范围＜4/μl），葡萄糖 87mg/dl（＜血浆葡萄糖的 60%，参考范围 70～140mg/dl），蛋白质 326mg/dl（参考范围 0～35mg/dl）。脑脊液 CMV 和 EBV PCR 检测呈阴性。腓肠神经活检显示有明显的活动性轴突损伤，无明显炎症浸润（图 42–1A 和图 42–1B）。小鼠神经组织的间接免疫荧光染色显示 ANNA1-IgG 的经典模式染色，这种自身抗体也称为 Hu 抗体，其终点稀释滴度为 1 :（1.6×10）[6]（图 42–1C）。上述结果通过蛋白质印迹检测证实为阳性。其他免疫学检查包括神经节苷脂 GM1-IgM 和 GD1a-IgM，Amphiphysin-IgG 和 CRMP5-IgG 的蛋白质印迹检测，以及 VGCC 自身抗体（N 型和 PQ 型）的免疫沉淀试验，均为阴性。胸部 X 线和 CT 显示左肺下叶实变和缩小，但没有明确的肿块。

3. 诊断

该患者被诊断为 ANNA1-IgG 阳性的副肿瘤性轴索性感觉运动多发性神经病，同时存在可能的小细胞肺癌。

4. 治疗

在完成自身抗体评估之前，急性运动性轴索神经病（acute motor axonal neuropathy，AMAN）是最有可能的诊断，患者接受了 4 天血浆置换。但他的病情继续进展，进而出现呼吸急促被转移到重症监护室。通过 IVIG（2000mg/kg）治疗，患者症状无改善。随后，他出现尿潴留（尿液排空后仍有 400ml）、延髓肌无力、精神错乱和四肢瘫

表 42-1　病例 42 的鉴别诊断	
可能的诊断	不支持的证据
脊髓前动脉缺血或结构性脊髓病	自主神经症状；感觉症状；进展 48h 以上
特发性亚急性多神经根神经病（GBS 与 AMAN）	无病毒感染前驱症状或免疫接种史；无腹泻（空肠弯曲菌 -AMAN）；过去 10 天有进展；无疼痛
慢性炎性脱髓鞘性多发神经病	存在自主神经功能障碍
感染性神经病（CMV、EBV、西尼罗病毒、Lyme 病）	无感染前驱症状；无免疫抑制；无与西尼罗病毒和 Lyme 病有关的冬季发病
浸润性 B 或 T 细胞淋巴瘤	无淋巴瘤症状；无疼痛；无淋巴瘤病史
Amphiphysin-IgG 神经病	男性；无疼痛；无僵人综合征
CRMP5-IgG 神经病	对称性；存在自主神经障碍；无疼痛
淀粉样变性（AL- 淀粉样变性或家族性 TTR 淀粉样变性）	病程快；无单克隆蛋白或家族史；无认知功能受累

AL. 免疫球蛋白轻链；AMAN. 急性运动轴索神经病；CRMP5. 坍塌反应调节蛋白 5；GBS. 吉兰 - 巴雷综合征；TTR. 转甲状腺素蛋白

痪。在检测出 ANNA1-IgG 后，给予 IVMP（1g，3 天），但患者病情持续进展。原计划通过支气管镜和 PET 评估隐匿性肿瘤，但考虑到他病情恶化，顽固性神经病变对治疗无反应，以及已存在的终末期心力衰竭，患者和他的家人选择了临终关怀。他的除颤仪被关闭，患者于来院后第 20 天死亡。尸检发现左肺小细胞肺癌，无支气管肿块或转移（图 42-1D），神经组织有弥漫性的小胶质细胞活化，散在的小胶质细胞结节，以及明显的血管周围慢性淋巴细胞浸润（图 42-1E）。

【讨论】

1965 年，苏格兰格拉斯哥的 Wilkinson 和 Zeromski 首次报道了 ANNA1-IgG 相关自身免疫疾病。尸检发现患者有感觉神经病变伴非转移性癌症和背根神经节变性。1985 年，纽约斯隆·凯特林纪念癌症中心的 Graus 和同事完善了这一免疫学的发现，这有助于鉴定 Hu-RNA 结合蛋白（35～40kDa）的抗原靶点。对于亚急性起病的神经症状伴吸烟史的患者，ANNA1-IgG 自身抗体是小细胞肺癌的重要生物标志物。神经病是最常见

的神经系统表现，自最初的描述以来，神经病表型已扩大到包括小脑、认知和脊髓受累，称为副肿瘤性脑脊髓炎和（或）副肿瘤性感觉神经元病。1998 年，梅奥医学中心对 162 例患者的神经病变表型及其发生率进行了统计：感觉型＞运动和感觉混合型＞自主神经型＞脑神经病型（通常伴有听神经损害，听力受损）＞运动为主型（包括运动神经元病）。在自主神经功能障碍的患者中，胃痉挛、食管失弛缓症和假性梗阻均可见。在这个最大的神经病队列中，所有的患者（100%）均出现认知下降，伴或不伴癫痫。

ANNA1-IgG 患者常需要急诊就诊，与吉兰 - 巴雷综合征（Guillain-Barré syndrome，GBS）的鉴别很重要。同时存在的脊髓病和脑病特征有助于诊断，但这些特征并不总是在发病时出现。自身抗体评估不仅应包括 ANNA1-IgG，还应包括 CRMP5-IgG 和 Amphiphysin-IgG。所有这些自身免疫性疾病的表现都是相似的，后两种疾病更多见的是伴有疼痛、不对称性，但自主神经症状不常见。在 GBS 和副肿瘤综合征中，脑脊液的细胞蛋白分离现象都是常见的。然而，GBS 患者存在

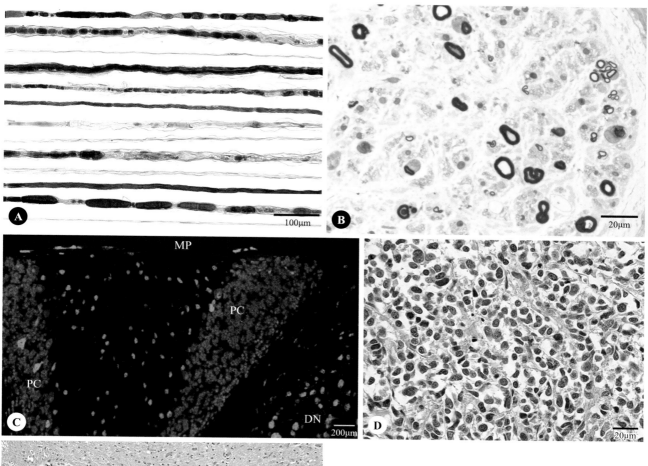

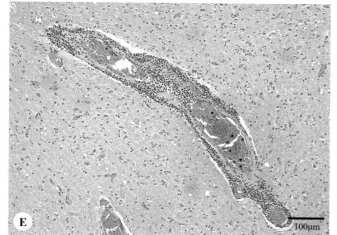

▲ 图 42-1　病例 42 的免疫组化

A. 腓肠神经单纤维染色显示明显的轴突变性，无脱髓鞘（锇染色）；B. 腓肠神经半薄切片显示纤维密度明显降低，无炎症（亚甲蓝染色）；C. 小鼠神经组织 ANNA1-IgG 染色的间接免疫荧光显示以核为主的染色，保留了浦肯野细胞（PC）、齿状神经元（DN）和肌间神经丛（MP）中的核仁；D. 尸检时，肺组织分析显示局限于左下叶的小细胞肺癌（HE 染色）；E. 特征性淋巴细胞血管周围浸润伴小胶质细胞活化可见于颈椎（也见于胸椎、新皮质、皮质下核、脑干和背侧根神经节）（HE 染色）

脱髓鞘现象，如运动神经传导减慢，F 波反射延迟或消失，R1 瞬目反射延长，或神经活检发现脱髓鞘纤维。在轴索型和伴有腹泻的 GBS 中，空肠弯曲菌 AMAN 经常需要作为鉴别诊断。血清学检测神经节苷脂 GM1 或 GD1a-IgM 抗体有助于识别90% 的 AMAN。吉兰 - 巴雷综合征和 AMAN 在早期开始 IVIG 或血浆置换后，临床病程都会缩短。

相比之下，ANNA1-IgG 患者尽管接受了免疫治疗，但通常仍有进展。ANNA1-IgG 自身抗体的发现提示需要积极寻找肺或肺外小细胞肺癌，这可能有助于启动适当的癌症治疗，提高生存率。

【要点】

• ANNA1-IgG 副肿瘤性自身免疫性疾病可模

拟轴索型 GBS，抗体检测可辅助诊断。

• 有认知改变并伴随脊髓病的 GBS 患者应考虑副肿瘤性疾病，包括 ANNA1、CRMP5 和 Amphiphysin 自身免疫病。CRMP5-IgG 和 Amphiphysin-IgG 较少伴有自主神经紊乱，更常见的是伴有疼痛。

• 尽管癌症的早期诊断和治疗可能有助于神经系统的稳定和癌症的治愈，但 ANNA1-IgG 患者可能对免疫治疗产生抵抗。

病例 43 难治性多发神经根神经病
Difficult-To-Treat Polyradiculoneuropathy

Marcus V. R. Pinto　P. James B. Dyck　著

李文玉　译　　王蓓　全超　校

【病例描述】

1. 病史及查体

51 岁男性，因进行性双下肢远端无力、步态不稳和足部麻木 6 个月就诊。患者自诉没有上肢症状、膀胱尿道或其他自主神经症状。神经系统查体发现跨阈步态，上下肢无力，远端重于近端，腱反射消失，足部大纤维为主的感觉丧失。神经传导速度检查提示显著的波形离散和传导速度减慢（腓神经 16m/s，胫神经 18m/s，尺神经 27m/s）。脑脊液蛋白质水平升高至 87mg/dl（参考范围 0～35mg/dl），白细胞 1/µl（参考范围 0～5/µl），葡萄糖正常。腰椎 MRI 显示马尾神经根增粗和强化，伴随腰椎椎体低信号灶，提示骨髓浸润。进一步血液、尿液和脂肪活检检查没有发现异常。

对该患者进行右侧腓肠神经活检，结果提示炎性脱髓鞘，诊断为慢性炎症性脱髓鞘性多发性神经病（chronic inflammatory demyelinating polyradiculoneuropathy，CIDP），并开始 IVIG（0.4g/kg，每周 2 次，连续 6 周），随后每周静脉滴注，持续 6 周。然而遗憾的是，在 12 周的随访中，他的病情明显恶化，严重的近端和远端无力导致需要使用助行器。

2. 辅助检查

对 CIDP 这一诊断重新进行评估。骨骼放射学检查结果正常。血清和尿液中也没有发现单克隆免疫球蛋白。重新进行了脂肪活检，淀粉样蛋白呈阴性。腰椎 MRI 再次显示神经根增强。骨髓活检结果正常。脑脊液复查没有发现恶性肿瘤。

考虑到神经淋巴瘤的可能性，对右侧坐骨神经束近端进行神经活检。结果显示 CIDP 的标志性病理特征：神经内膜炎症，以及长期脱髓鞘和再髓鞘化导致的施万细胞突起堆叠（洋葱头样结构）（图 43-1）。

3. 诊断

该患者 CIDP 的诊断得到了证实。

4. 治疗

停用 IVIG 后，患者开始接受积极的血浆置换方案：每周 2 次，持续 6 周，然后每周 1 次，再持续 6 周以上。他的情况略有改善，在每周血浆置换基础上又增加了 IVMP 每周 1g，持续 6 个月。同时开始使用硫唑嘌呤 2mg/（kg·d）。患者病情持续改善，我们将血浆置换和 IVMP 之间的治疗间隔延长为 10 天，方案持续了 2 年。随后的 1 年中，IVMP 剂量进一步减少到每次 500mg，乃至每 2 周 250mg，IVMP 和血浆置换的治疗间隔也延长为 2 周。又过了 2 年，停用血浆置换和 IVMP。患者病情保持稳定，在症状出现 11 年后的最后一次随访中，他已能独立行走，病情仍在缓解期，于是我们停用了硫唑嘌呤。完全停用免疫治疗后，他仍然保持稳定。

【讨论】

1975 年，Peter J. Dyck 在梅奥医学中心描述并命名了 CIDP。这是一种较常见的免疫介导的周围神经病，每 10 万人中有 1.0～8.9 人患病。这是一种相当对称的周围神经病，通常表现为近端和远

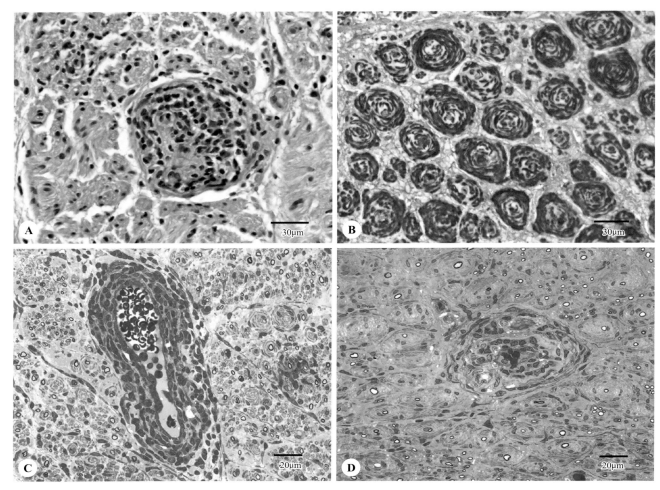

▲ 图 43-1 右侧坐骨神经束活检

A. 石蜡包埋的神经横截面显示中等大小的神经内血管周围单核细胞（HE 染色）；B. S100 免疫组织化学染色显示大小不一的洋葱球样结构；C. A 所示相同区域的半薄切片显示弥漫性洋葱球形成，提示大的有髓鞘纤维的严重丢失和炎症细胞聚集；D. 半薄切片显示洋葱球，与正常的小的有髓鞘神经纤维和一个小灶的神经内血管周围炎性细胞聚集灶混合

端无力、步态不稳和大纤维感觉障碍。脑脊液蛋白 - 细胞分离现象存在 80%～95% 的 CIDP 患者中的。与吉兰 - 巴雷综合征不同的是，面部无力、自主神经功能障碍及诱发因素在 CIDP 中均不常见。对于 CIDP 的诊断，患者必须有超过 8 周的症状，近端和远端无力，肌腱反射减弱或消失，以及检查发现感觉障碍。在神经传导检查中，脱髓鞘表现几乎总是存在的，特别是波形离散、传导阻滞或两者兼而有之。误诊为 CIDP 的最常见原因是将因轴索损害引起的轻度神经传导速度减慢误认为脱髓鞘。

虽然一种远端型 CIDP（远端获得性对称性脱髓鞘神经病或 DADS）也有报道，但我们仍要强调存在近端和远端无力对于准确诊断 CIDP 的重要性。最重要的 CIDP 鉴别诊断是 POEMS 综合征[多发性神经病、脏器肿大、内分泌疾病、M 蛋白血症、皮肤病变（polyneuropathy，organomegaly，endocrinopathy，M component，skin changes）]、淀粉样神经病、血管炎性神经病、副肿瘤综合征、遗传性神经病和淋巴瘤。血清和尿液免疫固定电泳、VEGF 测定、骨骼检查、脂肪活检和周围神经 MRI 是重要的检查。美国 FDA 批准了三种用于 CIDP 的治疗方法：静脉注射免疫球蛋白、皮质类固醇和血浆置换。表 43-1 概述了可用于 CIDP

的免疫疗法。IVIG 是最常用的一线治疗方法。它的疗效已通过多项临床试验得到证实，最常见的方案是从 2g/kg 分 5 天输注开始，然后每 3 周输注 1g/kg。

然而，正如本例患者，我们梅奥医学中心采用了不同的治疗方案。在严重的病例中，起始 IVIG 每天 0.4g/kg，每周 2 次，持续 6 周，然后每天 0.4g/kg，每周 1 次，持续 6 周或更长。在 12 周治疗后，通过神经系统体格检查和神经传导进行重新评估。如果出现部分改善，再给予 IVMP（每周 1g）与 IVIG 联合使用 12 周，此时患者必须重新接受评估。通常，70% 的 CIDP 患者对 IVIG 有反应。如果患者（如病例患者）对 IVIG 无反应，应仔细重新评估诊断。如果患者确诊 CIDP，第 1 次采用 IVIG 方案时病情并没有改善或者恶化，患者的治疗方案则应改为血浆置换，为期 12 周，有时还会联合每周注射 IVMP。对 IVIG、皮质类固醇或血浆置换无反应的患者不太可能患有 CIDP。最近的研究表明，有 NF155-IgG 或接触蛋白 1 自身抗体的患者，其脱髓鞘性神经病变与 CIDP 相似，通常对 IVIG 或皮质类固醇的反应不佳，但对利妥昔单抗或血浆交换的反应很好。

对 12 周的治疗有反应后，应减少药物剂量（IVIG 或 IVMP）。减量因患者而异，通常 IVIG 输注间隔为每 2 周 1 次，持续 4 个月，此时患者应再次接受评估。皮下注射免疫球蛋白也是有效且耐受性良好的维持疗法。一些患者终生在使用 IVIG。对于其他患者来说，由于在 IVIG 停用期间复发，或为了减少类固醇用量，必须添加霉酚酸酯或硫唑嘌呤。

【要点】

• CIDP 是最常见的免疫介导的周围神经病之一。

• CIDP 通常对 IVIG 反应良好，无反应需要重新检查诊断。

• 对于难治性 CIDP 患者，可能需要联合 IVIG、血浆置换和皮质类固醇。

表 43-1　CIDP 的免疫疗法选择

治　疗		方　案
一线治疗		
IVIG		2g/kg 分 5 天给予；每 3 周 1g/kg 或 0.4g/kg 每周 2 次，连续 6 周；每周 0.4g/kg，连续 6 周；12 周时重新评估，以进行剂量调整
皮下免疫球蛋白		仅维持治疗：每周 0.2g/kg
皮质类固醇	泼尼松（口服）	1mg/kg，4～8 周后根据临床反应调整剂量
	地塞米松（口服）	40mg/d，持续 4 天，每 4 周 1 次；根据临床反应调整剂量
IVMP		每周 500mg 或 1000mg
血浆置换		隔日 1 次，连续 6 次；每 3 周 1 次或每周 2 次，持续 6 周；每周 1 次，持续 6 周以上；12 周时重新评估，以调整治疗
二线治疗		
利妥昔单抗（IV）		1g 静脉滴注 2 次，间隔 2 周，或者每周 375mg/m^2，连续 4 周；随后根据病情严重程度、有效性或复发情况调整
环磷酰胺（IV）		每月 1000mg/m^2，为期 6 个月；或 50mg/kg，为期 4 天
免疫抑制剂	硫唑嘌呤（口服）	2～3mg/kg，每天 1 次
	霉酚酸酯（口服）	2000～3000mg/d

CIDP. 慢性炎症性脱髓鞘性多发性神经病；IV. 静脉注射；IVMP. 静脉注射甲泼尼龙；IVIP. 静脉注射免疫球蛋白

病例 44 自身免疫性周围神经系统过度兴奋
Autoimmune Peripheral Nervous System Hyperexcitability

Christopher J. Klein 著

李文玉 译 王蓓 全超 校

【病例描述】

1. 病史及查体

25 岁男性，因逐渐加重的疼痛就诊。患者在 8 岁时因上下肢近端和远端对称性无力，无法行走，被诊断为吉兰 - 巴雷综合征。当时患者没有面部无力、构音障碍、吞咽困难、上睑下垂、复视或呼吸无力。脑脊液检查结果符合 GBS。患者最初只能坐轮椅，1 年后恢复行走。17 岁时，他开始出现四肢疼痛，并伴有持续的肌肉抽搐，最初是小腿，随后发展到大腿、手部、手臂和胸部。面部没有受到影响。患者没有前驱感染或接种疫苗的诱因。最初疼痛轻微，但在起病 5 年内出现剧烈疼痛发作（模拟疼痛评分为 10/10 分，初始是 2/10 分），并伴有更严重的抽搐，导致需要住院治疗。

在梅奥医学中心的初步评估中，他（25 岁）的肌肉和皮肤有触觉过敏。疼痛使他难以集中注意力，但他没有无力或认知障碍。肌酸激酶 1700U/L（参考范围 38～308U/L），水化治疗后改善至 300～600U/L，但疼痛和肌肉抽搐持续存在。当时考虑的诊断见表 44-1。

2. 辅助检查

他有弥漫性四肢和躯干的肌肉束颤和肌肉颤搐，疼痛评分为 8/10，疼痛不仅在抽搐区域，也在四肢和躯干的其他区域。认知功能正常。除了之前 GBS 遗留的脚踝无力，其他肌力、反射和感觉都是正常的。神经电生理检查提示胫神经和腓神经复合肌肉动作电位波幅下降，正中神经和尺神经运动波幅正常。腓肠神经、正中神经和尺神经感觉动作电位均正常。以 2Hz 重复电刺激检查胫前肌和近端肌正常。近端和远端肌肉的针极 EMG 提示肌肉的弥漫性自发放电，频率在 100～500Hz，具有起伏不定的特征，呈典型的复杂重复放电、神经性肌强直、肌强直和肌颤搐。运动单位动作电位时限变化较大（5～25ms）。

上述检查符合原发性过度兴奋的肌肉疾病表现，叠加了陈旧性多发性神经病表现。右侧肱三头肌活检未发现病因。进一步神经免疫学检测表明，血清 IgG 在小脑分子层染色模式与电压门控钾离子通道（VGKC）自身抗体一致。放射免疫沉淀法明确是 VGKC-IgG。促甲状腺激素、电解质

表 44-1 病例 44 的鉴别诊断	
可能的诊断	不支持的证据
GBS 复发或 CIDP	没有新发无力，CK＞1000U/L
5- 羟色胺综合征	没有应用 5- 羟色胺药物，没有发热
僵人综合征	无痉挛
感染性肌炎	无旅行史或 HIV 感染史
遗传性神经性肌强直	无家族史，无弥漫性抽搐，无感冒诱发，无周期性麻痹事件
电解质紊乱（钙、镁）	典型的痛性肌痉挛，CK 升高，明显的肌束颤动

CIDP. 慢性炎症性脱髓鞘性多发性神经病；CK. 肌酸激酶；GBS. 吉兰 - 巴雷综合征

中钙和镁的水平、肌强直的基因检测（*CACNA1S*、*CLCN1*、*KCNE3*、*KCNJ18*、*KCNJ2* 和 *SCN4A*）均为阴性。VGKC 自身抗体（N 和 PQ 型）的免疫沉淀试验和 GAD65 的 ELISA 也均为阴性。VGKC-IgG 阳性，进一步完善 CASPR2-IgG 和 LGI1-IgG 的检测，结果通过细胞法发现 CASPR2-IgG 为阳性。通过胸部 CT 增强扫描排除胸腺瘤，但有淋巴结肿大，腋窝淋巴结活检显示非特异性炎症。

3. 诊断

患者临床诊断为 CASPR2-IgG 阳性的 Isaacs 综合征。

4. 治疗

一项使用大剂量加巴喷丁治疗 Isaacs 综合征的试验仅显示轻微的疗效。IVIG（0.4g/kg，每 3 周 1 次）明显改善了疼痛和肌肉痉挛。每次输液后 1 个月，疼痛和肌肉抽搐会出现反复。在我们这里接受首次评估后的 1 年，他患上了糖尿病，住院时血糖水平为 400mg/dl，需要开始胰岛素治疗。目前，他的病情通过静脉注射免疫球蛋白（针对疼痛发作）和每天定时使用加巴喷丁来控制。

【讨论】

长期以来，免疫系统一直被认为是通过非免疫球蛋白介导的机制来帮助调节疼痛。具体地说，细胞因子在不同的组织损伤（如机械、化学、热）后被释放，并能降低痛觉神经纤维的阈值。增加局部血流量可以加速缓解疼痛，疼痛防护机制也会调动起来保护该区域。现在人们认识到，在极少数情况下，免疫球蛋白介导的自身免疫可以导致其他特发性疼痛。

"自身 IgG 抗体介导疼痛"这一观点首先是在 VGKC- 复合物 IgG 介导的疾病中被描述的。这源于对于一些患者的早期的观察，即患者可能存在肌肉过度兴奋和 VGKC-IgG，如 Isaacs 综合征（获得性神经性肌强直伴多汗）和 Morvan 综合征（神经肌强直、自主神经障碍、边缘叶脑炎和睡眠障碍）。这些患者与本病例相似，在临床肌肉活动的

区域以外，存在肌肉束颤和疼痛，伴 EMG 过度兴奋，如肌肉颤搐（重复、有规律的运动单位发放，20～80Hz）、痉挛放电和神经性肌强直电位（长时间连续的运动单位快速发放，150～300Hz）。随后，深入的免疫学检查确定 CASPR2 和 LGI1 是 VGKC-IgG 复合物中的主要抗原靶点。Isaacs 综合征患者最常见的是 CASPR2-IgG，如本例患者。

其他神经系统表现常与疼痛并存，包括边缘脑炎、癫痫发作、面臂肌张力障碍发作（LGI1-IgG 特异性）、阵发性眩晕、伴有胃动力障碍的自主神经功能障碍。癌症不常见，但如果有的话，则以胸腺瘤最常见，可发生在 CASPR2 自身免疫（2%）或 LGI1-IgG 和 CASPR2-IgG 双重血清阳性（22%）的患者。痛觉小纤维兴奋性亢进可通过体温调节出汗试验（早期出汗）、定量泌汗运动神经轴突反射（定量多汗症）或计算机辅助感觉检查系统Ⅳ（热痛、痛觉过敏）来确定。在一项研究中，256 名 LGI1-IgG 或 CASPR2-IgG 血清阳性的患者大约 21% 有神经性疼痛。在 EMG 检查中，24% 的 LGI1-IgG 阳性患者和 75% 的 CASPR2-IgG 阳性患者出现痉挛（肌肉非自主运动单位发放频率高达 150Hz，伴典型的疼痛）、束颤、颤搐（以 40～60Hz 的频率连续发放 2～10 个运动单位电位）或神经性肌强直（运动单位电位以 100～300Hz 的频率发放，通常幅度不同）。重要的是，大多数具有这些自身抗体的患者会出现弥漫性中枢神经系统的受累，免疫治疗可能有助于防止认知障碍的进展。

发病年龄较小和 CASPR2-IgG 通常与外周疼痛和肌肉过度兴奋相关。患者通常受益于免疫治疗，包括皮质类固醇、IVIG 和其他药物，大多数患者需要长期监测和治疗。

【要点】

• 特发性（或偶有副肿瘤性）自身免疫性疼痛障碍可能是通过 IgG 介导的针对神经组织中 CASPR2 或 LGI1 膜蛋白的自身免疫，进而引起的

神经和肌肉过度兴奋所致。

- 应进行胸部 CT 以排除胸腺瘤，如果 CASPR2-IgG 和 LGI1-IgG 自身抗体都存在，胸腺瘤是最常见的。

- CASPR2-IgG 和 LGI1-IgG 介导的自身免疫性疼痛可同时从膜稳定药物（如加巴喷丁、卡马西平）和免疫治疗中获益，这一点应高度重视，因为自身免疫性损害可能进一步引发脑炎。

病例 45　体位性低血压、便秘和早饱
Orthostatism, Constipation, And Early Satiety

Kamal Shouman　Eduardo E. Benarroch　著

李晓阳　译　　全　超　校

【病例描述】

1. 病史及查体

65 岁女性，右利手。既往有 Graves 病，接受过放射性碘治疗，还有良性钙化乳腺结节的病史。此次因持续 8 年的多种症状前来就诊。

患者有 8 年的便秘史。每次排便前 48h 出现排便紧迫感。过去 1 年，患者诉间断腹泻，被诊断为肠易激综合征。服用泻药后症状有轻微缓解。患者在过去 1 年半体重下降了 6.8kg。尽管没有明显的恶心、呕吐和吞咽困难，患者觉得少食多餐更能让她舒服。

过去 3 年中，患者有多种泌尿系统的症状，包括排尿踌躇，尿急、尿失禁和尿潴留，被诊断为膀胱膨出，但是相应的治疗无法缓解这些症状。

与此同时，在过去 3 年中，患者注意到从黑暗转换到明亮环境时双眼聚焦困难，反之亦然。近期出现畏光现象，大部分时间需佩戴墨镜。

患者诉有体位性头晕 1.5 年，症状在炎热环境中加重。起病以来，共有过 6 次晕厥。氟氢可的松和米多君的治疗有部分效果。过去 6 个月中，有眼干和口干的症状。无共济失调、肌肉强直或震颤。神经系统体格检查提示双侧瞳孔异常扩大，对光反射迟钝。其余查体无明显异常。

考虑的诊断包括自身免疫性自主神经节病变（autoimmune autonomic ganglionopathy，AAG），免疫介导的感觉和自主神经病，干燥综合征相关的自主神经病，非自身免疫性自主神经病（如淀粉样变和糖尿病），以及纯自主神经衰竭。

2. 辅助检查

自主神经反射系列筛查试验提示散在的节后交感泌汗神经功能障碍，严重的心脏迷走和心血管肾上腺素能神经衰竭，伴神经源性体位性低血压（图 45-1A）。温度调节发汗实验提示无汗区域达 82%（图 45-2A）。核素胃排空试验提示胃排空延迟，结肠低动力，小肠排空正常。PET 检查未发现肿瘤。血清学检查提示神经节型 α_3-AChR-IgG 显著升高达 5.89nmol/L（参考范围≤0.02nmol/L）。

3. 诊断

自身免疫性自主神经节病。

4. 治疗

患者接受了 IVIG 治疗，每天 0.4g/kg，共 3 天。此后每周 1 次，共 12 周。患者 5 个月后复诊，自述症状恢复达 80%。体格检查发现瞳孔反射恢复正常。复查自主神经反射示肾上腺素能神经功能明显改善。温度调节和发汗试验提示她的发汗功能大幅度改善，无汗区域仅 3%。但她的节后交感神经泌汗和心脏迷走功能仍存在明显的损害。复查核素胃排空试验，结肠排空恢复正常，但是胃排空仍然有轻度的延迟。

【讨论】

AAG 通常和其他自身免疫性神经系统疾病类似，亚急性起病。然而如本例所示，AAG 也可能表现为更慢性的病程，并且治疗仍可能有效。本病的典型表现包括对光反射的异常，干燥症状，提示头面部的胆碱能神经受累。明显的胃肠道症

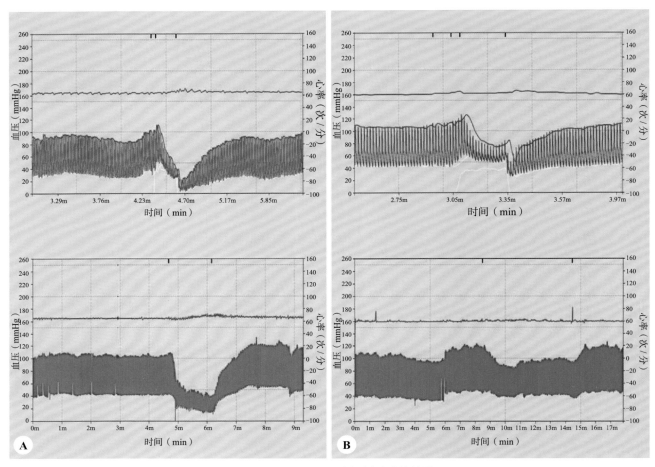

▲ 图 45-1　血压及直立倾斜试验的结果

A. 治疗前 Valsalva 动作（上图）和直立倾斜试验（下图）时血压的变化；B. 治疗后 Valsalva 动作（上图）和直立倾斜试验（下图）时血压的变化。绿线为心率

状也是本病的一个重要表现。明显的胆碱能衰竭可以帮助区分 AAG 和其他自主神经周围神经病或者神经退行性疾病，如纯自主神经衰竭。

Graves 病的病史提示全面的病史采集的重要性，这为自身免疫病的诊断提供了线索。神经节 AChR-IgG 的水平和疾病的严重程度相关。抗体高于 1.00nmol/L 对于 AAG 的诊断有很高的特异性。

其他自身免疫性自主神经病的诊断标志物包括 ANNA1-IgG、CRMP5-IgG、VGCC-IgG（P/Q 型和 N 型）。其中最后一种常见于 Lambert-Eaton 综合征并伴有自主神经紊乱的患者。对这些患者需考虑副肿瘤的可能（常伴小细胞肺癌）。以重症肌无力为表现的患者（肌肉型 AChR-IgG 和横纹肌抗体阳性）偶尔也可有自身免疫相关的自主神

经紊乱。在这些患者中，需要考虑筛查胸腺瘤。CASPR2 相关的自身免疫病可有自主神经过度兴奋（唾液过度分泌，多汗，流泪，心动过速，胃肠道和泌尿系统症状），伴或不伴失眠，周围神经过度兴奋和脑炎（Morvan 综合征）。这些患者也应该考虑是否存在胸腺瘤。NMDAR-IgG 脑炎患者也可能出现自主神经风暴。在临床表现典型，亚急性起病并有自身免疫病史的患者中，如果没有检测出阳性的抗体，血清阴性 AAG 也需要考虑。

AAG 急性期的治疗包括糖皮质激素、IVIG 和血浆置换。激素豁免治疗所用的免疫抑制剂包括硫唑嘌呤和吗替麦考酚酯。如果临床症状和客观的自主神经功能检查（如温度调节反应）在免疫治疗后有所改善，则支持自身免疫病的诊断。患

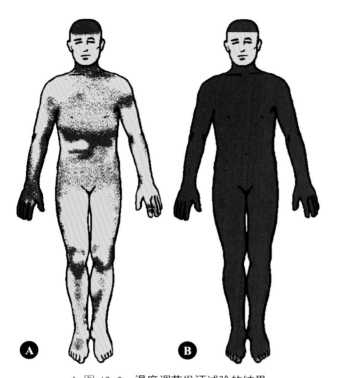

▲ 图 45-2　温度调节发汗试验的结果
A. 为免疫治疗前的结果，提示 82% 区域无汗；B. 为开始免疫治疗 3.5 个月后的结果，提示明显改善，无汗区域为 3%（紫色代表出汗区域）

者抗体的滴度随着时间的推移有所下降，但是这与临床预后的相关性及自主神经功能检查结果密切。自主神经功能检查（如节后泌汗和心脏迷走）中客观的异常可以在症状改善后仍然持续存在。在一些接受治疗很长时间的患者中，这些测试结果最终也可以正常化。有些患者需要好几年的时间才能达到持续缓解。

【要点】
• AAG 是潜在可治的自主神经衰竭的原因之一。
• 女性，亚急性起病，瞳孔对光反射障碍和显著的胃肠道症状，应考虑 AAG。
• 患者主诉、神经系统查体的发现、自主神经系统的检查和温度调节发汗试验是衡量免疫治疗效果十分有用的工具。
• 尽早诊断和治疗对于改善长期预后十分重要。

病例 46 便秘和晕厥
Constipation And Syncope

Michelle F. Devine Sean J. Pittock 著
李晓阳 译 全 超 校

【病例描述】

1. 病史及查体

43 岁女性，因持续 8 年的严重便秘伴排便时晕厥就诊。便秘症状在病程后期与暴发性腹泻交替发生。此外，她还诉慢性左腹疼痛和严重的饭后胀气。进食和排便时不伴有明显腹痛。基于慢性腹痛和便秘，她被诊断为肠易激综合征。

起病 6 年后，她开始出现恶心、胀气和顽固的呕吐。进食后症状加重，呕吐能部分缓解症状。呕吐不因排便而缓解。她每天呕吐数次，内容物为含有胆汁的未消化胃内容物。止吐剂和促动力药物未能明显缓解症状。她只能进食流质为主，避免固体食物，并且最终进行了胃造瘘的手术。2 年间，体重一共下降了 15.9kg。

来我院初诊时，患者诉乏力和手脚灼烧感。她否认眼干、口干、皮疹、血液系统异常、眩晕、心悸和泌尿系统症状。她既往有 Graves 病，曾接受甲状腺放射消融治疗，目前服用甲状腺激素替代药物。除瞳孔对光反射消失之外，其余神经系统查体均正常。

2. 辅助检查

胃肠道排空试验提示持续的结肠排空延迟，轻度的胃排空延迟（表 46-1）。自主神经反射筛查试验提示弥漫性的节后交感神经泌汗功能障碍、严重的心脏迷走和严重的心血管肾上腺素能神经损害。温度调节发汗试验（thermoregulatory sweat testing，TST）提示广泛的无汗（图 46-1A）。

全血细胞计数、ESR、CRP、白蛋白、维生素 D、HbA1c 和甲状腺激素均正常。肌酐轻微升高至 1.3mg/dl（参考范围 0.5～1.1mg/dl）。尿液重金属筛查和药物筛查均阴性。

血清副肿瘤及自主神经紊乱相关的神经元相关抗体包括 ANNA1-IgG、PCA2-IgG（MAP1B-IgG）、CRMP5-IgG 和 DPPX-IgG，均为阴性。神经节型 α_3-AChR-IgG 升高至 3.69nmol/L（参考范围 <0.02nmol/L）。

表 46-1 病例 46 的胃肠道转运试验

时间点	4 小时胃排空率（%）[a]	24 小时结肠转运，几何中心[a]
初始评估	77（参考区间 84～98）	0.9（参考区间 1.6～3.8）
初次 IVIG 治疗后	83（参考区间 84～98）	2.5（参考区间 1.6～3.8）
复发	76（参考区间 81～100）	1.0（参考区间 1.4～3.6）
复发给与 IVIG 重复治疗后	92（参考区间 81～100）	2.8（参考区间 1.4～3.6）

IVIG. 静脉免疫球蛋白
a. 参考区间的变化是由于患者初始评估和复发后评估的实验室不同

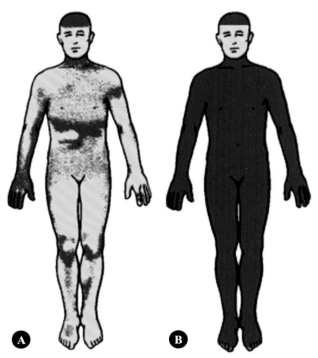

▲ 图 46-1　温度调节发汗试验结果

免疫治疗前广泛的无汗（A），免疫治疗后无汗明显改善（B）。紫色代表出汗区域

行 PET 肿瘤筛查，未发现异常。

3. 诊断

以上结果提示免疫介导的多发性自主神经结病，以免疫介导的胃肠道动力障碍（autoimmune gastrointestinal dysmotility，AGID）为主要表现。

4. 治疗

基于免疫介导的自主神经障碍的考虑，推荐尝试 12 周 IVIG 治疗，每天 0.4g/kg，共 3 天，此后每周 0.4g/kg，共治疗 11 周。通过 1 个疗程的试验性治疗，她此前的便秘、恶心和呕吐得到完全的缓解。15 周内体重增加了 22.7kg。胃造瘘管顺利拔除。复查胃肠排空试验接近正常。复查自主神经检查和温度调节发汗试验结果明显改善。

此后数月，IVIG 的频率逐步递减，并以硫唑嘌呤（75mg，每天 2 次，150mg/d）长期维持，持续无症状达 8 年之久。然而，尽管患者此后规律服用硫唑嘌呤，病情仍然出现了反复。通过 12 周 IVIG 的再次治疗，胃肠道排空试验的结果再次恢复正常。

【讨论】

AGID 可表现为高动力或低动力。最常见的表现为胃轻瘫或假性梗阻。症状包括恶心、呕吐、胀气、早饱、腹泻、便秘和体重减轻，可为原发或副肿瘤性。原发性病例的危险因素包括个人或者家族自身免疫病史。

以胃肠道症状为主要表现（无其他或者仅有非常轻微的其他自主神经障碍的表现）的患者经常被诊断为肠易激综合征。其他引起自主神经障碍的病因也需加以考虑，包括淀粉样周围神经病、糖尿病周围神经病、多系统萎缩。然而，这些疾病往往在查体和辅助检查中有特殊表现。

胃肠道动力障碍可和几个神经元相关抗体有关。α_3-AChR-IgG 阳性且滴度大于 1.0nmol/L 的患者一般表现为亚急性广泛的自主神经衰竭，症状具体表现为眼干、口干、体位性低血压和无汗。多达 70% 的患者可有胃肠道动力障碍。一些患者的胃肠道动力障碍可为首发表现，但是自主神经障碍往往不局限于肠道神经系统。ANNA1 或 PCA2 可见于小细胞癌。ANNA1 可见于儿童的神经母细胞瘤或者胸腺瘤，其中多达 30% 的患者会有副肿瘤性胃肠道动力障碍。这些患者通常免疫治疗效果较差。DPPX-IgG 阳性的患者首发往往表现为胃肠道高动力、严重的腹泻和体重减轻，随后再进展成多灶的神经系统病变。

辅助检查往往会有胃肠道排空试验或者胃肠道测压的异常。排空试验往往提示多灶异常，包括胃、小肠和大肠其中至少两处受累。服用抗动力药物（如阿片类）的患者需在检查前停用。温度调节发汗试验和自主神经测试的异常也可以支持诊断并能提示更为广泛的自主神经系统受累。血清学检查需包括神经相关抗体（α_3-AChR-IgG、ANNA1-IgG、CRMP5-IgG 和 DPPX-IgG）和与自主神经障碍相关的系统性疾病（如干燥综合征 SS-A-IgG 和 SS-B-IgG，系统性红斑狼疮抗 dsDNA 抗体）。如果神经元相关抗体提示副肿瘤，需进行必要的肿瘤筛查。如果高度怀疑肿瘤，可考虑

PET 检查。

治疗包括止吐、促动力和胆碱酯酶抑制药等支持性治疗。排除其他诊断后，严重且症状顽固的患者即使相关抗体阴性，也可考虑免疫治疗。需要强调的是，血清学检查应该在免疫治疗前进行，以免影响检查的准确性。在试验性免疫治疗期间应避免同时进行其他治疗，以免混淆。如果患者有显著的客观改善，可以认为免疫治疗有效。如果患者在 6～12 周的免疫治疗后有明显改善，则能支持 AGID 的诊断。

【要点】

- AGID 可导致胃肠道低动力或高动力状态。
- AGID 可为原发或者副肿瘤相关。
- AGID 很少孤立发生，多数存在其他自主神经衰竭的表现，如体位性低血压、小纤维神经病等。
- 与 AGID、自身免疫 / 副肿瘤相关的自主神经障碍有关的抗体包括 α_3-AChR、ANNA1、CRMP5、PCA2（MAP1B）和 DPPX。
- 对 6～12 周免疫治疗有效可以支持 AGID 的诊断。

病例 47　延髓肌无力
Bulbar-Predominant Weakness

Jennifer A. Tracy　Vanda A. Lennon　著
李晓阳　译　　全　超　校

【病例描述】

1. 病史及查体

61 岁白种人男性，无吸烟史。既往有高血压和高脂血症。此次因反复构音障碍 1 年就诊。症状往往于持续说话一定时间后出现。就诊前 6 个月，他在工作中持续讨论一个项目达 3.5h 之后出现了严重的构音障碍，被送往急诊，起初考虑脑卒中而被收治入院。颅脑 MRI 回报正常。次日早晨，患者的构音障碍完全缓解。当时他被诊断为短暂脑缺血发作，给予阿司匹林和他汀类药物治疗。

虽接受了治疗，患者的构音障碍仍反复发生。就诊前 11 个月，他开始出现双眼复视，更换新的眼镜后仍无法缓解。同时，他感觉咀嚼和吞咽较前费力。他否认局灶的肌无力，但总感觉手脚沉重。这些症状倾向于在晚间或者运动后出现。患者否认呼吸困难、端坐呼吸、肢体麻木、根性痛症状和大小便失禁。患者否认在症状出现前后服用过特殊药物。

神经系统查体提示双眼复视，持续上视或向右凝视后出现。面部肌肉和言语正常。颈屈肌和伸肌及四肢肌力正常。他能够蹲起站立反复 5 次，但是在第 5 次时稍显费力。上肢疲劳试验阴性。腱反射和感觉检查均无明显异常。

患者的症状提示重症肌无力的诊断。眼外肌和面肌受累为主的自身免疫性重症肌无力的鉴别诊断包括中枢神经系统疾病（如脑卒中）、运动神经元病（如肌萎缩侧索硬化）和肌病（如眼咽型肌营养不良、面肩肱型肌营养不良、线粒体肌病及一些先天性疾病）。吉兰 – 巴雷综合征中的 Miller-Fisher 变异型有时也可以与重症肌无力表现类似。然而，无力的波动性和易疲劳性是定位病变至神经肌肉接头的关键。神经肌肉接头的定位确定之后，遗传相关的肌无力综合征（通常可以通过起病年龄来鉴别，但是不绝对）和特殊感染（如肉毒中毒）也需要考虑。一些药物可以影响神经肌肉接头递质的传递，从而使得处于亚临床阶段的重症肌无力患者产生症状（如新霉素和其他氨基糖苷类的抗生素）。除此之外，用于癌症治疗的 ICI 也可与重症肌无力相关。因此，仔细审阅患者的既往史和用药史至关重要。

2. 辅助检查

血清学阳性发现包括 AChR 结合抗体（5.05nmol/L，参考范围 0.00～0.02nmol/L）和 AChR 调节抗体（100%AChR 丢失，参考范围 0%～20% 丢失），横纹肌抗体 1 : 15 360 阳性（参考范围＜1 : 120）。全血细胞计数、血生化、肝功能、抗核抗体、肌酐和风湿相关检查均阴性。巯基嘌呤甲基转移酶活力偏低（预防性筛查，以避免发生硫唑嘌呤相关的骨髓抑制）。

神经传导检查正常。2Hz 的重复电刺激提示右侧面神经波幅递减 21%，运动后改善至 16%。右侧副神经和尺神经无明显波幅递减。EMG 提示右侧眼轮匝肌运动电位波动，但是无肌源性损害。单纤维 EMG 提示右侧眼轮匝肌 Jitter 增宽。其余常规检查无肌源性损害。

胸部 CT 提示散在的肺小结节，但是没有胸腺瘤或其他肿瘤。

3. 诊断

临床诊断为自身免疫相关的 AChR-IgG 阳性的全身型重症肌无力，不伴有胸腺瘤或其他肿瘤。

4. 治疗

患者起先使用溴比斯地明（60mg，每天 3 次），症状有所改善。但是患者出现了胃肠道的不良反应，因此剂量无法进一步增加。随后加用口服泼尼松，每天 10mg，逐步递增，症状在泼尼松剂量提升到每天 40mg 后完全缓解。口服激素的同时使用钙剂、维生素 D 和肺孢子虫的预防治疗。因为泼尼松无法减至每天 30mg 以下，加用吗替麦考酚酯。胸外科会诊，推荐胸腺切除术。

【讨论】

自身免疫相关的重症肌无力是因 IgG 攻击突触后膜 AChR 而引起的神经肌肉接头递质传递障碍的疾病。最常见的自身抗体攻击烟碱型 AChR，占全身型重症肌无力的 85%。这类烟碱型 AChR-IgG 阳性 MG 是唯一与副肿瘤相关的重症肌无力。5% 的重症肌无力患者有 MuSK-IgG，临床上无力的分布方式（主要是脸部和延髓肌受累，常见萎缩）和乙酰胆碱抗体阳性的有所不同；胸腺的组织学结构正常，因此不建议胸腺切除治疗。如果检测时患者已经开始使用免疫治疗，则很可能测不到抗体。在无免疫抑制剂治疗的患者中，起病第 1 年中血清可以一过性转阴，因此 12 个月后重复血清学检查十分重要。在罕见的情况下，一些血清阴性的患者其实存在 LRP4-IgG。在那些符合临床、电生理诊断标准且对相关药物治疗有效，但是没有检测到上述抗体的患者，如果有其他器官特异的自身抗体（如甲状腺、胃壁细胞、GAD 抗体）或者有个人或家族自身免疫病史（如甲状腺炎、一型糖尿病、恶性贫血或系统性红斑狼疮），亦能支持自身免疫性重症肌无力的诊断。

重症肌无力可以表现为纯眼肌型，临床表现局限于眼睑下垂或复视（15%）；这类患者中约 40% 检测不到 AChR-IgG。然而，全身型重症肌无力常常以眼肌症状起病，大部分以眼肌起病的患者会在 2 年内有全身受累。全身型重症肌无力表现为广泛无力和易疲劳，通常包括眼睑下垂、双眼复视、构音障碍、吞咽困难和肢体无力。呼吸肌也可严重受累。患者可发生以严重的延髓肌和呼吸肌受累为主的肌无力危象，往往需要住院和呼吸肌支持治疗。在母亲为重症肌无力患者的新生儿中，一小部分（10%～15%）可产生一过性重症肌无力，因为致病的抗体可以通过胎盘到达婴儿体内。新生儿出生时或出生后可察觉到无力的症状，如吮吸无力或者呼吸困难。在罕见情况下，来自母体的免疫球蛋白主要和胎儿的肌肉型 AChR 结合。这些母亲往往没有症状，但是胎儿受累，在严重的情况下新生儿可有关节弯曲或者死胎。

自身免疫性重症肌无力的一线治疗包括口服胆碱酯酶抑制药，以增加神经肌肉接头的乙酰胆碱。然而，MuSK-IgG 阳性的患者往往对这些药物反应不佳。症状的控制有赖于其他的方法来降低外周循环抗体含量。泼尼松仍然是一线治疗，剂量因需而定。一些患者在病程早期需使用高剂量泼尼松。值得注意的是，其中一小部分患者接受高剂量泼尼松会导致症状恶化，所以在大部分情况下，激素都是低剂量起步，逐步递增。一旦症状得以控制，泼尼松再缓慢递减到最小有效剂量。一些口服免疫抑制剂也可用于重症肌无力的长期维持治疗，并减少对激素的依赖。硫唑嘌呤是最常用的药物。吗替麦考酚酯也很常用，尤其是在那些巯基嘌呤甲基转移酶活性低的患者中。

IVIG 和血浆置换也非常有效，但是缺点是价格昂贵，并需要一定侵入性操作。因此这两种治疗往往用于重症肌无力危象（严重的延髓肌麻痹和呼吸衰竭）。利妥昔单抗（耗竭 B 淋巴细胞的单克隆抗体）在重症肌无力中的使用也日渐增多，尤其是在 MuSK-IgG 阳性的病例。如果在 AChR-IgG 阳性的患者中有胸腺瘤，推荐切除。近期一个针对 AChR-IgG 阳性但无胸腺瘤的全身型重症肌无力患者的大型临床试验数据显示，接受胸腺切除的患者肌力和对激素的依赖均有更明显的改善。

许多药物影响神经肌肉接头的传递，因此在重症肌无力患者中应尽量避免使用。这些包括并不局限于多种类型的抗生素，如氨基糖苷类、大环内酯类和喹诺酮类。美国重症肌无力协会网站上有详细的列表以供患者和临床医师参考。

【要点】

• 自身免疫性重症肌无力是一种以波动性肌无力为主要表现的疾病，延髓肌可受累，由 IgG 攻击骨骼肌突触后膜上 AChR 所致。

• 血清 AChR-IgG 在全身型和眼肌型重症肌无力患者中的阳性率为 85% 和 60%。在 40% 的 AChR-IgG 阴性的全身型重症肌无力中 MuSK-IgG 阳性。

• 电生理检查对于疾病的诊断非常重要。重复电刺激是一线辅助检查。对于受累肌肉的单纤维 EMG 也有一定价值，但往往用于重复电刺激结果不确凿但是临床高度怀疑重症肌无力的患者。

• 免疫治疗对大部分患者有效。对于一些 AChR-IgG 阳性的患者，胸腺切除能够改善预后，并且减少对免疫治疗的依赖。

病例 48 爬楼费力
Difficulty Climbing The Stairs

Anastasia Zekeridou　Vanda A. Lennon　著
李晓阳　译　　全　超　校

【病例描述】

1. 病史及查体

72 岁女性，既往有类风湿性关节炎（症状稳定无治疗）和慢性阻塞性肺病（与长期吸烟相关）。患者因 3 个月进行性加重的上楼梯费力和在不平整地面行走困难前来就诊。在此前的 2 周里，她察觉到从坐位起身困难。患者无感觉症状，但是诉口干、便秘和食欲缺乏。

查体显示双下肢近端肌力中度减退（包括髋屈、外收、内收，以及屈膝和伸膝肌力）。双上肢近端有轻微的肌力减退。肌容积和肌张力正常。上肢腱反射减退，下肢腱反射消失。股四头肌持续收缩后膝反射有所增强。其余神经系统查体均正常。基于 3 个月进行性的近端肌力减退和腱反射的减退 / 消失，无感觉症状，考虑以下鉴别诊断（表 48-1）。

2. 辅助检查

EMG 提示静息时单神经刺激后 CMAP 波幅弥漫减低，感觉神经动作电位正常。尺神经和股神经运动支低频重复刺激递减（12%）和显著的运动后易化（200%）和递减恢复（图 48-1）。

神经系统的 MRI 检查结果正常。血清肌酸激酶、代谢、炎症和感染相关检查均正常。血清抗环瓜氨酸肽抗体、RF 和 P/Q 型 VGCC 抗体（0.24nmol/L，参考范围≤0.02nmol/L）阳性。其他神经元特异的自身抗体阴性，包括 SOX1-IgG。胸部 CT 显示气管隆嵴下和右侧肺门淋巴结肿大伴 PET/CT 高代谢，但是未见原发病灶。对淋巴结的经气管细针抽吸活检显示小细胞肺癌。

3. 诊断

患者被诊断为 Lambert-Eaton 肌无力综合征和小细胞肺癌。

表 48-1 病例 48 的鉴别诊断	
可能的诊断	**不支持的证据**
重症肌无力	无眼肌和延髓肌的收累；运动后腱反射易化
肌病（炎性肌病、包涵体肌炎）	无疼痛，运动后腱反射易化；自主神经症状
吉兰-巴雷综合征，慢性炎症性脱髓鞘性多发性神经病	无感觉症状；无疼痛；运动后腱反射易化
运动神经元病	无萎缩；无反射亢进、痉挛或束颤
多灶性运动神经病伴传导阻滞	对称分布；运动后腱反射易化
腰椎狭窄并跛行	无疼痛；无感觉症状；运动后腱反射易化
脊髓病	无感觉症状；无反射亢进或痉挛

4. 治疗

患者接受了针对小细胞肺癌的化疗（依托泊苷和卡铂）和放疗，无力症状有部分改善。排除了癫痫或心律失常（ECG 正常）后给予对症支持治疗。患者因为严重的恶心而无法耐受溴比斯地明。3，4 二氨基吡啶明显缓解了无力症状，但双下肢无力仍困扰她的日常生活。患者无法耐受口服泼尼松或者 IVMP 治疗。试用静脉免疫球蛋白每天0.4g/kg，共 3 天，此后每周 1 次，共 6 次，这个疗程进一步改善了无力的症状。此后频率逐步递减到每月 1 次。2 年后，患者使用 3,4 二氨基吡啶和每月 1 次的静脉免疫球蛋白治疗，仅有非常轻微的无力症状，没有肿瘤复发。

【讨论】

LEMS 于 1956 年在梅奥医学中心首次报道，当时被描述为"与恶性肿瘤相关的肌无力综合征"。在 EMG 上有特殊表现，此后证实病变在突触前膜。梅奥医学中心和英国科学家随后证实了这个以突触前损害为主要表现的神经肌肉接头病是免疫介导的，并且存在 P/Q 型 VGCC-IgG 的自身抗体。该抗体可以作为诊断的血清标志物。向实验动物模型注射患者的免疫球蛋白可见运动神经末梢乙酰胆碱释放减少。

LEMS 的临床诊断基于病史、神经系统体格检查、电生理特点和血清 VGCC-IgG 检测。常见的临床表现为近端肌肉无力和轻度自主神经功能障碍（眼干、口干、勃起功能障碍）。更严重的自主神经障碍，如胃肠道低动力（如本例）、体位性低血压、膀胱排空障碍在副肿瘤的病例中更为常见，并且通常提示同时存在免疫介导的自主神经障碍。LEMS 患者的体格检查常有腱反射的减退或消失。EMG 检查主要提示突触前膜病变，表现为 CMAP 低波幅、低频电刺激递减，然后高频电刺激（50Hz）或者持续肌肉收缩后 CMAP 波幅增加超过基线水平的 100%（易化）。在 EMG 检查时运动试验往往比高频电刺激更容易耐受，但是易化持续的时间也相对较短。

约 50% 的 LEMS 病例为副肿瘤相关，其中大部分肿瘤为小细胞肺癌。至少在成人中，如果患者被诊断为 LEMS，肿瘤筛查是非常必要的。如果常规的影像学筛查阴性，可以考虑进一步的 PET/CT 检查。肺外的小细胞肿瘤也需考虑（如皮肤、舌、宫颈、乳腺、卵巢或前列腺）。如果发现了小

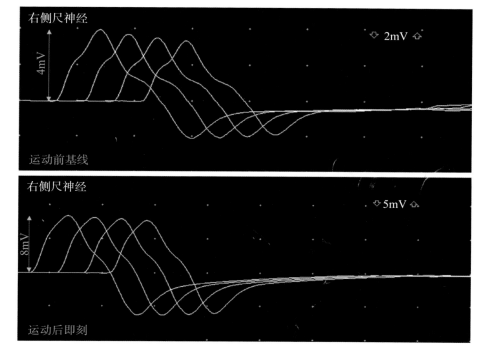

◀ 图 48-1　病例 48 的 EMG 检查结果

右侧尺神经低频（2Hz）重复电刺激。基线水平的低波幅复合肌肉动作电位，12% 的波幅递减（上图）和运动后易化（200%）及递减恢复（下图）

细胞肺癌以外的肿瘤，仍需要持续寻找是否有共存的隐匿的小细胞肺癌。对于高危人群（年长的患者或者有肿瘤危险因素的患者），应考虑定期进行重复的肿瘤筛查。在小细胞肺癌患者中，LEMS和相对良好预后相关。小脑共济失调是 P/Q 型 VGCC-IgG 相关自身免疫病的另一个表现，有时可伴发于 LEMS。

症状性治疗的最终目标是增加运动神经末梢乙酰胆碱的释放（通过 3, 4- 氨基吡啶）或者通过抑制胆碱酯酶来减少乙酰胆碱的降解。3, 4- 氨基吡啶耐受性良好但是不能用于有癫痫病史的患者（在高剂量时有增加癫痫发作的风险）。副肿瘤相关病例的治疗包括肿瘤本身的治疗和免疫治疗。病情严重者需考虑血浆置换。对症治疗不能完全缓解的患者，可以考虑糖皮质激素和 IVIG 治疗。综合神经系统症状和肿瘤病程，一些患者可能需要包括硫唑嘌呤或者吗替麦考酚酯等的长期免疫治疗。耗竭 B 细胞的单克隆抗体（如利妥昔单抗）对于某些患者也有较好的效果。

【要点】

• LEMS 是免疫介导的累及突触前膜的神经肌肉接头病。P/Q 型 VGCC-IgG 是致病的自身抗体。

• LEMS 以近端肌肉无力和轻度的自主神经症状为主要表现。

• 诊断基于临床表现、电生理检查（符合突触前膜损害）和血清 P/Q 型 VGCC-IgG 的检测。

• 一半的 LEMS 病例为副肿瘤相关，小细胞肺癌为最常见的肿瘤。

• 对症支持治疗包括胆碱酯酶抑制药和 3, 4- 氨基吡啶。

• 治疗包括癌症治疗（如果发现了肿瘤）和免疫治疗（如糖皮质激素、血浆置换或 IVIG）。一些患者可能需要长期免疫抑制治疗（如硫唑嘌呤、利妥昔单抗等）。

病例 49　快速进展的近端肢体无力
Rapidly Progressive Proximal Weakness

Teerin Liewluck　Margherita Milone　著

李晓阳　译　全　超　校

【病例描述】

1. 病史及查体

53 岁女性，既往体健，因亚急性起病的肢体无力就诊。患者诉爬楼梯、坐位起身及上肢抬举过肩费力。否认吞咽困难、构音障碍、呼吸困难及复视。无皮疹、关节痛、尿液颜色改变。无他汀类药物使用史。否认神经肌肉疾病、早发白内障、心律失常及心肌病的家族史。患者已使用泼尼松（每天 60mg，治疗 2 个月），无明显改善。查体显示中度颈屈肌，肩带及骨盆带肌无力，颅面部肌肉无明显累及。无动作及叩诊诱发的肌强直。感觉系统查体和腱反射均正常。

2. 辅助检查

神经传导检查结果正常。针极 EMG 显示近端和中轴肌肉的复合运动单位电位时程短，波幅低，并伴有纤颤电位和肌强直电位。肌酸激酶升高至 5460U/L（参考范围<176U/L）。左侧股四头肌的活检显示肌肉纤维不等大、核内移、纤维分裂和散在的坏死和再生纤维。无炎症浸润。束周纤维和脂肪组织轻度增多。肌炎相关抗体包括信号识别颗粒（SRP）-IgG 均为阴性。HMGCR-IgG 强阳性（>200U，参考范围<20U）。ECG、心动超声图和肺功能检查均正常。PET、乳腺钼靶、盆腔超声和食管胃十二指肠镜检查均未发现肿瘤。

3. 诊断

患者被诊断为 HMGCR-IgG 阳性的免疫介导坏死性肌炎。

4. 治疗

给予 IVIG（2g/kg 标准体重，每月，分 5 次输注）和吗替麦考酚酯（1000mg，每天 2 次，每天 2000mg）治疗，同时继续以泼尼松每天 60mg 维持。2 周后肌酸激酶为 3154U/L。定期复查血常规以监测吗替麦考酚酯的不良反应。2 个月后泼尼松逐步递减。上述治疗 5 个月后，患者仅遗留有非常轻度的无力。复查肌酸激酶 635U/L，HMGCR-IgG 为 75U。IVIG 频率递减。1 年后随访，患者维持泼尼松（每天 5mg）、吗替麦考酚酯（1000mg，每天 2 次）、IVIG（2g/kg，每 6 周 1 次）治疗，无力症状完全缓解，肌酸激酶水平恢复正常。

【讨论】

免疫介导的坏死性肌病是免疫介导肌病的一种亚型，临床表现为亚急性进展的近端肢体无力和持续的肌酸激酶升高。病理上，其特征为肌纤维坏死，但极少有炎症细胞的浸润。无力症状下肢较上肢为重，但是远端、中轴、延髓和呼吸肌受累可见于 30%～40% 的患者。免疫介导的坏死性肌病主要发生于成人，但儿童也可发病。疾病的发生可与他汀类药物服用史（35%）、肿瘤（10%）或结缔组织病（5%）有关。1/3 的患者存在肌痛的症状。在梅奥医学中心的队列中，60% 的患者超声心动图异常，最常见的为舒张功能障碍，但是常见于既往有心脏疾病和高血压的患者。然而，免疫治疗有效的心肌病可以是免疫介导性坏死性肌病的首发表现。

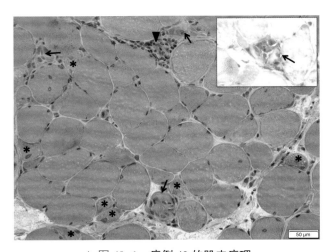

▲ 图 49-1　病例 49 的肌肉病理

HE 染色可见散在的坏死（箭）和再生纤维（星）。一个坏死纤维旁的肌束中的血管周围有散在的单核细胞（箭头）。小图，酸性磷酸酶染色可见巨噬细胞侵入坏死纤维（红色）

在所有免疫介导的坏死性肌病患者中均可见早期募集、短时程和低波幅的运动单位电位伴纤颤电位。约一半的患者，尤其是那些有他汀暴露史的患者，无论 HMCGR-IgG 阳性与否，电生理可见肌强直电位，但不伴临床肌强直。病理的表现不具有特异性，坏死纤维不伴炎症细胞浸润也可见于其他活跃的肌病，包括肌营养不良和横纹肌溶解。在大多数病例中，免疫介导的坏死性肌病需要和肌营养不良鉴别。肌营养不良的患者起病更为隐匿，肌纤维的脂肪化更明显。然而，免疫介导的坏死性肌病偶尔可有缓慢进展的病程，因此在活检中结缔组织的成分更多，可与肌营养不良类似。尽管肌膜上的 MHC I 的表达是免疫介导肌病的特征性表现，肌营养不良有时也可以有此类表现。横纹肌溶解急性起病，肌酸激酶会随着时间逐步下降，与之相比，在未经治疗的免疫介导坏死性肌病中，肌酸激酶会持续处于高值。与横纹肌溶解相反，在免疫坏死性肌病病程的不同阶段都会出现坏死纤维。

约 60% 的免疫介导性坏死性肌病的患者血清 SRP-IgG 阳性（25%）或 HMGCR-IgG 阳性（35%）。在和他汀相关的免疫介导坏死性肌病中，70%～85%的患者 HMGCR-IgG 阳性。HMGCR-IgG 阳性的患者中约 1/3 没有他汀类药物接触史。在既往有他汀接触史的 HMGCR-IgG 阳性患者中停用他汀无法阻止无力症状的进一步进展。两种抗体的滴度与肌酸激酶的数值及无力的严重程度均相关。10%～15% 的免疫介导坏死性肌病为副肿瘤相关，尤其是那些血清阴性或者 HMGCR-IgG 阳性的患者。因此，推荐对此类患者进行肿瘤筛查。大部分肿瘤会在免疫介导坏死性肌病诊断 3 年内被发现。

免疫介导坏死性肌病需要激进的免疫治疗。大剂量激素单药治疗往往是不够的，大部分患者需要至少两种免疫治疗。起病的 3 个月内接受早期治疗和良好预后相关。大部分患者对 IVIG 的治疗有效。IVIG 单药治疗对少数 HMGCR-IgG 阳性患者有反应。SRP-IgG 阳性的患者往往对常规治疗效果欠佳，但可能对利妥昔单抗治疗有效。在药物减量或停药的过程中，复发率较高。

近些年来，在使用免疫检查点抑制剂的肿瘤患者中，可发生坏死性肌病。这些患者往往有近端无力，但是与免疫介导的坏死性肌病不同，这些患者往往有眼外肌的受累。眼外肌的受累既可以是肌病本身的表现，也可以是重症肌无力共病的表现。

【要点】

• 免疫介导的坏死性肌病是临床和病理相结合的诊断。

• 60% 的免疫介导坏死性肌病患者存在 HMGCR-IgG 和 SRP-IgG。针对 HMGCR 的自身免疫与他汀暴露可能相关，也可能无关。

• 推荐在 HMGCR-IgG 阳性或血清阴性的患者中进行肿瘤筛查。

• 糖皮质激素单药治疗往往是不够的，患者通常需要至少 2 种，甚至 3 种免疫治疗。早期激进的治疗和良好的预后相关。

病例 50　进行性无力伴皮疹
Progressive Weakness And Rash

Margherita Milone　Teerin Liewluck　著

周　磊 译　　张包静子　全　超　校

【病例描述】

1. 病史及查体

47岁男性，患有高胆固醇血症，服用阿托伐他汀治疗，因进行性双上肢近端无力伴肌痛4个月，继而出现吞咽困难、爬楼费力和面部皮疹前来就诊。他否认视觉症状、呼吸困难和尿液变色。停用阿托伐他汀后症状无好转。无家族性肌无力病史。神经科体格检查提示颈屈肌、肩带肌和指伸肌中度无力，屈髋肌和踝背伸肌群轻度无力。余神经科检查未见异常。他有眶周淡紫色斑和Gottron征（遍布于手指、肘部和膝盖的背部扁平红色皮疹）。无关节挛缩和畸形。

鉴别诊断中，近端肌无力、腱反射正常和感觉症状豁免提示肌肉病变或神经肌肉接头病变，神经源性损害可能性不大。皮疹和无眼部症状倾向于考虑肌病，同时提示与他汀类药物相关的坏死性自身免疫性肌病（necrotizing autoimmune myopathy，NAM）无关；停用他汀类药物后肌肉无力持续进展，也说明与他汀类药物毒性无关。此外，临床病程和皮疹提示病因为免疫介导性，而非遗传性疾病。

2. 辅助检查

血清肌酸激酶升高（851U/L，参考范围＜308U/L）。针极EMG提示近端和中轴肌群伴纤颤电位的肌源性改变。神经传导检查和2Hz重复电刺激试验无异常。三角肌活检显示束周改变，包括肌纤维萎缩和肌束膜血管周围炎性渗出（图50-1A至图50-1C）。免疫细胞化学提示肌内毛细血管片状脱失，部分伴有补体沉积（C_{5b9}），以及主要分布在束周区域的肌浆内MxA表达（图50-1D）。免疫学检查显示NXP2自身抗体阳性，HMGCR-IgG阴性。造影吞咽检查提示口咽部吞咽困难。肺功能测试显示最大呼吸压轻度下降，但CO弥散量正常。PET、睾丸超声和结肠镜检查未发现恶性肿瘤。

3. 诊断

皮肌炎（dermatomyositis，DM）。

4. 治疗

患者接受硫嘌呤甲基转移酶活性检测后，开始口服泼尼松（60mg/d）及硫唑嘌呤［2.5mg/（kg·d），分2次服用］。检测肝功能和全血细胞计数以监测硫唑嘌呤潜在的毒性。由于患者失眠和情绪障碍，将泼尼松迅速减量。予以患者静脉免疫球蛋白治疗，连续3个月，每月1次，每次2g/kg，此后每2个月予以1次静脉免疫球蛋白治疗。免疫治疗4个月后，患者仍有肩带肌群轻度无力；8个月后，患者肌力和CK水平恢复正常，改为硫唑嘌呤单药治疗。

【讨论】

DM是一种特发性炎症性肌病（idiopathic inflammatory myopathy，IIM）。IIM是一组自身免疫性肌病，包括DM、多发性肌炎（polymyositis，PM）、包涵体肌炎（inclusion body myositis，IBM）、NAM（或免疫介导性坏死性肌病）和重叠性肌炎，包括抗合成酶抗体综合征。尽管归类为IIM，

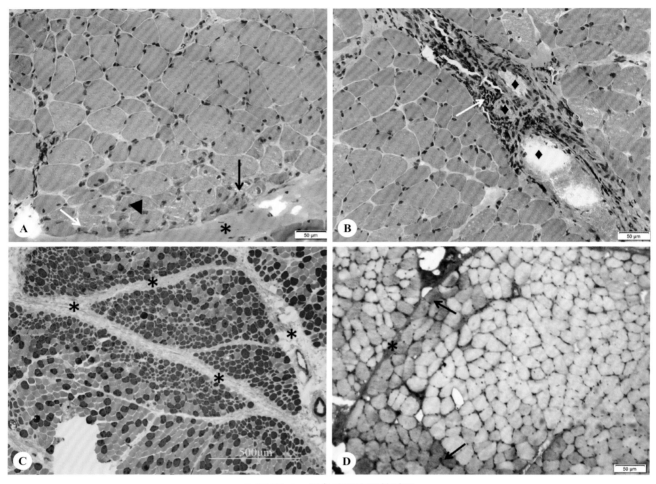

▲ 图 50-1　三角肌肌肉活检结果

A 和 B. HE 染色切片显示结构异常，主要分布在束周区域（A. 星表示肌束膜），包括肌纤维萎缩（白箭）、再生纤维（黑箭）和细胞核内移（箭头），以及集中在束膜的血管周围炎性渗出（B. 箭）；C. pH4.2 的 ATP 酶反应突出显示萎缩纤维的束周分布（星表示束周）；D. 纤维染色较深的束周区域可见 MxA 的肌浆表达（箭，MxA 抗体染色；星表示束周）

NAM 在肌肉活检很少或没有炎性改变（见病例 49）。PM 这一疾病实体概念存在争议，因为许多初诊为 PM 的患者最终被确诊为 IBM 或重叠性肌炎。大多数 IIM 的类型表现为近端、对称性、亚急性或慢性肌无力。相反，IBM 表现为不对称性的股四头肌和手指指屈无力。吞咽困难在 IIM 中很常见。IIM 可有肌肉之外的系统累及，如皮肤、肺（间质性肺病）或关节受累。虽然可能出现其他的皮肤改变，但 DM 典型的 DM 皮肤改变包括向阳性皮疹、Gottron 征和 Gottron 丘疹（手指关节上的红色肿块，通常呈鳞屑状）。在 DM 中，皮疹可出现在肌无力之前或之后。心脏累及不常见。在各种 IIM 中，DM 伴发癌症的风险最高，

10%～20% 的患者在肌炎发病前 2 年或发病后 3 年内发现癌症。年龄越大和皮损较重的患者伴随肿瘤风险最高。

CK 水平常常升高。NAM 患者的 CK 值为数千（U/L），而 DM 或 IBM 患者的 CK 水平往往较低甚至正常。

EMG 提示肌源性改变，包括早募集、短时 / 低幅运动单位电位、纤颤电位和正锐波。

IIM 中已发现数种自身抗体。DM 较为特异抗体有 NXP2-IgG、TIF1γ-IgG、MDA-IgG 和小泛素样修饰物激活酶抗体，其中前两个抗体与较高的癌症风险相关。抗合成酶抗体综合征中发现了抗组氨酰 –tRNA 合成酶抗体，包括 Jo1-IgG。胞质

5'NT1A 抗体是 IBM 的血清学标志物，但非特异性，也不足用以诊断。

不同 IIM 的肌肉病理表现不同。DM 主要表现为束周改变和血管周围炎症（图 50-1）。MxA 在肌纤维肌质中表达是 DM 最敏感的组织病理学异常，可能凭此可以将 DM 与抗合成酶抗体综合征区分开来。后者有时会出现模拟 DM 的束周病理改变。IBM 的典型病理特征是自身免疫性炎症反应（炎症细胞攻击非坏死肌纤维）、镶边空泡和嗜刚果红包涵体。与 IBM 类似，PM 表现为自身免疫性炎症反应，但缺乏镶边空泡和嗜刚果红包涵体。

IIM 目前尚无基于共识的治疗指南。除缺乏有效治疗药物的 IBM 之外，其余 IIM 通常联用类固醇激素和免疫检查点抑制剂，如硫唑嘌呤或霉酚酸酯。他克莫司、环孢素、环磷酰胺和利妥昔单抗也是可选药物，但不作为一线治疗选择。静脉免疫球蛋白可作为一线治疗，常与免疫检查点抑制剂联合使用，或作为二线治疗药物。甲氨蝶呤具有潜在的肺毒性，应谨慎使用，如果存在间质性肺病应避免使用。

【要点】

• IIM 是一组免疫介导性肌病，其共同特征是肌肉无力和肌肉活检病理炎症改变，但 NAM 通常缺乏炎症改变。

• 临床病史和体征对于诊断和区分遗传性肌病至关重要。

• 血清学检测联合肌肉活检是标准的诊断流程。

• 除 IBM 外，多数 IIM 对免疫治疗有效。

病例 51 癌症诊治后的"不安宁"
"Restlessness" After Cancer Diagnosis And Treatment

Anastasia Zekeridou 著

周 磊 译 张包静子 全 超 校

【病例描述】

1. 病史及查体

76 岁女性，既往体健，因意外体重减轻、血尿和乏力就诊。她被诊断为肾细胞癌伴多发转移。切除原发肿瘤病灶和转移灶后，她接受针对 PD-1 的 ICI Pembrolizumab 的治疗。在癌症的免疫治疗后 3 个月，她开始出现舌、面部不自主运动伴吞咽困难和体重减轻，被描述为"不安宁"。神经系统症状出现后 1 年，她出现全面性肌张力障碍 / 运动障碍，以口面 / 下颌部、颈部和上肢近端为著，伴有一些舞蹈样动作。那时患者正接受 ICI 治疗，癌症病情处于缓解期。

患者接受 ICI 治疗癌症的过程中，出现亚急性起病的多动性运动障碍。该年龄组人群多动性运动障碍的鉴别诊断包括神经退行性疾病、遗传性疾病、代谢紊乱、副肿瘤或其他疾病，以及药物 / 毒物暴露。患者无多巴受体阻滞药服用史。基底节结构性改变可能是病因，如基底节钙化。鉴于患者年龄，不太可能是多巴反应性肌张力障碍等遗传性疾病。Wilson 病可以表现为肌张力障碍，常伴有震颤和帕金森表现。患者缺乏帕金森表现，所以不可能是帕金森综合征。这位患者主要临床表现是肌张力障碍，分布模式类似 Meige 综合征。尽管舞蹈样动作不是主要的临床表现，但也应考虑亨廷顿病。患者有肿瘤病史并接受 ICI 治疗，亚急性起病，提示神经系统副肿瘤综合征或 ICI 治疗相关的某种自身免疫性并发症，如 CRMP5-IgG 相关的基底节炎症或磷酸二酯酶 10A（PDE10A）-IgG

自身免疫病。

2. 辅助检查

全血细胞计数和形态、肾功能、电解质、肝酶、甲状腺激素、维生素 B_{12}、铜蓝蛋白和铜离子、HIV 和梅毒等血液检查无异常。头颅 MRI 显示基底节 T_2/FLAIR 高信号，无增强。脑脊液白细胞计数正常，蛋白质轻度升高（44mg/dl，参考范围 <35mg/dl），有 8 条仅见于脑脊液的寡克隆带。在鼠组织间接免疫荧光检验中发现，患者血清和脑脊液存在神经自身抗体，主要分布于基底节区域。随后证实该 IgG 可与 PDE10A 相结合。在癌症免疫治疗 1 年后的全身 PET/CT 提示患者癌症病情缓解。

3. 诊断

该患者诊断为 PDE10A-IgG 相关的副肿瘤综合征，临床表现为由 ICI 治疗诱发的多动性运动障碍。

4. 治疗

鉴于患者癌症病情缓解，停用 ICI 治疗。予以大剂量激素静脉注射（甲泼尼龙，1g/d，连续 3 天，随后每周 1 次，持续 11 周），她的多动性运动障碍得到改善，但肌张力障碍仍然存在。随后予以 1mg/kg 的泼尼松口服，每 2 天 1 次，共计 5 次，进行血浆置换治疗，症状未见进一步改善。予以患者肉毒杆菌毒素 A 注射和丁苯那嗪对症治疗，肌张力障碍得到改善。确诊肿瘤后 3 年，她仍旧存活并处于癌症缓解期，残留少量运动症状。

【讨论】

ICI 是针对免疫反应 "刹车点" 的单克隆抗体，可以增强内源性免疫反应，包括抗肿瘤效应。免疫功能增强会导致自身免疫性并发症，可累及所有器官，包括神经系统。神经系统的表现各不相同（表 51-1），尽管总体上很少见，但神经肌肉并发症发生率约是中枢神经系统并发症的 2 倍。有经典的中枢神经系统自身免疫性 / 副肿瘤综合征，如边缘叶脑炎和小脑共济失调，也有少见临床表现和新型自身抗体的发现，如病例 51。包括脑和脊髓在内新发的脱髓鞘病灶和原有脱髓鞘病灶的加重，均已有报道。ICI 相关的肌病患者常有肌无力表现，伴眼肌受累。ICI 相关肌病和重症肌无力的患者需要进行心脏检查，如心肌酶、ECG，并根据结果选择是否继续行心脏 US 检查，因为这类患者常伴有心肌病。

所有类别的 ICI 药物（针对 CTLA4、PD-1/PD-L1 通路，或联合治疗）都可导致神经系统并发症，最常发生于使用药物后的前 1~3 个月，也有报道称可出现在药物停用之后。这些并发症出现在任何类别癌症的患者中，如黑色素瘤和肾细胞癌，而不局限于传统意义上和神经系统副肿瘤综合征相关的癌症，如小细胞肺癌和胸腺瘤。当怀疑存在 ICI 不良反应时，应当根据神经系统表现选择对应检查，如影像学、EMG、脑脊液评估和神经系统自身免疫抗体谱等。

ICI 相关自身免疫并发症的治疗取决于疾病的严重程度。除了症状轻微的患者外，大多数情况下需要暂时或永久停用 ICI 药物。大剂量糖皮质激素是一线治疗方法（口服或静脉使用），可明显改善病情，尤其是累及周围神经系统的患者。治疗的疗程取决于疗效。对于糖皮质激素疗效不佳或病情严重的患者，可考虑使用血浆置换、IVIG 或环磷酰胺。由于存在潜在的肿瘤加重风险，理论上应避免 ICI 的长期使用，但对于复发性神经系统疾病的患者可能仍需继续使用。应根据个人情况考虑 ICI 是否再次使用。对于先前存在副肿瘤性神经系统自身免疫病的患者，应慎用 ICI 治疗，并且仅在绝对必要时使用。

【要点】

- ICI 相关的神经系统并发症可见于所有类别 ICI 治疗药物和所有癌症中，并可影响神经系统的任何部位。

表 51-1 ICI 肿瘤免疫治疗的神经系统并发症	
CNS 疾病	**神经肌肉疾病**
- 脑膜炎	- 肌肉
- 脑炎 / 脑病 (边缘系统、脑干、后部可逆性脑病，其他)	- 炎性肌病
- 多动性运动障碍	- 神经肌肉接头
- 小脑共济失调	- 重症肌无力
- 多发性硬化	- Lambert-Eaton 综合征
- 视神经炎	- 周围神经
- 脊髓炎	- 吉兰 - 巴雷综合征 / 慢性炎症性脱髓鞘性多发性神经病
- 肉芽肿性炎症（神经结节病、痛性眼肌麻痹）	- 轴索和脱髓鞘性周围神经病（如感觉神经元病、单神经炎 / 多发性脑神经炎、血管炎性周围神经病）
- CNS 血管炎	- 自主神经和肠神经病变
- 其他	- 神经丛病
- 垂体炎	- 多发性神经根神经病
- 视网膜病变	- Parsonage-Turner 综合征 / 神经痛性肌萎缩

CNS. 中枢神经系统；ICI. 免疫检查点抑制剂

- ICI 相关并发症最常发生于使用 ICI 治疗后的数月。

- ICI 相关的肌炎和重症肌无力患者需要进行心肌病的相关检查。

- 短暂或永久停用 ICI 药物及糖皮质激素是一线治疗。根据并发症的严重程度及对初始治疗的反应，可以考虑使用血浆置换、IVIG 或环磷酰胺。

- 考虑到潜在的癌症进展风险，理论上应避免 ICI 的长期使用，但对于复发性神经系统疾病的患者，可能仍需继续使用。

病例 52　突发复视伴骨骼肌抗体阳性
Sudden Onset Of Diplopia And A Skeletal Muscle Antibody

John R. Mills　著

周　磊　译　　张包静子　全　超　校

【病例描述】

1. 病史及查体

62 岁男性，有偏头痛病史，因突发水平复视伴双睑下垂至急诊就诊。发病时无眩晕、局灶性肢体无力、麻木、疼痛或头痛。他自觉有步态不稳。复视在 1 天内加重。他既往无癫痫、脑膜炎、脑炎、葡萄膜炎、虹膜炎、深静脉血栓形成、肺栓塞、冠状动脉疾病或高脂血症，否认糖尿病病史。既往有过丙肝。他的左眼视力部分下降，可能与视网膜病变相关。他诉有脚冷病史，并且有明显的高足弓。无其他神经系统症状。由于病态窦房结综合征引起的晕厥，他安装了起搏器。

体检发现患者左侧眼睑轻微、间歇性的下垂和垂直复视，向左凝视时明显。他前额存在不对称性无力，轻度四肢无力。未发现明显的疲劳不耐受。眼科评估未发现持续闭合时上睑下垂或眼轮匝肌疲劳的证据。眼轮匝肌无力确实存在。表 52-1 列出当时所考虑的诊断。

2. 辅助检查

头颈部 CTA 排除颅内动脉狭窄、闭塞和动脉瘤。头颅 CT 提示右侧尾状核头部微小腔隙性梗死灶，其余无异常。头部 MRI 显示右侧中脑导水管旁增强的小病灶，疑似缺血性病变，但也有可能是脱髓鞘或炎性病变。脑脊液蛋白质升高（55mg/dl，参考范围≤35mg/dl），IgG 水平、白细胞计数和寡克隆带正常。重症肌无力抗体，如 AChR-IgG（结合型和调节型）和 MuSK-IgG 阴性，但抗横纹肌抗体阳性，滴度 1∶240（参考范围＜1∶120）。

面神经和副神经传导检查速度正常，未提示波幅衰减。眼轮匝肌单纤维 EMG 检查正常。腾喜龙（Tensilon）试验阴性。血清蛋白检验提示多克隆高丙种球蛋白血症（2.2g/dl，参考范围 0.6～1.6g/dl）。未发现冷球蛋白。血管炎指标阴性，包括 MPO/PR3 抗体阴性。随机血糖在正常范围内（97mg/dl）。胸腺 CT 未发现胸腺瘤。

3. 诊断

临床评估、电生理检查和实验室检查排除重症肌无力的诊断。结合超急性起病病程，患者眼睑下垂和眼外肌麻痹最可能是由动眼神经核团区域缺血性脑卒中引起。

表 52-1　病例 52 的鉴别诊断

可能的诊断	不支持的证据
因偏头痛加剧的先天性斜视	存在单纯斜视之外的无力
PCOM 动脉瘤出血伴动眼神经麻痹	未见典型的瞳孔扩大
脑干卒中	无交叉性躯体体征、吞咽困难、构音障碍
神经肌肉接头功能异常	无疲劳性无力
脑肿瘤	急性起病
糖尿病动眼神经麻痹	无糖尿病
丙型肝炎相关血管炎	不典型，无上肢或下肢的单神经炎

PCOM. 后交通动脉

4. 治疗

随访中发现患者存在卵圆孔未闭（patent foramen ovale，PFO），但 PFO 是否是脑卒中的促成因素尚不确定。与其他脑卒中原因相比，这种情况下的复发率较低。最终决定不进行 PFO 封堵，患者继续服用氯吡格雷和低剂量阿司匹林。

【讨论】

突然起病的复视通常仅发生在血管性疾病中。昼夜变化的、间歇性出现的复视提示可能存在神经肌肉接头疾病，如重症肌无力。此病例中，缺乏重症肌无力的典型特征，包括最重要的疲劳性无力。所有检查中，单纤维 EMG 的灵敏度最高（97%），但并不完全特异。例如，它无法区分线粒体病或眼咽型肌营养不良的眼肌无力，鉴于该项技术的专业性，并非所有 EMG 医师都有能力完成。结合以上这些因素和对重症肌无力快速诊断的需要，重症肌无力血清学检测通常与神经生理学检测同时进行。因此，需要在适当的临床背景下仔细解读检测结果。

全面性的评估包括结合型和调节型 AChR-IgG、MuSK-IgG 及抗横纹肌抗体。将后者（抗横纹肌抗体）纳入评估是考虑到重症肌无力患者出现胸腺瘤的风险。在副肿瘤的血清血检查中，孤立的低滴度抗体缺乏指导意义。胸腺瘤患者的抗横纹肌抗体中位数滴度是非胸腺瘤患者的 10 倍。抗横纹肌抗体阳性（任何滴度）对于预测胸腺瘤的总体阳性预测值仅为 7%。就如在本例患者中，孤立的低滴度的抗横纹肌抗体阳性（1：240），在缺乏高度提示重症肌无力的可能性下，对胸腺瘤的阳性预测值较低。缺乏其他提示因素情况下，胸部 CT 的检出率低。

尽管每种自身抗体及其相关滴度都有相应的临床表现特征需要考虑，但一般而言，应始终谨慎地看待低滴度抗体的意义，尤其在超出正确的临床背景之外。实验室确定的诊断界值应确保在真实病例的漏诊和在未患病的患者产生阳性结果之间的风险取得可接受的平衡。抗体检测通常不能两全其美，必须有所取舍。在抗横纹肌抗体的情况中，诊断界值更倾向于临床敏感性。对于解读检验结果的医生来说，面临诊断界值时，了解所测定抗体的相关临床表现至关重要。

【要点】

• 临近阈值的低滴度自身抗体通常临床特异性较低。

• 临床疑诊程度低的情况下，低滴度自身抗体的临床效用有限。

• 单独出现的低滴度抗横纹肌抗体对胸腺瘤的阳性预测值较低。

• 单纤维 EMG 具有非常高的阴性预测值，但并不完全特异。

下　篇

其他中枢神经系统炎性疾病和易与神经免疫病混淆的疾病

Other Inflammatory Cns Disorders And Neuroimmunologic Mimics

病例 53 复视、眼眶疼痛及视力下降
Diplopia, Orbital Pain, And Vision Loss In A Middle-Aged Woman

Lauren M. Webb　Eoin P. Flanagan　著
李　恒　译　　罗苏珊　全　超　校

【病例描述】

1. 病史及查体

59 岁女性，患有 2 型糖尿病，出现波动的无痛性双眼复视，几个月后逐步出现了头痛、眼眶疼痛、面部麻木及进行性左眼视力下降。在随后的 2 个月中，她的左眼视力恶化尤其明显。颅脑和眼眶的 MRI 显示双侧视神经增强。她被初步诊断为视神经炎，并进行经验性静脉注射激素治疗，症状获得暂时性改善。但随后她的左眼视力恶化至无光感，尽管每月静脉注射类固醇激素，她的右眼视力仍有波动性下降。

在出现症状 1 年、左眼视力完全丧失 5 个月后，她被转诊到我科。当时的神经系统检查显示，患者左眼视盘苍白，相对传入瞳孔障碍（relative afferent pupillary defect，RAPD），无光感，右眼视力和检查及其他神经科、眼科检查均正常。

当时的疑似诊断见表 53-1。虽然中毒性（如甲醇）、代谢性（如线粒体）、营养性（如维生素 B_{12} 缺乏）或遗传性（如 Leber 遗传性视神经病变）疾病可导致视神经病变，但这些疾病通常不表现为视神经强化，因此被排除在该患者的鉴别诊断之外。

2. 辅助检查

该患者的血清 AQP4-IgG 和 MOG-IgG 检测为阴性。波动性复视和面部麻木的症状提示多脑神经受累，脑脊液白细胞 $133/\mu l$（参考范围 $0\sim5/\mu l$），其中 82% 为淋巴细胞，蛋白质 55mg/dl（参考范围 $0\sim35mg/dl$），寡克隆带和细胞学检查阴性。胸部 CT 显示肺门无肿大淋巴结，全身 $^{18}F\text{-}FDG\text{-}PET$ 正常，没有提示肿瘤、系统性结节病或 IgG_4 相关疾病的异常情况。副肿瘤自身抗体呈阴性，包括 CRMP5/CV2 抗体。ACE、抗核抗体、SS-A-IgG、SS-B-IgG（La 抗体）、抗中性粒细胞胞质抗体和类风湿因子水平均为阴性或在正常范围内。肺结核、巴尔通体属、包柔螺旋体和弓形虫的检测均为阴性。脑脊液隐球菌抗原、梅毒的 VDRL 试验、CMV 和 VZV 的 PCR 检测均为阴性。

症状出现 1 年后，复查颅脑 MRI 显示持续的双侧视神经增强，左侧较右侧为著（图 53-1），以及动眼神经（图 53-1B）和左侧中脑的增强。

考虑到她双侧视神经明显增强伴有左眼视力完全丧失，右眼波动性的视力下降，我们建议进一步行左眼视神经活检，以最终诊断并保留右眼视力，患者的左眼在 5 个月时已无光感，视神经明显苍白，左眼视力已不可能得到挽救。因为淋巴瘤可对激素有短暂的反应，考虑可能为淋巴瘤浸润视神经，一旦淋巴瘤确诊将有机会启动针对性化疗。活检后最终病理结果为非干酪样肉芽肿。

3. 诊断

非干酪样肉芽肿的发现支持左侧视神经受累的"神经结节病"诊断。

4. 治疗

给予患者 IVMP 冲击治疗，1g/d，连续 5 天，随后长期口服大剂量类固醇激素治疗（每天 1mg/kg），同时使用钙片、维生素 D、质子泵抑制药和预防肺孢子虫的氨苯砜（由于磺胺类药物过敏，不能

表 53-1　视神经 MRI 强化的鉴别诊断

疾病类型	特定诊断
中枢神经系统脱髓鞘疾病	• 多发性硬化 • 血清 AQP4-IgG 阳性的视神经脊髓炎谱系疾病 • MOG 相关疾病 • 急性播散性脑脊髓炎 • 特发性
炎性疾病	• 结节病 • IgG$_4$ 相关疾病 • 风湿性疾病（如系统性红斑狼疮） • 副肿瘤自身免疫病
感染	• 细菌性 　- 结核分枝杆菌 　- 梅毒螺旋体 　- 伯氏疏螺旋体（Lyme 病） 　- 巴尔通体 • 真菌性 　- 毛霉菌（糖尿病背景下） 　- 隐球菌 • 寄生虫 　- 弓形虫 • 病毒性 　- CMV 　- VZV • （任何感染性脑膜炎均可引起视神经病变）
肿瘤	• 淋巴瘤 • 神经胶质瘤 • 脑膜瘤 • 转移瘤

IgG. 免疫球蛋白 G

使用甲氧苄啶磺胺甲噁唑）预防激素并发症。此后该患者失访。

【讨论】

结节病是一种原因不明的全身性疾病，可发生在身体的任何部位，但最常累及肺部。结节病的病理特征是非干酪样肉芽肿。有趣的是，我们的患者没有系统性结节病的病史，胸部 CT 和全身

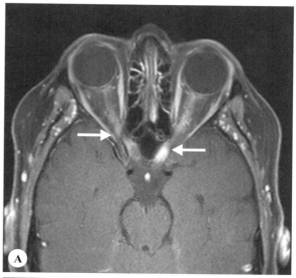

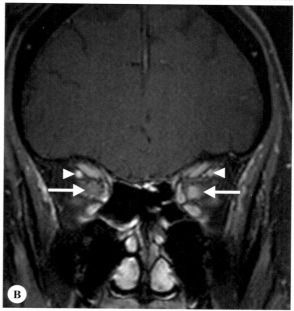

▲ 图 53-1　病例 53 的 MRI
症状出现 1 年后，钆强化 MRI 的 T$_1$ 加权序列轴位（A）和冠状位（B）可见双侧视神经增强表现，左侧较右侧为著（箭），动眼神经增强也很明显（B，箭头）

PET 检查也没有发现肺门淋巴结病变和葡萄糖摄取的增加。因此，没有神经系统以外的部位可进行活检。视神经是神经结节病中仅次于面神经（最常累及的脑神经），伴有视神经、视交叉或视束受累的神经结节病患者比例高达 5%。与视神经炎的脱髓鞘病变相比，结节性视神经病变较少伴有眼眶疼痛，但同样表现为瞳孔反应异常，以及视敏度和色觉下降。结节性视神经病变的症状通常在

数天至数周内呈亚急性发展。视盘水肿通常在结节性视神经病变早期可见，并随着炎症的持续而演变为视盘苍白。另外，神经结节病也可累及其他脑部组织，包括其他脑神经。

目前神经结节病的诊断标准要求在中枢神经系统组织活检病理中发现"非干酪样肉芽肿"，并且临床、MRI 和脑脊液检查结果与神经结节病一致。神经结节病可以累及中枢神经组织的任何部位，模拟许多其他神经系统疾病。因此，病理证实的"非干酪样肉芽肿"是确诊的关键。然而，神经科医生可能会面临一个临床难题：中枢神经系统活检可能伤及神经组织，如视神经活检有可能提供明确诊断，但有永久性视力丧失的风险，而这正是医生试图保留的神经功能。因此，如果临床、MRI 和脑脊液的表现与神经结节病一致，并有系统性、神经组织外的结节病表现，则临床拟诊神经结节病。

神经结节病通常会对长期大剂量的类固醇激素治疗有反应，但间断性静脉注射类固醇激素（如本例）经常是无效的。由于疾病的严重性和类固醇激素的不良反应，常常需要使用其他免疫抑制剂和生物制剂，如英夫利昔单抗（Infliximab）。对于激素减量后复发的患者，可以考虑使用激素豁免药物（如甲氨蝶呤），或与大剂量类固醇激素联合使用，以降低复发风险。

【要点】

• 视神经是神经结节病第二常累及的脑神经，仅次于面神经。

• 如果没有神经系统以外的可活检部位，获得神经结节病的诊断可能会很困难，往往需要通过神经组织活检来明确诊断。

• 大剂量静脉注射类固醇激素，然后给予长时间的大剂量类固醇激素口服，持续数月，缓慢减量，是治疗神经结节病的主要手段。接受间断静脉注射类固醇激素治疗的患者常有疾病的复发。

病例 54　视野缺损、听力障碍、精神错乱
A Young Man With Visual Field Loss, Decreased Hearing, And Confusion

M. Tariq Bhatti　Eric R. Eggenberger　Marie D. Acierno　John J. Chen　著

李 恒 译　　罗苏珊 全 超 校

【病例描述】

1. 病史及查体

27 岁男性，既往体健，发现自己步态不稳，左右摇晃。1 周后，他出现眩晕、恶心、呕吐和低热。最初被诊断为内耳感染，并给予抗生素治疗。几周后，他出现间歇性的左脸和手臂麻木，双耳听力丧失和耳鸣。听力检查提示两耳均有低频听力下降，左耳较右耳严重。1 个月后，他出现了头痛和颈部僵硬，家人发现他变得喜怒无常，极易被惹怒，精神错乱，同时精神反应迟缓。当时的疑似诊断见表 54-1。

2. 辅助检查

MRI 显示大脑半球和颅后窝均有片状、结节状的软脑膜强化，内囊可见散在 T_2 高信号影，以及胼胝体区明显的异常信号。血清感染、副肿瘤和炎症的检验均是阴性的。脑脊液蛋白质明显升高（164mg/dl，参考范围≤35mg/dl），白细胞 5/μl（淋巴细胞 100%）。眼科检查双眼视力 20/20，右眼上方视野缺陷，在颞下弓的血管分布中出现视网膜白色病变。IVFA 显示该区域延迟充盈与视网膜分支动脉阻塞（branch retinal artery occlusion，BRAO）相符，伴动脉壁散在强荧光（图 54-1）。

3. 诊断

患者诊断为 Susac 综合征，主要根据视网膜分支动脉阻塞、MRI 表现及听力障碍。

4. 治疗

采取 IVMP 1g/d，连续 3 天，然后改为口服泼尼松 80mg/d，患者头痛和认知功能明显改善。

甲泼尼龙治疗的同时开始应用环磷酰胺。然而在 3 个月后，在泼尼松逐步减量期间，由于左眼出现视网膜分支动脉阻塞，产生了新的视野缺陷，从而开始 IVIG，并从环磷酰胺过渡到利妥昔单抗治疗。在此治疗方案中，患者未再有视网膜分支动脉阻塞或其他潜在的 Susac 综合征症状复发。

【讨论】

Susac 综合征最初被描述为一种脑和视网膜的微血管病变。这是一类特发性自身免疫性疾

表 54-1	病例 54 的鉴别诊断
可能的诊断	**举例**
中枢神经系统炎性脱髓鞘疾病	多发性硬化、急性播散性脑脊髓炎、视神经脊髓炎
脑血管病	脑卒中、短暂性脑缺血发作、CADASIL
自身免疫性疾病	原发性中枢神经系统血管炎、副肿瘤性脑炎、结节性多动脉炎、肉芽肿合并多血管炎、系统性红斑狼疮、结节病、干燥综合征、白塞病、抗磷脂抗体综合征、Cogan 综合征、Susac 综合征
中枢神经系统感染	Lyme 病、梅毒、结核、病毒性脑炎
中枢神经系统肿瘤	淋巴瘤、转移瘤
其他	偏头痛、线粒体疾病（MELAS）、梅尼尔病、精神障碍

CADASIL. 皮质下梗死伴白质脑病的常染色体显性遗传性脑动脉病

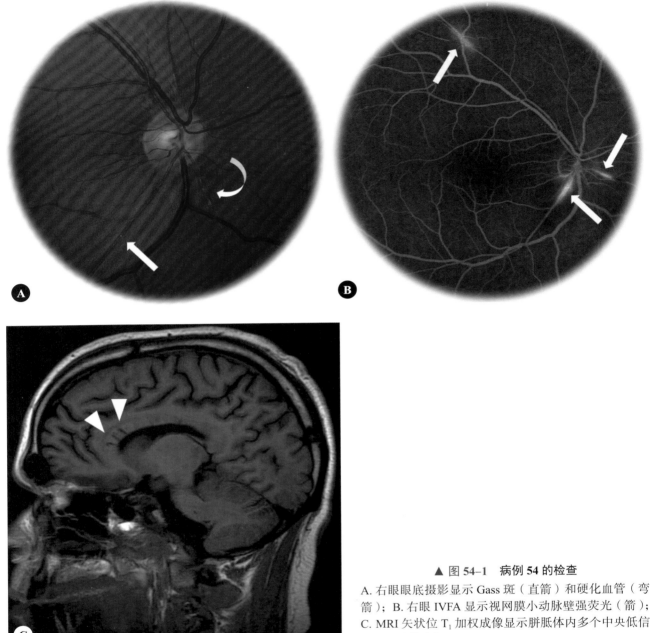

▲ 图 54-1 病例 54 的检查

A. 右眼眼底摄影显示 Gass 斑（直箭）和硬化血管（弯箭）；B. 右眼 IVFA 显示视网膜小动脉壁强荧光（箭）；C. MRI 矢状位 T_1 加权成像显示胼胝体内多个中央低信号病灶（箭头）

病，主要影响脑、眼及内耳。近期，Susac 综合征也被称为微血管病变相关的视网膜病 – 脑病 – 耳聋综合征（retinopathy-encephalopathy-deafness associated with microangiopathy，RED-M）或耳蜗、视网膜和脑组织微小梗死综合征（small infarctions of cochlear, retinal, and encephalic tissue，SICRET）。虽然确切的发病机制尚不明确，但 Susac 综合征被认为是一种由免疫介导的内皮病

变所致的血管病变。患者生前脑活检的免疫组化染色提示脑内微梗死与小动脉壁增殖、少量淋巴细胞浸润、基底膜增殖，在一些病例中还伴有补体沉积。

Susac 综合征的发病率尚不清楚。虽然被公认为十分罕见，很可能与多发性硬化及其他类似疾病有潜在重叠而被误诊，从而导致其发病率被低估或报道减少。该病有很大的性别倾向，80% 的

患者是女性，多在 30—40 岁发病。

发病时存在典型三联征［视网膜分支动脉阻塞、感音神经性耳聋（通常是低频）和脑病］的情形仅发生在 10%～15% 的患者。大多数患者（85%）在病程中最终都会出现以上三种表现，但在此之前明确诊断极具挑战。

Susac 综合征的标志性眼部表现为视网膜分支动脉阻塞，同时其他眼征在确定诊断中也很重要。

视网膜动脉壁斑块或 Gass 斑可以模拟胆固醇栓子的外观，位于视网膜血管的中段而不是在分叉处（图 54-1A）。视网膜动脉壁斑块被认为是血管壁损伤导致脂质渗出和动脉粥样硬化的结果，常在疾病急性期出现，并可在病程中消退和再次出现。

在 IVFA 上所见的小动脉壁强荧光可出现在有或无视网膜分支动脉阻塞的情况中（图 54-1B）。小动脉壁强荧光在无视网膜分支动脉阻塞的情况或远离视网膜分支动脉阻塞部位出现是证实 Susac 综合征的重要指征。IVFA 是一项重要检查，应该在 Susac 综合征患者的随访期间采用这个检查以监测疾病活动性。

视网膜动脉 - 动脉侧支形成是一些患者视网膜的晚期表现，在 Susac 综合征中可能比其他原因引起的视网膜分支动脉阻塞更常见。

视网膜幽灵血管或血管硬化代表既往有过血管阻塞。

感音神经性耳聋通常不对称，通常累及低频或中频。此外，患者可能会出现眩晕和严重的耳鸣。

中枢神经系统表现较为广泛，可导致严重的神经系统症状。头痛十分常见且通常是这种疾病的首发症状。精神错乱、认知障碍、眩晕、癫痫发作、构音障碍均可出现，偶尔可累及脑神经和马尾神经。烦躁不安、精神错乱和偏执这类精神障碍，可能是某些患者的突出表现。

大多数 Susac 综合征患者，特别是伴中枢神经系统症状的患者，MRI 上会有异常表现。典型 MRI 三联征为白质病变、灰质病变和软脑膜强化。中央胼胝体病变（在 T_2 序列上呈高信号，在 T_1 序列上呈低信号）表现为"轮辐状线性病变及雪球样大圆形病变"，在矢状位图像上最明显，这被认为是 Susac 综合征的标志性影像特征。

目前还没有针对 Susac 综合征的特异性诊断生物学标志物。已在 Susac 综合征患者中发现了内皮细胞抗体，但缺乏敏感性和特异性，因此目前还没有应用于临床。脑脊液检查可以发现轻微的细胞增多，并伴蛋白质水平的升高。

虽然 Susac 综合征有时呈自限性，但更多时候是一种慢性复发性疾病，需要持续治疗以降低出现永久性后遗症的风险。到目前为止，还没有针对 Susac 综合征治疗的随机临床试验，目前的治疗推荐均来自病例报道和临床经验。总体而言，Susac 综合征的起始治疗是应用类固醇激素，静脉注射（每天 1g，连续 3～5 天）或口服泼尼松（每天 1mg/kg）。一些专家主张在第 1 个月应用负荷量 IVIG，每天 2g/kg，连续 3 天，此后以 0.4g/kg 的剂量输注，每月 1 天，连续 6 个月。重症患者可使用环磷酰胺。口服泼尼松应缓慢减量，通常需要数月时间。免疫抑制类药物，如吗替麦考酚酯或硫唑嘌呤，也经常用于复发性患者。

临床活动性的监测需要多学科来评估，包括眼部症状（如视力、视野和视网膜）、听力和中枢神经系统功能。除了 MRI，IVFA 对监测复发型的活动性也很敏感，即使患者没有症状，也可以用来观察治疗效果。

【要点】

● 确诊 Susac 综合征的临床三联征是视网膜分支动脉阻塞、听力丧失及脑病。

● Susac 综合征的特征性 MRI 三联征是脑内白质病变、灰质病变和软脑膜强化。

● Susac 综合征的典型 MRI 征象是中央胼胝体病变。

● 初始治疗为类固醇激素（IVMP 或口服泼尼松），可合并 IVIG，疗程为 3～6 个月。利妥昔单抗、吗替麦考酚酯或硫唑嘌呤可用于病情持续活动的患者。

病例 55　进行性步态障碍和脑白质病变
A Woman With Progressive Gait Difficulty And White Matter Abnormalities

Adrian Budhram　Ralitza H. Gavrilova　著

李　恒　译　罗苏珊　全　超　校

【病例描述】

1. 病史及查体

45 岁女性，右利手，在神经科诊所被诊断为"慢性进行性步态障碍"。8 年前她开始出现右脚拖拽，容易在不平的地面上绊倒。患者同时描述右膝难以弯曲，以及右腿间歇性痉挛。患者左腿未出现运动障碍或感觉异常。同时，除了做重复任务时（如使用剪刀时）会出现双手轻微无力之外，患者没有上肢受累。患者在近 3 年内开始出现尿急、尿频，并且逐渐加重。没有特殊药物及手术治疗史，并且没有遗传性神经系统疾病家族史。她有三个健在的兄弟姐妹均无神经系统症状，还有一个夭折的兄弟。

神经专科检查显示精神状态和语言正常。双眼视盘苍白，侧视可见眼震。双上肢轻度意向性震颤，右侧为著；下肢中度、不对称的无力和痉挛（锥体束受损），右侧为著，跖反射异常，高足弓；腿部上 2/3 对冷感的感知减少，双侧髋部振动觉消失；宽基步态，伴右腿画圈样痉挛步态。总体而言，她的查体结果提示皮质脊髓束和后索为主的功能障碍，伴轻微的小脑受累。当时的疑似诊断见表 55-1。

2. 辅助检查

脊髓 MRI 显示脊髓后索呈连续对称的 T_2 高信号，以及轻度的侧索、延髓锥体 T_2 高信号（图 55-1A 和图 55-1B）。颅脑 MRI 显示双侧皮质脊髓束 T_2 高信号，从中央前回延伸至放射冠（图 55-1C 和图 55-1D），脑桥处再次可见，其他 MRI

表现包括散在两侧大脑半球皮质下白质、胼胝体后部、三叉神经及小脑深部白质 T_2 高信号，所有病变均无增强。放射科医生将这些广泛的白质异常解释为长期存在的获得性脱髓鞘疾病，如多发性硬化。实验室结果显示代谢性（维生素 B_{12} 和铜）、感染性（HIV、HTLV1/2 及梅毒）和自身免疫性（血清和脑脊液副肿瘤抗体，包括 CRMP5-IgG、Amphiphysin-IgG 和 ANNA1-IgG）均呈阴性。脑脊液的白细胞计数正常提示非感染性，脑脊液

表 55-1　病例 55 的鉴别诊断	
可能的诊断	相关的考虑
压迫性脊髓病	MRI 未见脊髓压迫
原发进展型多发性硬化	脊髓传导束样信号改变不符合
副肿瘤性脊髓病	病程较长，脑脊液非炎性改变不符合
感染性脊髓病（HIV、HTLV-1、梅毒）	脑脊液无炎性改变，血清学阴性也不符合
维生素 B_{12} 缺乏	广泛的脑白质变不符合，维生素 B_{12} 水平正常
铜缺乏	广泛的脑白质变不符合，铜水平正常
原发性侧索硬化	广泛的脑白质变不符合，感觉受累不符合
硬脊膜动静脉瘘	脊髓传导束样信号变化不符合
遗传性痉挛性截瘫	广泛的脑白质变不符合
遗传性脑白质营养不良	主要考虑诊断

特异性寡克隆带阴性。EMG 神经传导检查仅显示双腕正中神经病变，没有周围神经病或运动神经元病的证据。

多发性硬化专科医师通过病史回顾指出，全长受累、传导束特异的脊髓 T_2 高信号并不是多发性硬化的典型表现。此外，尽管无家族遗传史，但患者进展缓慢的病程，缺乏典型的多发性硬化样反复复发的病程，以及广泛的、相对对称的异常脑白质变增加了其遗传性脑白质营养不良的可能性。最常见的遗传性脑白质营养不良，包括肾

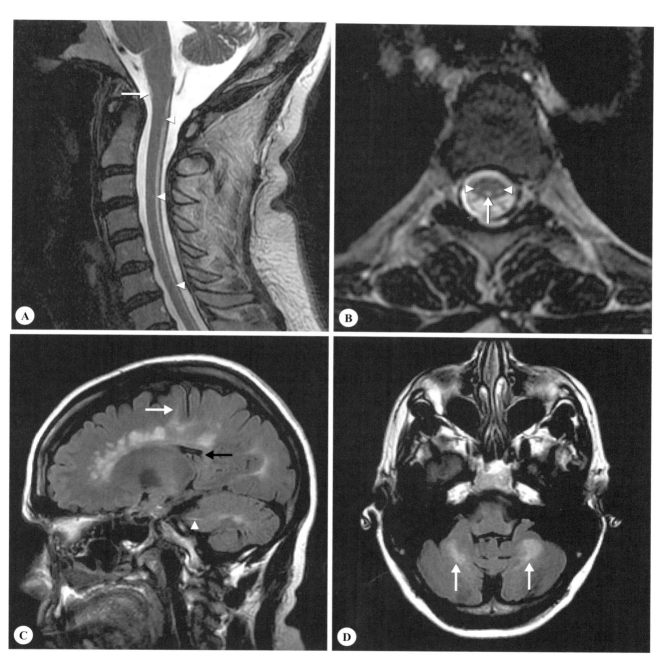

▲ 图 55-1 病例 55 的脊髓和脑部 MRI

A. 颈胸段脊髓矢状位 T_2 加权成像显示延髓锥体束 T_2 高信号（箭），以及后索纵向延伸的 T_2 高信号（箭头）；B. 胸髓轴位 T_2 加权成像显示脊髓后索显著（箭）和侧索稍高（箭头）的传导束高信号；C. 颅脑矢状位 FLAIR 显示皮质下广泛的斑片状白质 T_2 高信号，异常信号从中央前回延伸到放射冠，未累及 U 形纤维（白箭），胼胝体压部（黑箭）和三叉神经束（白箭头）也有 T_2 高信号；D. 颅脑轴位 FLAIR 显示小脑深部白质的 T_2 高信号（箭）

上腺脑白质营养不良、Krabbe 病和异染性脑白质营养不良的代谢筛查均为阴性。然而，回顾患者脑白质病变的异常 MRI 表现模式，首先考虑的临床诊断为脑白质病伴脊髓与脑干受累及乳酸升高（leukoencephalopathy with brainstem and spinal cord involvement and lactate elevation，LBSL），这是一种由 DARS2 基因变异引起的常染色体隐性遗传疾病。患者脑 MRS 无乳酸峰。基因检测结果显示复合杂合型 DARS2 基因序列变异。

3. 诊断

基因结果显示 DARS2 序列变异，证实了 LBSL 的诊断。

4. 治疗

告知患者步态障碍预期会逐渐进展，并强调了对症治疗的重要性。她被转诊到物理治疗和康复诊所，进行下肢的伸展锻炼。医生还给她一个右脚踝 - 足矫形器，以帮助治疗右脚拖拽。第 2 年，她发现尿急增加，并出现了数次急迫性尿失禁。随后转诊至泌尿外科诊所，开始应用一种抗毒蕈碱类药物来治疗神经性膀胱。

【讨论】

LBSL 以痉挛步态、后索功能障碍、小脑共济失调为最常见的临床表现，有时伴轻度认知下降。LBSL 通常为儿童期发病，因此一般不出现在成人慢性进行性白质脑病的鉴别诊断中。对于存在此类表现的成年人，主要考虑的诊断之一为多发性硬化，尤其是在无遗传性神经系统疾病家族史的情况下。病程缓慢进展，缺乏明确的复发病程，以及脑内白质异常，可能类似于进展型多发性硬化。然而，对称性白质异常，鲜有 U 形纤维受累，缺乏脑脊液特异性寡克隆带，以及脊髓纵向延伸的传导束异常信号改变，这些都是提示遗传性脑白质营养不良的线索。

影像学的特异性改变提示某种脑白质营养不良，如本例所示。LBSL 的神经影像标准已完善，MRI 诊断必须满足 3 个主要标准，即异常信号位于：①脑白质，并且相对较少 U 形纤维受累；②脊髓后索和皮质脊髓侧束；③延髓锥体。我们的病例满足了所有以上标准，同时还有几个支持性的标准，包括胼胝体压部、部分三叉神经束和小脑深部白质的异常信号。MRS 的乳酸水平通常会升高，但不是诊断所必需，在成人发病的病例中可以是正常的。

当患者出现相对对称的脑白质异常和缓慢进行性神经功能下降，应考虑将遗传性脑白质营养不良作为鉴别诊断，并仔细回顾神经影像以帮助指导相关的检查，完成诊断。

【要点】

• 脑白质营养不良可在成人中出现，当成年人出现慢性进展性神经功能下降和脑白质异常时需考虑此诊断。

• 对称性脑白质信号异常、皮质下 U 形纤维较少受累和脊髓纵向延伸的传导束异常信号提示脑白质营养不良的可能，而不是多发性硬化。

• 脑白质异常的特异性神经影像改变有助于区分各类脑白质营养不良并指导基因检验。

病例 56　脑白质病变伴进行性不对称性肢体运动障碍、认知障碍
Progressive Asymmetrical Limb Impairment And Cognitive Decline With Leukoencephalopathy

B. Mark Keegan　著

李　恒　译　　罗苏珊　全　超　校

【病例描述】

1. 病史及查体

41 岁男性，因左侧肢体失用、偏瘫及认知下降进行性加重数月就诊，伴"异己肢体现象"，表现为左上肢不自主拿取物品。该患者无既往病史，无重大神经系统疾病家族史。

神经系统评估显示定向力、结构能力、回忆能力受损，视盘及眼球运动检查正常。查体可见痉挛性构音障碍，以及去额叶表现，如下颌快速抽动、双侧抓握反射，上运动神经元受损导致左侧肢体轻度偏瘫及左侧为主的失用。当时的疑似诊断见表 56-1。

2. 辅助检查

颅脑 MRI 检查可见双侧、不对称的严重白质病变，右侧半球较左侧严重（图 56-1）。钆强化 MRI 未见病灶强化。颈 - 胸椎 MRI 未见明显异常。

后续复查见脑白质病变逐步进展。脑脊液检查仅发现 NSE 升高，无白细胞、IgG 升高及特异性脑脊液寡克隆带。遗传性白质脑病、脂肪酸、遗传性线粒体病、胆固醇酯化及氨基酸等的血清和尿液检测均为阴性。脊髓小脑共济失调及 CADASIL 的基因检测为阴性。

右侧半球脑白质活检，HE 染色及电镜下见显著轴突球形成（图 56-2）。

3. 诊断

该病例最终诊断为散发性成年型弥漫性白质脑病并轴索球样变。

4. 治疗

弥漫性白质脑病并轴索球样变目前尚无针对性疗法。本例仅接受了理疗及康复专家、认知专家指导下的对症治疗。患者的行走功能在数月内持续快速恶化，并越来越多地需要拐杖和轮椅等

表 56-1　病例 56 的鉴别诊断

疾　病	鉴别依据
多发性硬化	脊髓影像未见异常，脑脊液缺乏符合多发性硬化的炎性标志物
肾上腺脑白质营养不良	血清极长链脂肪酸正常，无家族史，发病年龄
异染性脑白质营养不良	芳基硫酸酯酶 A 正常
神经元核内包涵体病	患者存在周围神经病变的临床 / 亚临床电生理表现，少数有发热、头痛（脑炎样发作），颅脑 MRI 显示皮质（同皮质下相比）存在带状的 DWI 异常信号
成人常染色体显性遗传性脑白质营养不良	无家族史，早期出现自主神经功能障碍或感音神经性耳聋；临床症状进展更迅速，MRI 无对称性小脑病变证据

步行辅助工具。之后，患者出现神经源性膀胱，以及假性球麻痹相关的情绪性尿失禁。由于神经系统症状进行性加重，患者在最初症状出现 29 个月后去世。

【讨论】

本例患者有着散发性成年型弥漫性白质脑病并轴索球样变的普遍表现，该疾病通常表现为明

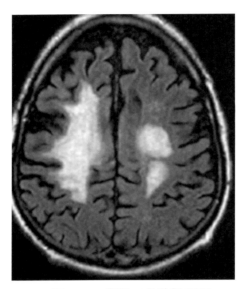

▲ 图 56-1　病例 56 的脑部 MRI

FLAIR 可见融合的白质高信号病灶，右侧多于左侧

显不对称的、数月至数年内进展的神经退行性变。这种通常在成年早期隐匿起病的中枢神经系统疾病应与进展型多发性硬化、中枢神经系统退行性病变及其他遗传性脑白质病相鉴别。

神经系统影像学通常表现为同样不对称的、无钆增强的进行性脑白质病变。部分快速进展的患者存在弥散受限。部分患者颅脑 MRI 及 CT 皮质区域可见钙化。多数患者小脑不受累。此外，脊髓 MRI 有助于鉴别诊断：本病脊髓完好未受累，而进展型多发性硬化多数可见脊髓病灶。

目前已发现遗传性弥漫性白质脑病并轴索球样变是由于集落刺激因子 –1 受体（CSF1R）受体基因序列变异，而散发性病例有多大比例与该基因相关尚不明确。

【要点】

- 亚急性进展性皮质及皮质下损伤伴不对称性脑白质病变可指向散发性成年弥漫性白质脑病并轴索球样变。

- 遗传性弥漫性白质脑病并轴索球样变同 *CSF1R* 基因序列变异有关。

- 若怀疑此病，确诊应优先选择基因检测，而不是脑组织活检。

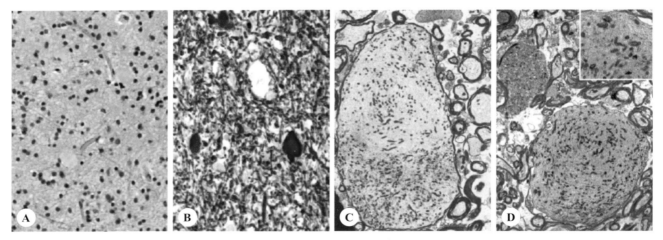

▲ 图 56-2　脑组织活检病理

A. HE 染色显示轴突球体为浅色嗜酸性球；B. 浅色嗜酸性球状物在神经丝免疫染色上亦明显可见；C 和 D. 电子显微镜可见白质轴索球（D 插入图为高倍放大，亦可见轴索球）［引自 Keegan BM, Giannini C, Parisi JE, Lucchinetti CF, Boeve BF, Josephs KA. Sporadic adult-onset leukoencephalopathy with neuroaxonal spheroids mimicking cerebral MS. Neurology. 2008 Mar 25;70(13 Pt 2):1128-33. Epub 2008 Feb 20; used with permission.］

病例 57　发热、意识模糊、癫痫 [①]

A Woman With Fever, Confusion, And Seizures

Michel Toledano　著

李　恒　译　罗苏珊　全　超　校

【病例描述】

1. 病史及查体

62 岁女性，来自明尼苏达州，既往体健。在夏末，她由于上呼吸道症状、间歇性发热、头痛 4 天伴方向感障碍、找词困难、步态失衡 1 天就诊。患者到达急诊时出现癫痫发作，并由于意识障碍加重接受气管插管。当时患者体温为 39.4℃，血流动力学尚稳定。由于患者处于镇静状态，神经科查体无法配合，眼底镜检查正常，四肢可抗重力活动。患者腱反射亢进，跖反射正常。全身未见皮疹。

血细胞计数、CRP、ESR、肝功能及胸部影像学检查未见异常。脑脊液葡萄糖正常，蛋白质 82mg/dl（参考范围≤35mg/dl），细胞数增多，有核细胞 153/μl（中性粒细胞 35%，淋巴细胞 38%，单核细胞 27%）。患者近期参加过登山活动，但家属否认有蜱虫或蚊虫叮咬史。患者无酒精或药物滥用史，近期未接种任何疫苗。脑部 MRI T_2 FLAIR 表现为以左侧丘脑及基底节为主的高信号，未见明显强化（图 57-1）。HIV 检测阴性。

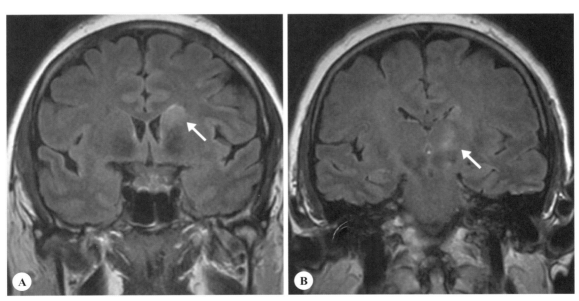

▲ 图 57-1　病例 57 的脑部 MRI

左侧尾状核（A，箭）及丘脑（B，箭）可见 T_2 FLAIR 高信号

---

① 经许可转载，引自 Portions previously published in Toledano M, Davies NWS. Infectious ncephalitis: mimics and chameleons. Pract Neurol. 2019 Jun;19(3):225-37. Epub 2019 Mar 16; used with permission.

疑似诊断见表 57-1。患者起病时的临床表现符合脑炎诊断（发热、行为异常、局灶性神经功能缺损、癫痫发作）。虽急性起病、有高热、脑脊液白细胞等特征提示感染，但感染后、副肿瘤相关及特发性自身免疫性脑炎均不能排除。系统性感染、中毒、血管炎或遗传性代谢疾病也有可能导致急性脑炎、癫痫发作、发热，但根据脑脊液及 MRI 结果，上述疾病可能性较小。

2. 辅助检查

脑脊液革兰染色、细菌培养及 HSV、VZV、肠道病毒 PCR 均为阴性。血清及脑脊液西尼罗病毒 IgM 阳性。脑脊液及血清神经特异性抗体谱阴性。

3. 诊断

西尼罗病毒性脑炎。

4. 治疗

癫痫发作控制后，患者接受了左乙拉西坦，以及针对脑膜脑炎的经验性抗感染治疗（万古霉素、头孢曲松、氨苄西林及阿昔洛韦）联用地塞米松（图 57-2）。连续 EEG 监测未见无症状癫痫发作。由于肺炎球菌性脑膜炎可能性小，地塞米松在用药 2 次后即停用，血清及脑脊液细菌培养 48h 阴性后停用抗生素。HSV 和 VZV PCR 检测显示阴性结果后停用阿昔洛韦。

入院 3 天后，患者顺利拔管。脑炎症状好转后，查体发现存在帕金森症状，包括意志减退、表情淡漠、动作减少、构音障碍、左侧肢体软瘫及腱反射减退。脊髓 MRI 未见明显异常。EMG 可见亚急性广泛脊髓前角损伤，主要影响范围在左颈部肌群。卡比多巴 - 左旋多巴试验性治疗后意志减退未见明显好转。最终，虽然右上肢功能逐渐好转，认知及运动障碍持续存在，患者仍需要在疗养院接受专业护理。

【讨论】

病毒是免疫功能正常人群脑炎最常见的病原体，但细菌（尤其是胞内寄生微生物，如立克次体）、真菌、寄生虫感染也有类似的临床特征。病

表 57-1 病例 57 的鉴别诊断	
可能的诊断	**不支持的证据**
免疫介导的脑炎	
急性播散性脑脊髓炎	• 该年龄段少见 • 无疫苗接种史 • 前驱期到出现神经系统症状进展较快 • MRI 未见白质病变
Bickerstaff 脑干脑炎	• 脑脊液细胞数显著升高，多形核细胞为主不常见 • 脑干无明显受累
GFAP 脑膜脑脊髓炎	• MRI 未见典型白质内垂直于脑室的血管周围强化灶 • 无视盘水肿
NMDAR-IgG 脑炎	• 该年龄段少见 • 无明显精神症状、自主神经功能紊乱及口面部 / 肢体肌张力障碍 • 脑脊液多形核细胞为主不常见
自身免疫性边缘脑炎	• 急性起病 • 无颞叶中部异常信号灶 • 无记忆改变或幻觉
感染性脑炎	
HSV	• 脑部 MRI 未见颞叶中部结构、岛叶皮质及眶额皮质典型改变
VZV	• 非免疫抑制患者 • 无带状疱疹
病毒　HHV-6、CMV	• 非免疫抑制患者 • HHV-6 常累及边缘系统 • CMV 更常导致脑膜脑室炎、痛性多发神经根炎
肠道病毒	• 除儿童和免疫抑制患者外，主要导致脑膜炎
狂犬病病毒	• 无动物咬伤史 • 无恐水表现
细菌	
立克次体（落基山斑疹热）、嗜吞噬细胞无形体、埃立克体	• 无皮疹 • 无血小板减少、黄疸或肝酶升高
李斯特菌	• 无脑脊液糖含量降低 • 脑干无受累

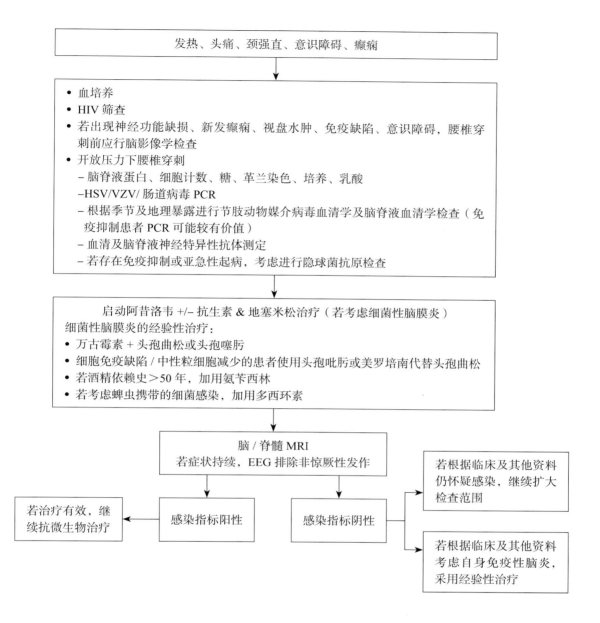

▲ 图 57-2 脑炎患者的诊治流程

毒性脑炎可为散发性（如 HSV）或流行性（如节肢动物媒介病毒）。可能的病原体与地理、季节、患者年龄、免疫力、社会经济有关，这些因素对疾病的诊断有提示作用。HIV 不仅可导致患者机会性感染，在急性感染的情况，其自身也可诱发脑炎，因此对所有脑炎患者都应筛查 HIV 感染。

神经系统受累的模式也可为诊断提供重要线索。HSV-1 感染是散发性脑炎最常见的病因，常累及近颞叶、眶额皮质及岛叶区域。深部灰质受累有时可导致帕金森样症状，常见于黄病毒感染，如西尼罗病毒。脑干脑炎以脑神经受损、自主神经功能失调及肌阵挛为特征，可见于节肢动物媒介病毒、肠道病毒及李斯特菌病和布鲁菌病。脑膜脑炎表现为急性迟缓性瘫痪，可发生于肠道病毒感染，如肠道病毒 A71，以及黄病毒感染，如西尼罗病毒。HSV-2、VZV 及 CMV 感染可表现为脊髓神经根炎。

脑脊液检查可用于脑炎的鉴别诊断。病毒性

脑炎的特征是脑脊液以淋巴细胞为主的细胞数增高，但疾病早期脑脊液细胞可以多形核细胞为主。特定的细菌和分枝杆菌感染所致脑炎，如李斯特菌、布鲁菌、结核分枝杆菌，脑脊液也可表现为以淋巴细胞为主的细胞数增高，但与病毒性脑炎相比，这些疾病脑脊液蛋白质含量较高、糖较低，并且乳酸增高。自身免疫性脑炎的脑脊液检验结果与病毒性脑炎相似，但典型的细胞数增高以中性粒细胞为主。脑脊液无细胞（在自身免疫性脑炎中常见）在感染性脑炎中较少，但疾病早期或免疫抑制的患者可能出现。

节肢动物媒介病毒（虫媒病毒）可通过蜱虫或蚊虫叮咬传播给人。黄病毒属西尼罗病毒是美国大陆神经系统虫媒病毒病的主要原因。其他虫媒病毒（如波瓦生病毒、拉克罗斯病毒或圣路易斯病毒）也可导致神经系统疾病，以上病毒导致的病毒血症通常持续时间短，并且脑脊液及血清

PCR 检出灵敏度低，因此常通过检出血清或脑脊液 IgM 抗体确诊。但在先天或获得性体液免疫缺陷的患者（如使用利妥昔单抗等 B 细胞耗竭疗法）中，血清学检查可能出现假阴性，因此这些病例可能需要 PCR 来确诊。其治疗以对症支持为主。

【要点】

• 持续性高热及中性粒细胞为主的脑脊液细胞数增多，应考虑感染性脑炎可能性大于自身免疫性脑炎。

• 免疫功能正常的感染性脑炎患者中，病毒性脑炎占大多数。

• HSV-1 是散发性脑炎最常见的病因。

• 当怀疑患者是虫媒病毒脑膜脑炎时，血清学检查比 PCR 更敏感。PCR 在免疫抑制患者更实用，尤其是有先天性或获得性体液免疫缺陷的患者。

病例 58　脑病伴交替性大脑半球病变
Encephalopathy With Alternating Hemispheric Mri Abnormalities

Andrew McKeon　著

夏君慧　译　　章殷希　全　超　校

【病例描述】

1. 病史及查体

21 岁女性，有长期偏头痛病史，因意识模糊、语无伦次 1 周就诊于当地医院。随后出现被人目击的癫痫发作，伴认知功能障碍和继发全面发作。住院期间，EEG 显示左颞区 θ 慢波和尖波。MRI 显示左侧颞叶斑片状 T_2 异常信号，无强化（仅有报告）。常规血液检查正常，包括维生素 B_{12}、叶酸水平及甲状腺功能。TPO-IgG 升高，为 271U/ml（参考范围<9U/ml）。患者被诊断为自身免疫性脑病，接受苯妥英、左乙拉西坦及大剂量 IVMP 治疗（每天 1000mg，共 5 天），随后口服泼尼松，缓慢减量。患者认知功能改善，但情绪仍不稳定，头痛频率和严重程度增加，因而再次就诊。

梅奥医学中心的神经系统检查提示遗忘综合征，在 Kokmen 精神状态简短测试 5min 回忆中，4 分丢失 3 分。检查还发现，与父母相比，她的身材比较矮小。当时 EEG 和 MRI 检查正常，TPO-IgG 再次升高，为 17.6U/ml，但促甲状腺激素正常。血清和脑脊液神经自身抗体均为阴性。脑脊液蛋白轻度升高，为 47mg/dl（参考范围≤35mg/dl）。脑脊液细胞计数、IgG 指数、寡克隆带和鞘内 IgG 合成率均在正常范围内。

因为随访的颅脑 MRI 和脑脊液检查结果正常，除完成口服泼尼松减量外，未行进一步免疫治疗。2 个月后，患者的症状复发（伴有视觉丧失先兆的癫痫发作、认知障碍和头痛），并且新出现上下肢近端无力。复查 MRI 显示右侧后颞叶区域 T_2/

FLAIR 和 DWI 信号异常，无弥散受限或强化（图 58-1）。考虑复发性自身免疫性脑炎，患者接受经验性的皮质类固醇激素和硫唑嘌呤治疗，但脑病和癫痫发作持续存在。

当时考虑的诊断包括自身免疫性脑病，尽管影像学上不是急性播散性脑脊髓炎、多发性硬化或边缘叶脑炎的典型表现。放射学上病灶的移行性对于脓肿或肿瘤而言不典型，但符合线粒体病的特点。据了解，患者母亲（和其他母系亲属）身体健康，身材矮小，无糖尿病、耳聋、神经系统症状或心肌病病史。综合考虑各种因素（偏头痛病史，身材矮小，放射学发现和对免疫治疗缺乏反应），考虑为线粒体脑病伴乳酸性酸中毒和脑卒中样发作（MELAS 综合征）。

2. 辅助检查

抽血进行基因检测。患者不久后在睡眠中去世，极可能是由于癫痫猝死。

3. 诊断

1 个月后基因检测结果符合 MELAS 综合征：异质序列突变 m.3243A>G（tRNA Leu）和同质罕见突变 m.2294A>G（16S rRNA）。

【讨论】

亚急性起病、波动性病程的脑病或脑炎并非自身免疫性脑炎所特有，在任何情况下都要排除常见获得性代谢紊乱，如维生素 B_{12} 和叶酸缺乏、甲状腺功能减退、败血症和中枢神经系统活性药物使用。VZV 脑炎可以导致癫痫发作和新皮质颞

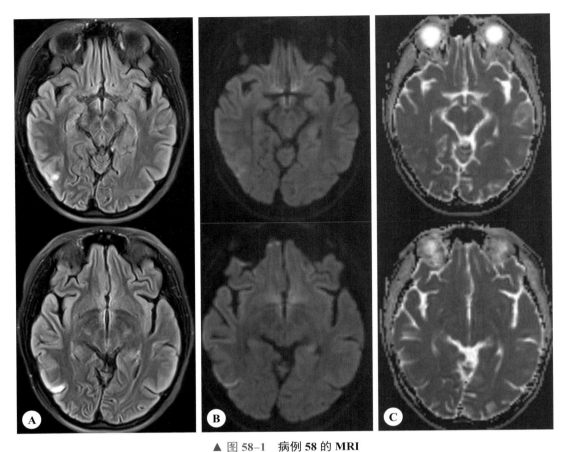

▲ 图 58-1　病例 58 的 MRI

后颞叶 2 个层面（上、下）的轴位图像。A. T$_2$/FLAIR；B. DWI；C. ADC。右侧后颞叶可见异常增高的 T$_2$/FLAIR 信号，不伴有真正的弥散受限（DWI 高信号，无 ADC 低信号）

叶异常，但会迅速进展为坏死，不能自发缓解。基于患者的年龄和表现，在某些情况下需考虑不太常见的遗传性疾病，包括先天性代谢异常、溶酶体贮积症、过氧化物酶体疾病和线粒体病。

MELAS 综合征是一种由线粒体 DNA 序列突变引起的母系遗传性多系统疾病，脑卒中样发作是 MELAS 综合征的标志，可能导致偏瘫、偏盲或皮质盲。其他常见特点包括癫痫发作（局灶性或全面性）、复发性偏头痛样头痛、呕吐、身材矮小、听力下降和肌无力。多种 tRNA 序列突变可以导致 MELAS 综合征，但 80% 的病例为 m.3243A＞G，10% 为 m.3271T＞C。诊断线索来自于患者病史和家族史、体格检查、血浆和脑脊液乳酸和丙酮酸水平升高，以及头颅 MRI 和 MRS（评估乳酸峰值）、EEG、EMG 及肌肉活检（评估破碎红纤维）。

MELAS 综合征患者脑卒中样发作以急性起病的神经系统症状及头颅 MRI DWI 高信号病灶为特征。这些发作与典型的缺血性脑卒中不同，因为多种原因被称之为"脑卒中样"。脑内病灶不符合血管分布；MRI ADC 没有降低（真正的梗死应降低），ADC 通常升高或呈混合模式。急性 MRI 信号异常部位并非静态，可能会移行、波动或快速消退，这对缺血性脑卒中而言不典型。患者对免疫治疗可能有明显的反应，与 MELAS 综合征典型的自发缓解相吻合，从而出现误导。甲状腺自身抗体虽然可能是自身免疫病诊断的线索，但在一般健康人群中也很常见。

MELAS 综合征首次表现通常见于早期发育后的儿童，复发缓解病程最为常见，脑卒中样发作导致进行性神经功能缺损和痴呆。DNA 聚合酶 γ 基因（*POLG*）突变也与儿童期或成年期出现的脑卒中样发作相关，主要累及枕叶。

【要点】

• 脑病的鉴别诊断应该广泛考虑，不仅限于自身免疫性疾病。

• 在脑卒中样发作及脑病一般特征的背景下，MELAS 综合征的诊断线索包括头颅 MRI 出现波动性、移行性 T_2 异常信号。

• 线粒体 DNA 序列突变的血液遗传学检测具有诊断作用，如果线粒体基因检测阴性，应该考虑检测 POLG（体细胞 DNA）突变。

Andrew McKeon　Nicholas L. Zalewski　著

夏君慧　译　　章殷希　全　超　校

【病例描述】

1. 病史及查体

61 岁女性，无相关病史，在 2 个月内出现多种神经功能进行性下降。起初出现左足进行性感觉丧失，逐渐蔓延至左下肢和左上肢，伴不稳定感，在几周内加重。随后，在平卧位时，有时在行走时，左腿出现剧烈抽动，导致跌倒，有时出现左手不自主摸索。在出现症状的后期，她的丈夫注意到她有轻微的短期记忆减退。否认阿尔茨海默病家族史。在包括 Kokmen 精神状态简短测试在内的神经心理检查发现她无法回忆家庭住址，但其他方面无异常。她有轻微的凝视诱发的眼球震颤和明显的平滑追踪扫视干扰，左侧肢体轻度上运动神经元瘫痪，动作性肌阵挛，腱反射亢进，中度振动觉丧失，明显共济失调步态。

基于亚急性起病及多种神经症状快速进展，鉴别诊断首先考虑血管性、肿瘤性、感染性和自身免疫性病因。定位诊断最初比较困难，发病 1 个月时头颅和脊髓 MRI 未显示任何明确的异常。包括细胞计数、IgG 指数和合成率、寡克隆带和感染筛查在内的脑脊液检查均正常。

最终，临床再次评估时发现左上肢观念运动性失用、异己肢体现象和触觉忽视。临床的进展，尤其是异己肢体现象的出现，可定位于右侧顶叶皮质，而其他体征（眼球震颤、共济失调）支持小脑受累。异己肢体现象需重点考虑的最常见原因是皮质基底节综合征、脑卒中和克 – 雅病

（creutzfeldt-Jakob disease，CJD）。进展速度对于皮质基底节综合征（由阿尔茨海默病引起的退行性疾病）来说不典型，患者的临床或 MRI 表现不符合脑卒中，多灶性脑定位体征、亚急性进展、动作性肌阵挛、异己肢体现象需要高度怀疑 CJD。再次询问患者和家属，无朊蛋白病家族史或获得性朊蛋白病的危险因素。

2. 辅助检查

发病 2 个月后复查脑部 MRI 显示右顶叶皮质 DWI 高信号，符合皮质绸带征（图 59-1），为朊蛋白病常见的早期表现。尽管皮质绸带征是朊蛋白病的特征，但类似的影像学表现可以出现在自身免疫性脑炎（如 VGKC 或 AMPAR-IgG）和癫痫发作后。然而，该患者壳核和尾状核也显示轻微不对称 DWI 高信号，这对于朊蛋白病具有高度特异性。EEG 显示右侧后颞区和左侧枕区频繁的尖波放电，以及额区间歇性节律性 δ 波减慢，符合脑病表现（没有特别提示）。血清和脑脊液自身免疫性脑炎抗体阴性，脑脊液实时震动诱导转化检测（RT-QuIC）显示错误折叠朊蛋白阳性。

3. 诊断

RT-QuIC 阳性结果证实散发性 CJD（sporadic CJD，sCJD）的诊断。

4. 治疗

患者接受姑息性治疗，临终关怀服务包括家庭姑息治疗，使用氯硝西泮减少肌阵挛。患者在出现神经系统症状的 18 周后去世。

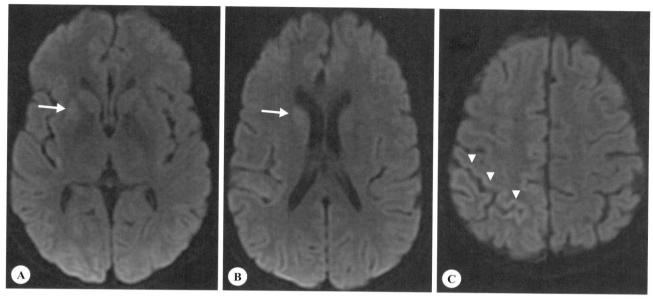

▲ 图 59-1 病例 59 的头颅 MRI

轴位 DWI 显示右侧壳核（A，箭），右侧尾状核头（B，箭）和右侧顶叶皮质（C，箭头）轻微高信号

【讨论】

快速进展的多灶性神经系统综合征的鉴别诊断需要考虑许多因素，但在复杂的情况下，可首先结合神经影像或其他客观检查（如 EMG）进行病灶定位和定性。但是，如有明确的客观损害定位于中枢神经系统的特定区域，而影像结果是正常的，应考虑几个重要的问题：成像充分吗？遗漏了小病灶吗？定位正确吗？是一种存在严重缺陷（自身免疫性、神经退行性、中毒代谢性、病毒性、功能性）但影像仍正常的疾病实体吗？

该患者有明确的小脑/脑干受累的体征（凝视诱发的眼球震颤伴共济失调），而没有明确的影像学异常，此时仔细考虑这些问题很关键。仔细评估左侧感觉障碍时需要对影像进行细致地查看，从左侧神经根沿着整个感觉通路到中央后回，最终在右侧顶叶皮质发现皮质绸带征。这一诊断性影像学发现也被其他右侧顶叶功能缺损（异己肢体现象、触觉忽视、动作性肌阵挛）所支持。亚急性神经功能减退和小脑共济失调患者出现皮质绸带征强烈提示 CJD，最终由脑脊液 RT-QuIC 检测加以证实。

sCJD 是一种朊蛋白病，典型表现为快速进行性痴呆，伴有各种局灶性神经功能缺损，最终出现肌阵挛。发病高峰年龄为 55—75 岁（中位年龄 67 岁），sCJD 占大多数（约 90%），发病率约为 1/100 万，其他类型朊蛋白病包括遗传性（遗传性 CJD、致死性家族性失眠症、Gerstmann-Sträussler-Scheinker 综合征）和获得性（Kuru、医源性、变异型 CJD）。头颅 MRI 在 sCJD 中显示皮质和（或）深部灰质弥散受限，其灵敏度和特异度为 90%～95%，但其他疾病也有类似的 MRI 异常。自身免疫性脑炎可以在 MRI 上表现为皮质绸带状（尽管没有深部核团受累），尤其是存在靶向 VGKC（LGI1-IgG、CASPR2-IgG）和 AMPAR 抗体时，因此在诊断 CJD 时应加以排除。偶有弥漫性路易体病和阿尔茨海默病表现为快速进展性痴呆，但功能减退的时间要长于该病例所经历的 18 周，PET/CT 可用于评估这 2 种疾病的脑代谢特征模式。

尽管脑脊液 14-3-3 蛋白、神经元特异性烯醇化酶和 tau 水平的升高在过去被用于 CJD 的诊断，但灵敏度和特异度都很低，近年来脑脊液 RT-QuIC 检测的发展和临床应用已使之成为评估 CJD 的标准诊断性试验（灵敏度为 90%～95%，特异度约为 98%)。值得注意的是，目前疾病控制中心的诊断标准包括脑脊液或其他组织 RT-QuIC 阳性发现，伴神经精神障碍，即符合很可能的 sCJD 诊断。但是，目前的诊断标准在做出很可能的 sCJD 诊断时仍沿用以前标准的组成部分，包括快速进行性痴呆，4 个附加临床特征中的 2 个 (肌阵挛，视觉或小脑功能障碍，锥体功能障碍或锥体外系功能障碍，或无动性缄默症)，1 项或多项检测有支持性发现 (EEG 可见周期性尖波复合波，14-3-3 蛋白水平升高，MRI 典型的 T$_2$/FLAIR 和 DWI 高信号表现)，无提示其他诊断的发现。这些附加标准尤其有助于形成一个框架，用于 RT-QuIC 检测阴性而临床和影像学高度怀疑朊蛋白病的患者的诊断，因为某些朊蛋白基因型很有可能

RT-QuIC 检测呈阴性。必要时，脑活检或尸检获得典型 CJD 病理表现仍是确诊的金标准。

【要点】

• 快速进展性痴呆的鉴别诊断包括血管性疾病、肿瘤性疾病、感染性疾病、自身免疫性疾病、神经退行性疾病和朊蛋白病。

• 快速进行性认知功能下降的综合评估包括头颅 MRI (包括 DWI)、PET/CT、EEG、血清和脑脊液抗体检测，以及脑脊液 RT-QuIC 检测。

• DWI (深部核团和皮质 DWI 改变) 对于 sCJD 具有较高的灵敏度和特异度，但在疾病早期改变轻微。脑脊液 RT-QuIC 朊蛋白检测具有较高的灵敏度和特异度，有助于疑似诊断的明确。

病例60　肺结节病史和脑内新病灶

A History Of Sarcoidosis And A New Brain Lesion

Andrew McKeon　Julie E. Hammack　著

夏君慧　译　　章殷希　全　超　校

【病例描述】

1. 病史及查体

59 岁男性，长期高血压病史，因左后部头痛和失语约 1 周就诊。根据提供的病史，起病形式不明确，患者开始时有轻微发热，之后消退。神经系统症状出现前 8 个月，患者有发热伴盗汗，体重减轻 22.7kg，存在关节痛、呼吸困难和喘息，支气管镜检查和肺门淋巴结活检显示非干酪性肉芽肿性炎症，符合肺结节病。早在青少年时期，有与患活动性肺结核家庭成员的接触史，PPD 皮试阳性，接受过 6 个月的异烟肼治疗。患者父亲被怀疑患有心脏病，在胸痛 1 周后于睡眠中去世，但没有尸检来证实；姐姐被证实患有肥厚型心肌病（hypertrophic cardiomyopathy，HCM）。本次查体提示失语，但其他神经系统查体正常。

需要考虑的诊断包括中枢神经系统结节病、转移性肿瘤和脑卒中（继发于血管炎、栓塞性脑卒中或静脉梗死）。脑 MRA 和 MRV 结果均阴性。由于患者的结节病病史和非典型的临床放射学表现，进行了脑活检，结果显示亚急性梗死，缺乏血管炎或结节病的证据。TTE 显示左心室壁向心性增厚，符合 HCM。心脏 MRI 显示 HCM、左心室心尖血栓和左心室心尖动脉瘤。

2. 辅助检查

入院时头颅 MRI 检查（症状出现后 1 周）显示左侧颞叶新皮质广泛的 T_2 信号异常，伴血管源性水肿，异常脑回状钆增强（图 60-1A 和图 60-1B），DWI 显示左侧颞叶无弥散受限，但 ADC 显示脑回状低信号（图 60-1C 和图 60-1D）。患者发病后 1 天在外院做的 MRI 检查结果类似，但在 DWI 上为脑回状高信号，同一区域 ADC 呈低信号（图 60-1E 至图 60-1H）。

3. 诊断

该患者被诊断为亚急性脑梗死，继发于遗传性 HCM 的心源性栓塞。

4. 治疗

根据检查结果和诊断，患者接受植入式心脏复律除颤器，并予华法林治疗，目标 INR 为 2.0～3.0，以降低复发性心源性栓塞的风险。

【讨论】

该患者为影像学上类似脑部占位的亚急性缺血性脑卒中。本例起病形式是一个关键的临床线索，但在病史中未能提供。脑卒中患者通常超急性起病（数秒至数分钟）；自身免疫性和炎性中枢神经系统疾病往往有亚急性演变过程（几天到几周）或可能是慢性的（数月以上）。ADC 图像上低信号和最初扫描中相应的 DWI 高信号是突出的影像学表现，提示疑似脑卒中。评估 DWI（高信号或亮）和 ADC（低信号或暗）序列及 T_2 和 T_1 钆增强图像，可以帮助判定亚急性梗死的可能性。缺血性脑卒中趋向于 DWI 上亮而 ADC 上暗（弥散受限）。脑脓肿在 DWI 和 ADC 上可能有相似的表现，但同时表现为弥漫性 T_2 高信号和环形强化。脑肿瘤往往在 DWI 和 ADC 上都亮。因为结节病病史及在影像学上左侧颞叶占位性病变样的表现，

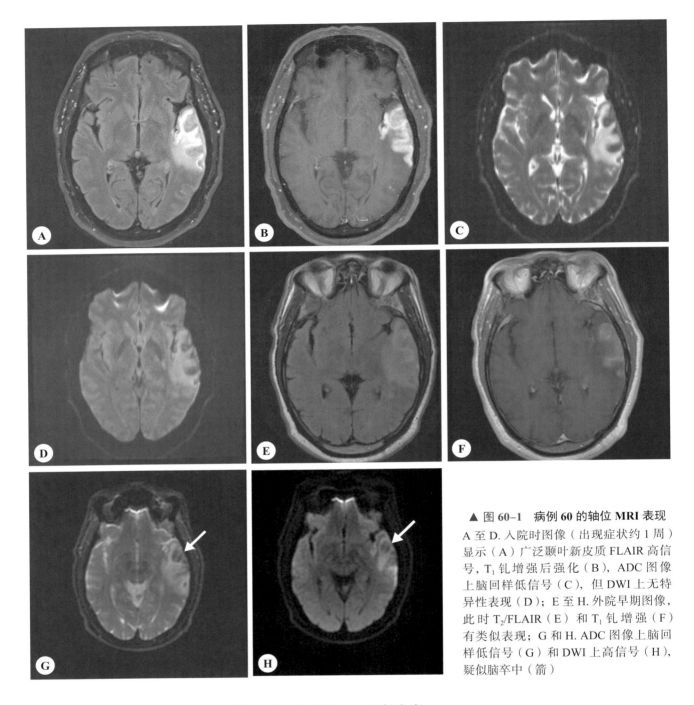

▲ 图 60-1 病例 60 的轴位 MRI 表现

A 至 D. 入院时图像（出现症状约 1 周）显示（A）广泛颞叶新皮质 FLAIR 高信号，T_1 钆增强后强化（B），ADC 图像上脑回样低信号（C），但 DWI 上无特异性表现（D）；E 至 H. 外院早期图像，此时 T_2/FLAIR（E）和 T_1 钆增强（F）有类似表现；G 和 H. ADC 图像上脑回样低信号（G）和 DWI 上高信号（H），疑似脑卒中（箭）

患者接受了脑活检，最终组织学检查证实仅有缺血性改变。

脑部炎症。

• 密切关注临床症状的发作及 ADC 和 DWI 图像有助于诊断。

【要点】

• 亚急性梗死可以模拟脑占位性病变，以及

病例 61 头痛和偏瘫
Headache And Hemiparesis In Middle Age

Catalina Sanchez Alvarez　Kenneth J. Warrington　著

夏君慧 译　章殷希　全 超 校

【病例描述】

1. 病史及查体

53 岁男性，有高血压、高脂血症及多年前隐源性、多灶性后循环缺血性脑卒中病史。因眩晕、共济失调、恶心、枕部疼痛及无痛性双眼复视 1 天就诊于急诊科。症状在当日醒后出现，持续进展。

在急诊科时患者血压 130/80mmHg，心率 66 次 / 分，呼吸频率 16 次 / 分。体格检查显示神志清，定向力完整，无失语及构音障碍；圆形瞳孔，对光反射灵敏，向右侧凝视时出现左眼内收欠佳伴右眼共轭不良性眼震，符合左侧核间性眼肌麻痹；左上肢及双下肢轻度痉挛，双下肢对称性腱反射亢进，直线行走较差，Romberg 征阴性，肢体协调功能和感觉系统检查正常。当时考虑的诊断见表 61-1。

2. 辅助检查

全血细胞计数和肾功能正常，ESR 为 10mm/h，

CRP 低于 3mg/L。头颅 CT 平扫无发现。脑脊液检查提示轻度淋巴细胞升高，为 9 个 /μl（参考范围 0～5 个 /μl），蛋白质 45mg/dl（参考范围≤35mg/dl），葡萄糖正常。细胞学分析没有发现肿瘤依据，全面的感染筛查均为阴性。自身免疫血清学检查均为阴性，包括 ENA-IgG、抗环瓜氨酸肽抗体、RF、抗核抗体、抗中性粒细胞胞质抗体及抗磷脂抗体。增强头颅 MRI 和 MRA 可见左侧尾状核头梗死，以及双侧颞叶、基底节、额叶的软脑膜和血管周围强化（图 61-1），还发现右侧大脑中动脉血管壁强化。常规脑血管造影提示右侧大脑中动脉 M$_1$ 段弥漫性扩张伴血管壁不规则，左侧大脑前动脉 A$_1$ 段起始 2mm 区域的扩张，以上改变与头颅 MRI 上的血管壁强化相关，提示血管炎。

血清 ACE 水平（22U/L）和钙水平（9.1mg/L）在正常范围内。胸部、腹部、盆腔 CT 未发现恶性肿瘤的证据，肺部表现未提示结节病。该患者接

表 61-1　患者核间性眼肌麻痹的鉴别诊断	
可能诊断	评 论
多发性硬化	大多数病例为双侧；伴内收不完全和内收速度变慢；该患者无既往脱髓鞘疾病发作（如视神经炎、脊髓炎）
脑干卒中（脑血管疾病、巨细胞性动脉炎、原发性中枢神经系统血管炎）	中老年核间性眼肌麻痹最常见的病因为脑卒中和脑血管疾病；绝大多数病例核间性眼肌麻痹为单侧
重症肌无力假性核间性眼肌麻痹	该患者没有疲劳性复视、吞咽困难、构音障碍、上睑下垂或全身无力病史
Miller Fisher 综合征假性核间性眼肌麻痹	吉兰 - 巴雷综合征变异型（急性炎症性脱髓鞘性多发性神经病）；以眼肌麻痹、腱反射消失和共济失调为特征

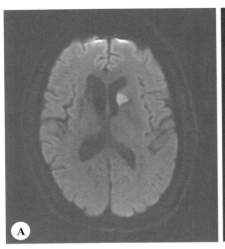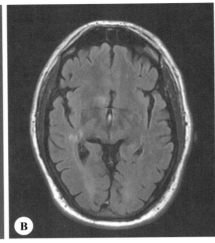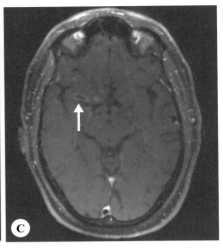

▲ 图 61-1　病例 61 头颅 MRI 表现

轴位序列显示（A）左侧尾状核梗死（DWI），弥漫性、非特异性 T_2 信号异常（T_2/FLAIR）（B），以及软脑膜和血管周围强化［右侧大脑中动脉（箭）；T_1 钆增强后］（C）

受与相关年龄段的癌症筛查。TTE 未见异常，未记录到心律失常。

3. 诊断

该患者被诊断为原发性中枢神经系统血管炎（primary angiitis of the central nervous system，PACNS）。诊断依据为多发性缺血性脑梗死，无心脏栓子来源，异常头颅 MRI 和 MRA 表现符合血管炎，无系统性血管炎、感染及癌症的依据。

4. 治疗

确定诊断后，开始 IVMP1000mg，连续 3 天；后改为口服泼尼松片 60mg/d 和静脉注射环磷酰胺 $0.75g/m^2$，每月 1 次，连续 6 个月。由于在头颅 MRI 上出现新的强化病灶，患者随后接受利妥昔单抗治疗，每次剂量为 1g，共 2 次，中间间隔 2 周，每 6 个月再次治疗。尽管患者遗留永久性的步态障碍，但是临床表现及影像学均获得缓解。

【讨论】

中枢神经系统血管炎是一种累及大脑、脑膜、脊髓血管的炎症性病变，当病变局限于大脑（罕见情况下累及脊髓）时被称为 PACNS。另外，中枢神经系统血管炎可以继发于系统性炎症综合征或感染。据报道，其每年发病率为 2.4/100 万，中位发病年龄为 50 岁，男女患病率相当。

PACNS 最常见的症状为头痛、局灶性无力、认知改变，超过半数的患者存在多次脑卒中和短暂性脑缺血发作。发热、不适、体重减轻等全身症状通常不存在，如合并以上症状，需警惕系统性疾病。如果累及脑膜，PACNS 可表现为软脑膜炎。

包括急性期蛋白和自身抗体在内的血液学检查通常无明显异常，但有助于排除其他自身免疫疾病，如系统性血管炎或系统性红斑狼疮。80%～90% 的确诊患者脑脊液异常，通常为无菌性脑膜炎样表现，即淋巴细胞增多、蛋白质升高、葡萄糖正常。

神经影像表现多种多样，包括多个血管支配区的缺血性病灶、血管不规则、动脉狭窄、肿瘤样病灶和软脑膜强化。在 MRI 上可见到向心性血管壁强化。血管造影提示血管炎症，表现为血管节段性狭窄和扩张（串珠样），在没有近端动脉粥样硬化的基础上出现动脉闭塞。血管造影的发现应与临床、实验室、MRI 和 MRA 的发现相结合。许多患者的诊断是基于常规脑血管造影结果。

脑膜和脑活检通常用来确定诊断和排除感染性、肿瘤性病因，应根据神经影像异常确定适当的神经外科手术靶点。中枢神经系统血管炎的诊断标准是透壁性血管炎症，最常见的组织病理类型为肉芽肿性炎症，其次为淋巴细胞性和坏死性炎症。

Calabrese 和 Mallek 提出的 PACNS 诊断标准包括以下：其他原因难以解释的获得性神经精神功能缺损；血管炎的典型组织病理学表现或血管造影特征；无系统性血管炎。必须满足所有标准才能做出诊断。

在评估可能的 PACNS 患者时，重要的是要排除可能导致感染性血管炎的感染；血液系统肿瘤，尤其是淋巴瘤，可引起软脑膜病变和缺血性脑卒中；系统性自身免疫性疾病；以及表 61-2 列出的其他鉴别诊断。

糖皮质激素单独使用或联合环磷酰胺是治疗 PACNS 的基石。诱导缓解治疗需要及时启动，以阻止血管炎导致的进一步组织损害。患者通常接受糖皮质激素冲击治疗，每天 IVMP1000mg，连续 3 天，随后每天口服泼尼松片 1mg/kg，连续 4 周，根据临床变化在 9～12 个月逐渐减量。环磷酰胺可每月静脉冲击或每天口服，通常持续 3～6 个月。疾病缓解后，可将环磷酰胺转换为硫唑嘌呤（每天 1～2mg/kg）、吗替麦考酚酯（1～2g/d）或甲氨蝶呤（20～25mg/w）作为维持治疗。小样本病例研究报道 PACNS 患者从利妥昔单治疗中获益，但仍需更多研究的支持。所有患者都应接受相应的治疗以预防耶氏肺孢子菌感染，以及糖皮质激素导致的骨质丢失。

治疗启动后 4～6 周复查 MRI，之后第 1 年每 3～4 个月 1 次，或出现新的神经系统症状时复查。某些患者尽管临床症状恶化，但 MRI 或 MRA 并无异常，可能需要腰椎穿刺或重复血管造影。风湿科、神经科、物理治疗 / 康复专家长期多学科随访是必不可少的。

【要点】

• 对于多灶性缺血性脑卒中患者，出现无法解释的炎性脑脊液改变、慢性无菌性脑膜炎及其他无法解释的神经功能缺损时需高度怀疑 PACNS。

• 需要进行彻底评估以排除感染、癌症、系统性血管炎和其他可能。

• 诊断后应立即启动治疗。糖皮质激素和环磷酰胺是治疗的基石。

• 需要 MRI 和多学科随访。

表 61-2 PACNS 及其鉴别诊断	
诊 断	描 述
原发性中枢神经系统血管炎	隐匿起病；进行性头痛和神经功能异常；脑脊液细胞数增多和蛋白质水平升高；血管造影和 MRI/MRA 通常异常，表现为动脉不规则，伴狭窄和强化；治疗方案为糖皮质激素和免疫抑制剂
颅内动脉粥样硬化性和心源性脑卒中	较原发性中枢神经系统血管炎更为常见，能累及不同血管支配区域；发病年龄通常大于 65 岁；有多种心血管危险因素；通常为非炎性脑脊液表现
可逆性脑血管收缩综合征	急性起病；以雷击样头痛为特征，伴神经功能缺损，偶有癫痫发作；产后或服用血管活性药物的女性最为常见；血管造影或 MRA 显示多灶节段性血管收缩，在 3 个月内自发缓解；通常为非炎性脑脊液表现；治疗方案为钙离子通道阻滞药及停用血管活性药物
脑淀粉样血管病	亚急性起病；特征性表现为认知功能下降、头痛和癫痫发作；淀粉样物质沉积导致血管薄弱，引发颅内出血；伴血管炎症，对免疫抑制治疗有反应；β 淀粉样蛋白相关血管炎被认为是原发性中枢神经系统血管炎亚型
Susac 综合征	微血管疾病，特征性表现为胼胝体病灶、感音神经性听力丧失和视网膜分支动脉闭塞导致的视力丧失

病例 62　脑叶出血后的亚急性认知障碍
Subacute Cognitive Decline In An 86-Year-Old Woman With Prior Lobar Intracerebral Hemorrhage

Stephen W. English Jr　James P. Klaas　著

夏君慧　译　章殷希　全　超　校

【病例描述】

1. 病史及查体

86 岁女性，既往有高血压、高脂血症、冠状动脉疾病、甲状腺功能减退病史，因亚急性、进行性认知功能下降就诊。5 个月前因左侧颞叶小出血伴感觉性失语住院，3 天后出院，她的言语障碍在数周内得到改善。在随后的数月内，患者的认知功能急剧下降，由于家人的担忧，她停止了开车，同时她无法认得某些家人。考虑到痴呆，她的主治医师给予美金刚治疗。在就诊前的 1 个月，她在浴室里被发现意识不清，被认为是一次没有目击者的癫痫发作。接下来的 1 个月内，她的症状进一步加重，尤其是在一些日常行为上，包括穿衣、进食和服药困难。

在初次评估时，神经系统查体显示注意力不集中，嗜睡，人物定向存在，时间和空间定向障碍，能执行简单指令；轻度构音障碍，但语言输出明显减少；脑神经检查未见明显异常，眼球不能追踪，但对双侧威胁动作均有眨眼反应；由于配合欠佳，运动检查不配合，肌张力正常，无明显局灶性无力；四肢对疼痛有快速躲避反应。

2. 辅助检查

此次评估 1 个月前的头颅 MRI，显示梯度回波序列上左侧颞叶陈旧性小出血和弥漫性脑叶微出血，左侧颞叶局灶性软脑膜强化，多灶性 T_2 高信号伴占位效应，最大的病灶位于左侧颞叶（图 62-1A 至图 62-1C）。MRA 无血管炎证据。EEG 提示多灶性独立痫样放电。脑脊液细胞数正常，但蛋白质升高（178mg/dl，参考范围 ≤35mg/dl），寡克隆带阴性，IgG 指数正常，脑脊液细胞学阴性。血清和脑脊液自身抗体检查均阴性。她接受左侧颞叶活检，结果显示局灶性肉芽肿性炎症导致血管破坏，皮质和软脑膜血管存在 β 淀粉样斑块。

3. 诊断

这一表现与严重脑淀粉样血管病中 β 淀粉样蛋白相关血管炎（amyloid-β-related angiitis，ABRA）吻合。

4. 治疗

由于考虑到亚临床癫痫发作和 EEG 上痫样放电，尽管没有出现明显精神状态改变，患者开始服用左乙拉西坦片治疗。在脑活检结果证实炎症改变符合 ABRA 后，开始 IVMP1000mg 治疗（每天 1 次，共 5 天），随后改为泼尼松 60mg，每天 1 次。曾考虑使用环磷酰胺，但由于患者年龄和合并的基础疾病，我们继续单独使用皮质类固醇激素，在 3 个月后逐渐减量。接受治疗 6 个月后，患者临床症状和影像学表现显著改善，此时随访 MRI 显示左侧颞叶 T_2 高信号和占位效应明显好转（图 62-1D）。她重新获得独立日常生活能力，遂停止美金刚治疗。

【讨论】

脑淀粉样血管病（cerebral amyloid angiopathy，CAA）包括一组异质性疾病，其特征为皮质和软

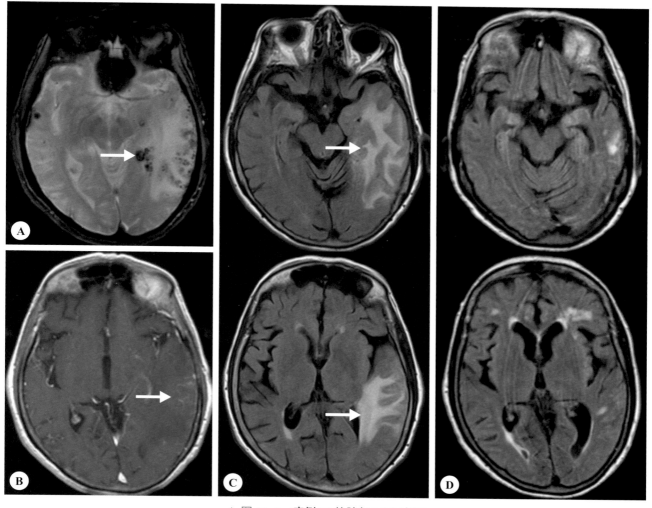

▲ 图 62-1　病例 62 的脑部 MRI 表现

A 至 C. 评估前 1 个月时的 MRI。A. 梯度回波序列提示陈旧性左侧颞叶小出血（箭）和弥漫性脑叶微出血；B. T₁ 增强序列提示左侧颞叶局灶性软脑膜强化（箭）；C. T₂ FLAIR 在 2 个层面提示左侧颞叶皮质下高信号伴有占位效应（箭）；D. 皮质类固醇激素治疗 6 个月后复查 MRI（轴位 T₂/FLAIR），在 2 个层面提示左侧颞叶异常 T₂ 高信号和占位效应明显改善

脑膜血管中膜和外膜 β 淀粉样肽（Aβ）沉积。几乎 30% 的正常老年人可以出现 Aβ 沉积，但在阿尔茨海默病患者中更为严重且更为常见。CAA 最常见的临床表现为多灶性、复发性脑叶出血，也可以导致脑缺血和缺血性脑白质病。部分患者在含有大量 Aβ 沉积的血管中存在相关血管炎症，具有两种病理类型：CAA 相关炎症（CAA-RI）以血管周围非破坏性炎性浸润为特点，而 ABRA 以受累血管炎性、透壁性肉芽肿浸润为特点。越来越多的证据提示这些亚型代表针对血管内 Aβ 的潜在免疫反应。证据包括：①这些亚型对 ICI 或免疫调

节剂的临床和放射学反应；②血管 Aβ 沉积和炎症反应有明确的病理共定位；③在一项临床试验中，阿尔茨海默病患者在接受含有 Aβ 的疫苗后，出现了类似的炎症反应。

　　ARBA 和 CAA-RI 最为常见的临床表现包括认知功能下降、头痛、癫痫发作和局灶神经功能缺损，各亚型之间存在大量的表型重叠。MRI 可以作为鉴别 CAA 与炎症性亚型的有效手段。CAA 患者更容易出现脑叶出血，而 ARBA 或 CAA-RI 更易出现软脑膜强化及其下非强化、浸润性的 T₂ 白质异常信号。脑脊液检查能有效排除感染与肿

瘤性病变，但也有非特异性发现，如轻中度淋巴细胞增多和蛋白质升高。目前确诊只能依赖于脑活检，但是基于临床表现和影像学特点的非侵入性诊断标准也在不断探索中。

精准的诊断是必要的，因为 ABRA 或 CAA-RI 患者对免疫抑制治疗反应良好，能减少死亡率，提高生存率。当前关于 ABRA 或 CAA-RI 特异性治疗的研究很少，但证据支持大剂量皮质类固醇激素作为初始治疗。在临床和影像学表现获得改善后，可以考虑使用 ICI 以减少激素用量，如考虑环磷酰胺冲击、甲氨蝶呤或吗替麦考酚酯。环磷酰胺预防复发的证据最为充分，但潜在的不良反应限制其在老年患者中的应用。

【要点】

• 部分 CAA 患者可能在脑血管壁内 Aβ 沉积部位存在相关炎症。

• 脑叶出血或多发脑微出血的患者，伴有亚急性认知功能下降、头痛、癫痫发作、进行性局灶性神经功能缺损时需要考虑 ABRA。

• 脑活检是诊断 CAA 及其亚型的金标准。MRI 软脑膜强化和不对称性、不强化的浸润性 T_2 白质异常信号，提示 CAA 的炎性变异型。

• ABRA 患者可能对积极的免疫抑制治疗有效，包括大剂量皮质类固醇激素或环磷酰胺冲击治疗。

病例 63　进行性行走困难和意识障碍
A 75-Year-Old Man With 5 Days Of Progressive Gait Difficulties And Confusion

Julie E. Hammack　著

景黎君　译　李翔全超　校

【病例描述】

1. 病史及查体

75 岁男性，既往有慢性阻塞性肺气肿和缺血性心肌病病史，5 天前在家中摔倒，出现进行性步态障碍、右侧肢体无力和意识障碍，被送到急诊科。该患者过去 1 个月内被诊断为飞蚊症，既往体健，无外伤、发热、厌食或者体重变化等情况。

体格检查时该患者意识水平为嗜睡，MMSE 得分 22 分（总分 30 分），轻度混合性失语。脑神经检查提示右侧面部下垂，其余包括视野及眼底镜检查均正常。患者右侧上下肢轻度无力，右侧深反射较左侧活跃，双侧病理征阳性。行走时呈现轻微的右侧划圈步态。感觉系统查体正常。无脑膜炎表现。急诊颅脑 CT 显示左侧半球血管源性水肿，左侧侧脑室室管膜下及少数皮质沟呈线性高密度影（图 63-1A）。脑部 MRI（T$_1$ 增强）显示脑室旁致密的强化区域，部分可见小静脉周围强化模式（图 63-1B）。病灶区 DWI 提示弥散受限（图 63-1C）。当时考虑的诊断见表 63-1。

2. 辅助检查

脑脊液蛋白质水平升高（80mg/dl，参考范围≤35mg/dl），葡萄糖正常，无红细胞，白细胞 4/μl。细胞学及流式细胞学检测均为阴性。胸部、腹部和盆腔 CT 未显示腺体或内脏病变。右眼裂隙灯检查显示玻璃体内有细胞团块，行玻璃体切除，分析结果为非典型单克隆 B 细胞，符合大 B 细胞淋巴瘤的诊断。

3. 诊断

该患者诊断为原发性中枢神经系统淋巴瘤（primary central nervous system lymphoma，PCNSL）。

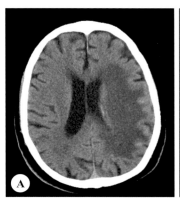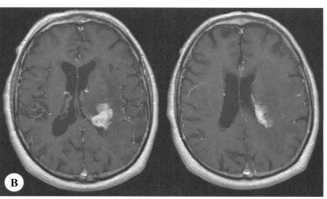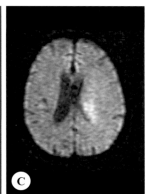

▲ 图 63-1　病例 63 初诊时影像表现

A. CT 平扫显示左侧大脑半球血管源性水肿及占位效应；B. T$_1$ 加权增强 MRI 在 2 个不同层面显示脑室周围白质均匀强化病变；C. DWI 成像显示病灶内弥散受限，提示细胞增多

表 63-1 病例 63 的鉴别诊断		
可能的诊断	不支持的证据	支持的证据
胶质瘤	无	
原发中枢神经系统淋巴瘤	无	眼部症状
瘤样脱髓鞘病变	• 患者高龄 • 无脱髓鞘病史	
肉芽肿性病变	无	
脑脓肿	• 影像学无坏死性病灶 • 无全身感染史 • 无发热	
亚急性脑梗死	• 亚急性起病 • 病变跨血管支配区	

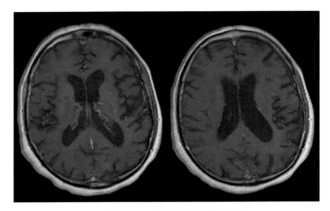

▲ 图 63-2 治疗后影像表现

T_1 加权增强 MRI 在 2 个不同层面显示治疗反应（强化近乎消失，与图 63-1B 对比）

4. 治疗

玻璃体切除后，静脉注射皮质类固醇激素（地塞米松）显示出初步的良好效果。后续阶段未见系统性淋巴瘤表现。他进行了血液科肿瘤评估，并接受了为期 1 年的化疗（大剂量静脉注射甲氨蝶呤、莫替唑胺和利妥昔单抗）联合玻璃体腔内利妥昔单抗治疗。该患者对治疗有极好的临床和影像学反应（图 63-2），一直处于完全缓解状态，直到 6 年后因肺炎去世（享年 81 岁）。

【讨论】

PCNSL 约占原发性脑肿瘤的 4%，多发生于 60 岁以上的老年人和免疫系统受损者（如 HIV 感染、先天性免疫缺陷、器官移植等）。该肿瘤为结外型非霍奇金淋巴瘤，典型的弥漫大 B 细胞型。在免疫功能低下患者中，PCNSL 通常由 EBV 驱动淋巴细胞增殖的过程。在过去 10 年中，65 岁以上免疫正常患者中 PCNSL 的发病率在增加，原因不明。大多数患者在诊断时没有全身淋巴瘤证据，40% 有软脑膜累及的证据，15%～20% 有眼部累及的临床表现（通常为玻璃体内细胞增多）。建议对所有疑似 PCNSL 患者进行脑脊液采样（如果临床评估安全）和裂隙灯检查。从脑脊液和玻璃体中分离单克隆淋巴细胞具有诊断作用，并可以避免脑活检。临床上，PCNSL 通常表现为亚急性、进行性、局灶性神经功能缺损。认知变化很常见，1/3 的患者出现头痛等颅内压增高的症状。只有 4% 的患者在就诊时出现眼部症状（通常是无痛的飞蚊症）。癫痫发作相对少见，提示病变位置大多在皮质下。

在 MRI 上，PCNSL 表现为皮质下均匀强化的单一或多发病灶，通常可出现在脑室周围。免疫功能低下的 PCNSL 患者在 MRI 和 CT 上常表现为病灶中央坏死。大部分病变发生在幕上，亦可以发生在脑干、小脑和脊髓。软脑膜受累比较常见（40%），但 PCNSL 仅累及软脑膜较为罕见，而软脑膜受累在系统性淋巴瘤扩散至中枢神经系统时更为常见。在 PCNSL 中，脊髓、淋巴结和内脏受累是极其罕见的。

PCNSL 的鉴别诊断有脱髓鞘疾病和包括结节病在内的其他炎症性疾病。尽管脑卒中为急性发作，PCNSL 为亚急性发作，但亚急性梗死可具有与 PCNSL 相似的影像学表现。高级别胶质瘤也可能有与 PCNSL 相同的临床表现和影像学表现。与典型的 PCNSL 不同，转移瘤通常存在病灶中央坏死。对于有颅内病变强化的患者，应进行完整的病史问诊和体格检查。应进行胸部、腹部和盆腔 CT 或 PET/CT 检查，以发现腺体和内脏病变（如已存在的肉芽肿性病变或转移瘤）。此外，还应进行脑脊液检查（如果临床评估安全），包括蛋白质、葡萄糖水平、细胞计数、寡克隆带、细胞学分析和流式细胞检测。即使在无眼部症状情况下，患者也应进行包括裂隙灯在内的全面眼科检查。如果不能通过这些方法做出诊断，则需要对颅内病变进行活检。

除非临床必需，皮质类固醇激素在活检前应避免使用，该药对淋巴瘤有细胞毒性作用，可能会混淆诊断。PCNSL 不适于手术切除，病变出血风险很高。此外，其他疗法（化疗/放疗）也是有效的，无须手术切除。

PCNSL 的治疗正在不断发展，目前，如果患者肾功能足够好，以大剂量甲氨蝶呤为基础的化疗联合其他药物［包括利妥昔单抗（一种靶向 CD20 药物）］是治疗的选择。根据既往观点，全脑放疗是首选的治疗方法，但是它具有很高的放射毒性风险（白质脑病），效果也并没有优于化疗（显示较低的长期神经毒性）。鞘内化疗通常不需要，即使患者存在软脑膜受累。甲氨蝶呤具有较高的血脑屏障穿透性。PCNSL 累及眼部，通常需要眼内治疗（甲氨蝶呤或利妥昔单抗）或放疗。

有很高比例的 PCNSL 患者可以通过药物治疗达到缓解，有时可以维持很多年。复发的 PCNSL 通常进展迅速，可以通过化疗（有时结合造血干细胞移植）或全脑放疗治疗。包括小分子抑制药

和免疫治疗在内的新疗法正在试验中，疗效尚未得到证实。

年龄和基础身体状态是影响生存的最重要因素，在状态良好的患者中，常见 3～4 年的中位生存期，在免疫功能正常的患者中，5 年生存期约为 30%。

【要点】

• PCNSL 是一种具有侵袭性、相对罕见的结外非霍奇金淋巴瘤，表现为神经系统亚急性进展性症状，在临床表现和影像学上可能被误诊为胶质瘤、脑转移瘤或炎症性病变（脱髓鞘或肉芽肿性疾病）。

• PCNSL 在老年人和免疫抑制的患者中更为常见（HIV 感染/获得性免疫缺陷综合征、先天性免疫缺陷和使用 ICI 的患者）。

• 尽管有时可以从脑脊液或玻璃体肿块中获取诊断所需组织，但确诊通常需要依靠脑活检。

• 治疗通常是以甲氨蝶呤为基础的多种药物联合化疗方案。

• 全脑放疗通常用于化疗无效或化疗后复发的患者。

• 虽然该病不可治愈，但达到缓解是可能的。肿瘤对化疗敏感，状态良好的患者可以获得长期生存。

病例 64　夜间盗汗和下肢轻瘫
Night Sweats And Paraparesis

David N. Abarbanel　Ivan D. Carabenciov　著

景黎君　译　李翔全超　校

【病例描述】

1. 病史及查体

78 岁男性，因鞍区感觉丧失、左下肢麻木和双下肢无力寻求护理。他在教堂坐着时突发感觉丧失，最初发生在左侧肛周区域，在 3h 内持续向下延伸至整个左下肢，直到 3 周后症状才稳定，期间他有过几次尿失禁。在开车去医院时出现严重的双侧下肢无力。无上肢异常，患者诉发生神经系统症状前 6 个月存在间歇性盗汗，但系统检查是正常的。

该患者被检测出多域认知异常，他在 Kokmen 精神状态简短测试中得 27 分（总分 38 分）。肌力检查显示左下肢无力，右下肢中重度无力。膝反射和跟腱反射消失，双侧病理征阳性。感觉检查提示鞍区感觉异常、双下肢振动觉和痛觉受损。当时考虑的诊断见表 64-1。

2. 辅助检查

全血细胞减少，ESR 升高，铁蛋白和乳酸脱氢酶水平增高。AQP4 和 MOG-IgG、外周血涂片和单克隆 IgG 筛查均正常。脑脊液蛋白质水平轻度升高，细胞数、葡萄糖正常，细胞学和流式细胞学结果正常。症状出现后 4 周行 MRI 检查，结果显示整个中枢神经系统，包括大脑、小脑、上颈段、下胸段脊髓和脊髓圆锥多发 T_2 高信号（图 64-1A）。胼胝体、小脑和下胸段脊髓背侧可见钆增强（图 64-1B）。

1 周后，[18]F-FDG-PET/CT 检查显示脑实质斑片状 FDG 代谢增高，以及 2 个位于皮肤内的高代谢软组织结节（图 64-1C）。其中 1 个结节细针穿刺结果显示弥漫性大 B 细胞淋巴瘤（diffuse large B-cell lymphoma，DLBCL），随后的骨髓活检未发现异常。第 2 个软组织结节切除活检显示 DLBCL 灶贴附于少数小动脉的腔内，符合血管内淋巴瘤诊断。

3. 诊断

该患者诊断为血管内大 B 细胞淋巴瘤（intravascular large B-cell lymphoma，IVLBCL）。

4. 治疗

在外院进行初步评估时，患者曾接受 5 天经验性静脉注射皮质类固醇激素治疗。活检诊断为 IVLBCL 后，启动中等剂量甲氨蝶呤，联合利妥昔单抗、环磷酰胺、阿霉素、长春新碱和泼尼松（MR-CHOP）治疗方案。遗憾的是，神经功能改善极小，他继续经历严重的双侧下肢无力和感觉丧失。诊断为 IVLBCL 2 个月后，患者因化疗引起的内科并发症去世。

图 64-1　病例 64 的鉴别诊断	
可能的诊断	**不支持 / 支持的证据**
脱髓鞘疾病（MOG-IgG 病）	患者发病年龄不典型；既往无炎性发作；腱反射减弱不典型
结节病	这种疾病很少出现突然恶化
血管炎	下胸段脊髓受累不典型，但突然恶化和认知症状或可支持
淋巴瘤	间歇性盗汗、突然恶化、认知症状或可支持

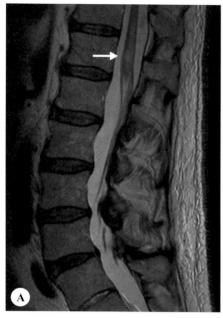
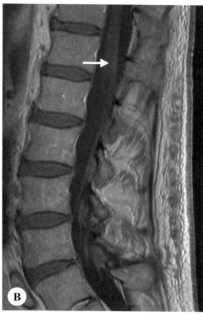
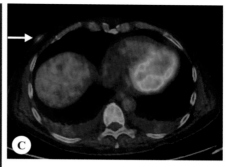

▲ 图 64-1　病例 64 的影像表现

A. 矢状位 T_2 加权成像，症状出现 4 周后腰椎 MRI 显示一个累及脊髓圆锥的肿胀的 T_2 高信号病灶（箭）；B. T_1 增强加权成像，腰椎 MRI 显示沿圆锥背侧的轻度强化（箭）；C. ^{18}F-FDG-PET/CT 在症状出现 5 周后显示右前外侧胸壁局灶性 FDG 高代谢病灶（箭）

【讨论】

血管内淋巴瘤是一种罕见的淋巴瘤亚型，是典型的 B 细胞起源肿瘤。可能是由于缺乏细胞外渗和实质侵袭所需的细胞机制，肿瘤细胞优先生长于血管腔内。IVLBCL 通常发生于 60 岁以上的患者。它基本可以累及神经系统的任何部分，依据受累部位的不同，神经系统表现也有很大差异。血清检测可显示贫血、肾功能或肝功能异常，以及乳酸脱氢酶、铁蛋白和炎症标志物升高。神经影像检查常发现中枢神经系统多灶受累，但影像学表现通常是非特异的，与许多炎性疾病重叠。

组织活检是明确诊断的必要条件。PET/CT 是一项特别有用的检查，能够识别常规 CT 检查不明显的潜在的可活检部位。如果 PET/CT 检查没有发现可活检部位，可以进行随机皮肤活检。已证明在一些患者中，即便没有皮肤病变，皮肤活检也能识别 IVLBC。在考虑淋巴瘤诊断时也可以进行骨髓活检，但是通常不能显示异常。脑脊液中很少检测到恶性淋巴细胞，即使在已知累及中枢神经系统的病例中也是如此。

IVLBCL 是一种侵袭性疾病，通常采用联合化疗治疗。在标准 CHOP 方案中加入利妥昔单抗后，预后得到显著改善。如累及中枢神经系统，可加用大剂量甲氨蝶呤。

【要点】

• 系统性线索，包括 B 症状（淋巴瘤相关的非特异全身症状）、血清乳酸脱氢酶水平升高和血液学异常，在 IVLBCL 患者中普遍存在。

• 脑脊液检查及影像学检查可以是非特异的，需要活检才能确诊。

• PET/CT 是辅助确定最优活检部位强有力的工具，特别是对于传统的全身 CT 可能漏诊的部位。

病例 65　头痛伴脑部占位
A Woman With Headaches And A Tumefactive Brain Lesion

Andrew McKeon　著

景黎君　译　李翔全超　校

【病例描述】

1. 病史及查体

65 岁女性，因情绪障碍和意识混乱 6 个月就诊，最初这些症状被认为与心理压力有关。她在随后的几周内出现头痛，因此行头颅 MRI 增强检查。影像学显示双侧胼胝体压部肿胀，T_1 不均匀强化（图 65-1A 和图 65-1B）。神经系统检查提示双眼左侧同向偏盲，其他正常。她没有失读，也没有其他可能伴随胼胝体压部损伤而出现的语言障碍。

该患者神经系统病史和检查结果不具有诊断特异性。根据影像学表现，主要考虑鉴别诊断为蝴蝶状胶质瘤，因其外观由胼胝体（体部）向两侧半球（翅膀）延伸而得名。然而，瘤样脱髓鞘和淋巴瘤也可以累及胼胝体，并产生占位效应。但该患者的病灶强化不均匀，属于典型的高级别胶质瘤的表现。

2. 辅助检查

对脑组织进行了活检。

3. 诊断

该患者活检标本组织学诊断为多形性胶质母细胞瘤。

4. 治疗

给予皮质类固醇激素治疗，患者头痛缓解。建议进行放疗和化疗（替莫唑胺）。但没有进一步的后续随访信息。

【讨论】

在神经科临床实践中，有时会遇到以胼胝体为基础的巨大病变。此类病变的位置对任何一类诊断都非特异性，但其影像学特征可辅助临床决策。从胼胝体向两侧半球扩散的影像学表现可提示蝴蝶状胶质瘤，但鉴别诊断还应包括瘤样脱髓鞘和淋巴瘤，均可累及胼胝体，并产生占位效应。偶尔，脑脓肿也可局限于胼胝体。本例患者强化呈现不均一性（图 65-1B）。尽管瘤样脱髓鞘也可发生于胼胝体，其在 T_2 加权成像上可能具有类似的表现（图 65-1C 和图 65-1D，一例 MS 患者水肿病灶的影像学图像），但其特征是环形强化（典型表现为开环）。中枢神经系统淋巴瘤在 T_2 加权成像上也有类似表现，但增强显示均匀强化（图 65-1E，一例中枢神经系统淋巴瘤患者影像表现）。

【要点】

- 蝴蝶状胶质瘤和淋巴瘤在 T_2 加权成像可与瘤样脱髓鞘类似。

- T_1 加权成像增强扫描可缩小鉴别诊断范围，但怀疑肿瘤（淋巴瘤或胶质瘤）仍需活检确诊。

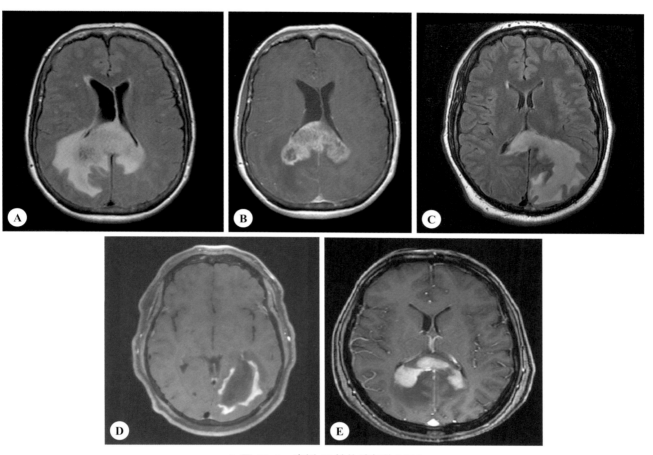

▲ 图 65-1　病例 65 轴位脑部的 MRI

T₂/FLAIR（A 和 C）和 T₁ 钆增强（B、D 和 E），图像分别来自本病例（A 和 B）、瘤样多发性硬化（C 和 D）及淋巴瘤（E）的患者。胶质母细胞瘤（A）和瘤样脱髓鞘（C）的 T₂ 信号表现相似，但胶质母细胞瘤（B）的不均匀强化与瘤样脱髓鞘（D）的环形强化及原发性中枢神经系统淋巴瘤（E）的均匀强化特征不同［Chiavazza C, Pellerino A, Ferrio F, Cistaro A, Soffietti R, Ruda R. Primary CNS lymphomas: challenges in diagnosis and monitoring. Biomed Res Int. 2018 Jun 21;2018:3606970. Open access article distributed under the Creative Commons Attribution License (http://creativecommons.org/licenses/by/ 4.0/ legalcode).］

病例 66 行为异常、癫痫及颞叶病变
Behavioral Change, Seizures, And Temporal Lobe Lesion

Stuart J. McCarter Andrew McKeon 著

景黎君 译 李翔 全超 校

【病例描述】

1. 病史及查体

56 岁男性，有 2 型糖尿病、高血压、高脂血症、睡眠呼吸暂停、酒精成瘾（缓解期）、肾细胞癌和肺黏液腺癌病史，在梅奥医学中心就诊，考虑为边缘叶脑炎。

来梅奥医学中心的 6 个月前，他出现了焦虑、疲劳和视物模糊的症状。他被诊断为肾细胞癌，并进行手术切除。随后，抑郁情绪不断恶化发展，需要去自我接纳精神科接受自杀意念的干预。出院后他出现亚急性进行性失语，不能辨认家人，并伴有妄想，在当地医院住院治疗。头颅 MRI 显示左侧海马、海马旁回、颞叶新皮质及脑白质大面积的 T_2/FLAIR 高信号病变，部分病灶有水肿，考虑是边缘脑炎的表现（图 66-1）。脑脊液有核细胞总数 66/μl（参考范围 ≤5/μl），其中淋巴细胞 93%，细胞学检查结果正常，蛋白质水平 66mg/dl（参考范围 5~40mg/dl），红细胞 15/μl（参考范围 <10/μl）。脑脊液及血清副肿瘤抗体检测均阴性。脑脊液 VZV PCR 结果阴性。

随后患者出现全面强直阵挛发作，并服用了左乙拉西坦。PET/CT 显示左肺高代谢病变，切除后确诊为 I A 期肺黏液腺癌。随后该患者接受了 IVMP（1000mg，每天 1 次，共 5 天）和 IVIG（1g/kg，每 2 周 1 次）的治疗。他的精神状态有所改善，但是每次注射 IVIG 后 1 周会出现恶化，并在下次治疗后再次改善。

在梅奥医学中心的评估中，他存在持续的命名障碍、短期记忆力减退、失眠，但其他方面良好。在被诊断为肺黏液腺癌时，体重下降了 22.7kg，此后趋于稳定。他没有大量吸烟史，诊断酒精成瘾后很少饮酒。既往无自身免疫性疾病家族史。

2. 辅助检查

Kokmen 精神状态简短测试主要表现为健忘，不伴谵妄，得分 31 分（总分 38 分）。他在定向、注意力、一般信息各丢失 1 分，延迟回忆的所有 4 分均失分。语言测试正常。在名人面孔的测试中，尽管他能够准确地描述这些人物，但是只得到了 4 分（满分为 20 分）。其余的测试结果无特殊。

由于患者边缘性脑炎的神经影像学表现不典型，并且缺乏明确的脑病症状，我们最初的工作重点是确认或排除边缘脑炎的诊断。当时考虑的诊断见表 66-1。复查脑脊液显示有核细胞总数 3/μl，蛋白质水平 67mg/dl，未见寡克隆带。除低滴度 GAD65-IgG（0.17nmol/L，参考范围 ≤0.02nmol/L）外，其余血清自身免疫性脑炎抗体均阴性。初次 MRI 后 3 个月头颅 MRI 显示 T_2 加权成像左侧颞叶肿胀较前进展，并进一步累及左顶叶白质、颞叶新皮质、胼胝体压部，增强后未见明显强化（图 66-1）。

由于他曾用 IVIG 有临床改善，因此患者每周使用 0.4g/kg 的 IVIG 治疗 6 周，临床持续改善。但是复查 MRI 显示左侧颞顶叶病变轻度持续进展，并出现右侧扣带回后部受累。由于病情持续恶化，他接受了左颞叶活检。结果提示纤维性间变性星

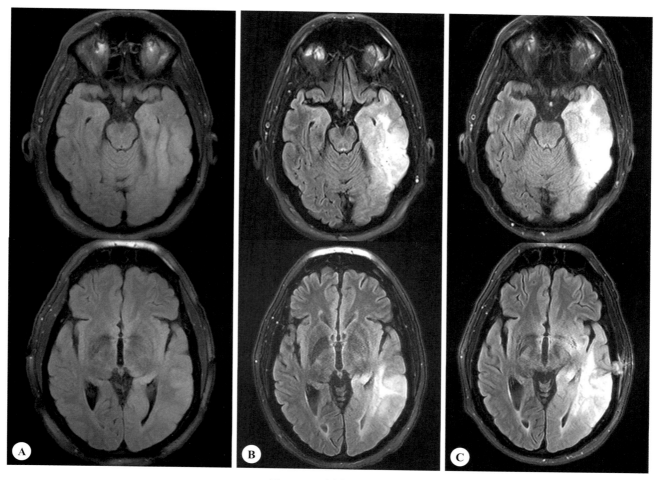

▲ 图 66-1 病例 66 的 MRI

轴位，T₂ 加权，FLAIR 在 2 个层面显示左侧颞叶内侧高信号病灶的大小演变，尽管经过免疫治疗，病变仍延伸至颞叶和顶叶新皮质。图像分别为初发时（A）、症状出现后 3 个月（B）和症状出现后 5 个月（C）

形细胞瘤（WHO Ⅲ 级），IDH1 野生型（与预后不良有关）。

3. 诊断

该患者诊断为间变性星形细胞瘤（WHO Ⅲ级）。

4. 治疗

该患者最终接受了 6 个周期的替莫唑胺和 33 次放疗，从影像学看，病灶得到改善。但是他出现了难治性局灶性癫痫，并继发全面发作，考虑最有可能是放射性坏死造成的。连续随访左侧颞顶叶病变，影像学表现稳定。然而，在确诊 3 年后，患者出现了显著的功能减退，头颅 MRI 显示双侧大脑半球多发 T₂ 高信号，考虑为多灶性胶质瘤病灶。寻找转移性病变证据的进一步检查结果

为阴性。考虑到患者预后不良，功能状况不佳，与家人讨论后转为护理为主的医疗计划。

【讨论】

本病例体现了临床病史对神经影像学解释的重要性。尽管本例患者的一些特征可能提示副肿瘤性边缘性脑炎，包括行为改变、癫痫发作、全身恶性肿瘤及对 ICI 的明显临床反应，但有些特征与本诊断不符。首先，他虽然有抑郁症，但是仍保留洞察力，没有精神症状或脑病表现。此外，他由于左颞叶病变导致的局灶性神经功能缺损（失语）无明显波动。其次，长期影像学观察显示左颞叶肿块进行性扩大，扩展至边缘区域及相邻结构，但未累及对侧颞叶内侧。针对这些进展虽然

表 66-1 颞叶内侧 T_2 高信号病变的鉴别诊断		
可能的诊断	支持的证据	不支持的证据
肿瘤	局灶性团块样组织	免疫治疗后临床改善
	免疫治疗后神经影像学改善不明显	病灶无强化
	持续增大，但不累及对侧半球	脑脊液白细胞增多
	有肿瘤病史	
	没有波动的脑病表现	
自身免疫/炎症	边缘叶累及	双侧累及更常见
	免疫抑制后即刻改善	缺乏致病性抗体
	恶性肿瘤史	无波动性脑病表现
	癫痫	
	精神障碍	
	脑脊液淋巴细胞增多，免疫治疗后改善	
感染，特别是 HSV	颞叶内侧受累	无发热、头痛或脑膜炎表现
	基底节保留	非急性起病及快速进展
	脑脊液淋巴细胞增多	HSV-PCR 阴性
		无脑病表现
		无致病抗体
癫痫	T_2 高信号累及颞叶内侧	边缘叶外结构受累
	癫痫病史	T_2 高信号病变进展，无癫痫持续状态

HSV. 单纯疱疹病毒；PCR. 聚合酶链式反应

进行了免疫治疗，但也增加了对原发性中枢神经系统恶性肿瘤的怀疑。值得注意的是，IVIG 治疗是导致抗体检测时出现低滴度（假）阳性结果的常见原因（如病例 66 中的 GAD65）。脑脊液白细胞计数增加不能完全解释，是非特异性的。IVIG 还可以诱发无菌性脑膜炎，引起白细胞计数和蛋白质水平非特异性增加。

间变性星形细胞瘤（WHO Ⅲ 级）是一种星形细胞起源的浸润性肿瘤。中位生存期 2～3 年，23% 的患者生存期为 5 年。没有 IDH1 序列变异的患者预后更差。治疗主要是替莫唑胺化疗、放疗和最大限度确保安全前提下的手术切除。临床症状取决于病变的部位。MRI 典型表现为 T_2/FLAIR 高信号，T_1 低信号病灶。钆增强不一定会出现，如存在增强，通常支持更高级别的肿瘤。重要的是，正如我们在该患者中观察到的，浸润性胶质瘤是导致肿块跨越胼胝体的少数原因之一。这在边缘脑炎中不会出现。有趣的是，我们的患者在使用皮质类固醇激素后确实有临床改善，有可能是因为激素减轻了肿瘤周围的水肿。

【要点】

• 在长时间的影像学随访中，出现持续的单侧的近颞叶内侧 T_2/FLAIR 高信号病变逐渐延伸至新皮质（尤其是未累及对侧颞叶内侧）时，应注意原发性脑肿瘤的可能。

• 没有波动性认知或精神状态异常（谵妄），不支持边缘脑炎。

• 病程和症状的进展对于神经影像学的解释和分析至关重要。

病例 67　血管夹层和脑干病变
A Young Woman With Vessel Dissection And Brainstem Lesions

Burcu Zeydan　Orhun H. Kantarci　著
景黎君　译　李翔　全超　校

【病例描述】

1. 病史及查体

21 岁女性，患有抑郁症，1 年内反复发作痛性口腔溃疡和阴道溃疡、蜂窝织炎，出现严重的急性左后枕部疼痛伴左肩疼痛。几天后她开始脊椎推拿治疗，在第 2 次推拿后的 24h 内，她因左下肢不协调而被送进医院。神经检查显示右眼动眼、外展神经轻度麻痹，左上肢重度、左下肢中度上运动神经元瘫痪。

鉴于患者的病史和突发神经系统症状考虑为脑血管事件。但由于年龄较小、没有高血压、高脂血症、吸烟等脑卒中高危因素，因将不常见的脑卒中病因纳入鉴别诊断。考虑的诊断包括非动脉粥样硬化血管病变（如纤维肌性发育不良、椎动脉夹层）、高凝状态（如凝血因子 V Leiden 突变、抗磷脂综合征、淋巴瘤）、心脏受累（如卵圆孔未闭）、炎症（血管炎、神经白塞综合征、神经结节病）、感染（如结核性脑膜炎）、遗传因素（如 CADASIL 综合征、MELAS 综合征）。

2. 辅助检查

最初的脑部 MRI 显示右侧脑桥、中脑、大脑脚和内囊急性缺血病变，并延伸到右侧间脑。颈部 CTA（后来经 MRA 证实）在右椎动脉 C_3 水平发现夹层（图 67-1A 至图 67-1C）。随后常规血管造影未见中等血管和小血管炎的证据。ECG 未见心律失常，TEE 未发现心源性缺血事件的证据。

脑脊液化验结果显示中性粒细胞明显增多，白细胞计数"高"，但感染指标和恶性细胞均阴性。

胸部 CT 正常。血管炎和感染性疾病的血清检测均为阴性。HLA-B51 阳性。未行针刺试验，但患者既往多次针刺经历均没有导致局部皮肤反应。溃疡的活检提示非特异性炎症，无感染。

尽管推拿可能促进椎动脉夹层的发展，但该患者推拿前就有剧烈头痛，以及反复发作的疼痛的口腔及生殖器溃疡（复发型口腔溃疡）、脑脊液白细胞增多、椎动脉夹层后脑干受累等，引起我们对白塞综合征的怀疑，最终引出神经白塞的诊断。

3. 诊断

复发性皮质类固醇激素应答性口腔溃疡加上复发性生殖器溃疡和皮肤病变（蜂窝组织炎）符合白塞综合征的标准，可能涉及神经系统（神经白塞综合征）。患者为多米尼加后裔，远源祖先不明（中东、东地中海或亚洲血统相关）。HLA-B51 阳性与白塞综合征诊断一致。

4. 治疗

小剂量阿司匹林和 IVMP 治疗开始后，神经系统功能开始改善。口服泼尼松（6 个月后逐渐减少）和硫唑嘌呤作为长期治疗。采用此治疗方案，除口服泼尼松和硫唑嘌呤切换期间口腔溃疡症状波动外，其余临床症状维持 4 年稳定。

25 岁时患者因计划妊娠停用了硫唑嘌呤。患者在妊娠和哺乳期均无新的白塞综合征症状，包括无新发口腔或生殖器溃疡。27 岁时，在停止母乳喂养 1 个月内，她口腔溃疡及生殖器溃疡开始复发，并伴有腋窝溃疡性皮损。在皮质类固醇和硫唑嘌呤重新启动前，出现新发复视和左侧肢体无力。头部 MRI 显示左侧脑桥和小脑角新发病变，轻微强化（图 67-1D 至图 67-1F）。我们开始给予她 IVMP1000mg/d，持续 5 天，随后以口服泼尼松和硫唑嘌呤方案作为长期维持治疗。3 个月后泼尼松逐渐减量。此后患者神经系统症状稳定，只有在月经期间出现口腔溃疡，口腔溃疡对间歇性皮质类固醇激素治疗敏感。

该患者最终诊断是复发性神经白塞综合征，因为她有 2 次神经系统发作：①椎动脉夹层；②脑干受累。如果她再次复发则计划给予 TNFα 抑制药，但她的病情一直稳定。

【讨论】

本病例突出了白塞综合征的 3 个特点：①系统性白塞综合征的诊断仅限于临床，但即使未达到诊断标准，一旦出现神经白塞综合征，应开始治疗，以减轻致残性后果；②虽然罕见，但是应识别动脉受累的神经白塞综合征；③白塞综合征的发生发展存在显著的性别差异。

白塞综合征是一种多系统自身免疫性疾病，伴有静脉周围和静脉内炎症，以及静脉内血栓形成。复发性、疼痛、激素治疗敏感、口腔和（或）生殖器溃疡是诊断的基础，但白塞综合征开始时可仅表现为皮肤病、葡萄膜炎、关节炎、静

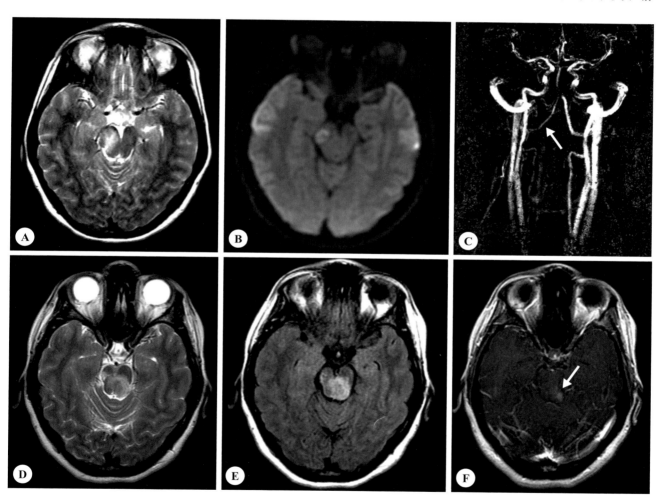

▲ 图 67-1　病例 67 的 MRI

A 和 B. 轴位脑部 MRI 显示急性脑卒中累及右侧脑桥中央，延伸至右侧中脑、右侧大脑脚和右侧内囊后肢，T_2（A）和 DWI（B）显示脑干轻度肿胀；C. CTA 显示右侧椎动脉明显夹层（箭），最准确定位在 C_3 水平，整个动脉管腔仍保持通畅；D 至 F，妊娠后症状复发期间和免疫抑制剂再次启动前，轴位 MRI 显示 T_2（D）及 FLAIR（E）上新的炎性改变，T_1 增强（F）显示左侧脑桥及小脑角轻微强化（箭），沿中脑左侧后方扩展

脉窦血栓、中枢神经系统器质性病变或动脉瘤，或多个系统同时累及。白塞综合征患者可能有HLA-B51阳性和（或）针刺试验阳性，尽管这些试验的灵敏度和特异度在全球范围内呈由东向西的梯度变化。

一般情况下，5%～15%的白塞综合征患者在全身症状出现5年内会出现神经系统症状，统称神经白塞综合征。影像学和脑脊液检查有助于诊断。临床症状与影像学上脑干及间脑病变与神经白塞综合征密切相关，致残和致死性较高。因此，神经系统受累后应及时治疗，而非等待全身症状发展。一线药物通常为硫唑嘌呤，在一线治疗失败的患者中，TNFα抑制药已成功应用。神经系统、肺部和胃肠道受累与不良预后相关；因此，当这些系统受累时，目前应推荐TNFα抑制药作为一线治疗。

大多数神经白塞综合征患者有神经实质受累（70%～80%）或静脉窦血栓形成（15%～20%）相关的症状，中枢神经系统的动脉受累相对少见（8%）。大多数动脉病变的患者（约85%）初始症状表现为缺血性脑卒中。在动脉受累的患者中，老年、男性、高血压、吸烟等一般脑卒中危险因素似乎更为常见。与白塞综合征相关的其他脑血管病变包括颈动脉狭窄、椎动脉夹层和颅内动脉瘤。

在白塞综合征和年轻脑卒中的患者中，动脉瘤和夹层发生率均高于正常人群。在白塞综合征合并脑动脉受累的患者中，其他不同类型和大小的全身血管也经常受累（如深静脉血栓形成、血栓性静脉炎和肺动脉动脉瘤）。根据我们的经验，在神经白塞综合征动脉受累的患者中，深静脉血栓形成和全身动脉受累（如肺动脉动脉瘤）的相关性更高。因此，对于患有脑卒中、深静脉血栓和肺动脉动脉瘤的青年患者，白塞综合征应列入鉴别诊断，因为除了控制血管相关危险因素外，还需要免疫治疗。

白塞综合征通常影响年轻人，发病高峰为20—40岁，通常与生育时期重叠。白塞综合征在男性患者中预后更差。全身并发症（包括眼部、血管和神经系统）和针刺试验阳性在男性患者中多见，而生殖器溃疡和关节受累在女性患者中更常见。

在妊娠期间，尽管停用了硫唑嘌呤和皮质类固醇激素，我们的患者症状并未出现波动。然而，在停止母乳喂养和月经恢复的1个月内，全身症状迅速复发。即使在重启硫唑嘌呤后症状明显改善，但她仍报告在月经期的1周内有轻微症状（口腔和生殖器溃疡）。有研究表明，白塞综合征患者可能在生育期卵巢储备功能下降。这可能受疾病发病机制本身的影响，同时也受年龄、疾病严重程度和所使用的治疗方法等因素影响。总体而言，激素变化与白塞综合征活动之间似乎存在关联，在对患有白塞综合征的年轻女性进行妊娠计划咨询时，应考虑到这种联系。

【要点】

• 神经白塞综合征具有显著致残和致死性，因此，应即刻采取激进的免疫治疗。

• 应及时识别并重视动脉受累的白塞综合征，因为这种类型的致残和致死风险显著升高。

• 白塞综合征疾病活动度及预后和性别有关，在个体化治疗中应予以考虑。

病例68 头痛、葡萄膜炎和软脑膜强化
Headache, Uveitis, And Leptomeningeal Enhancement

Orhun H. Kantarci 著
郑扬译 全超校

【病例描述】

1. 病史及查体

一名具有中国、日本、法国、德国和菲律宾血统的35岁男性，因急性起病的双额搏动样剧烈头痛、伴闪光感及恶心1天就诊。病初该患者表现为双侧眼睛发红，24h内迅速进展并出现左眼中心视野模糊。另有左眼视物发黄，鼻侧上方视物呈波浪状。急诊评估发现，双侧红眼，拟诊双侧全葡萄膜炎。眼科检查包括荧光血管造影和光学相干断层扫描（OCT）提示双侧全葡萄膜炎、渗出性视网膜脱离、后极部脉络膜高荧光及视神经旁视网膜下积液。此外，右眼后极及左眼颞后极视网膜浅脱离，双侧眼底后部增厚。双眼及眼眶未发现占位性病变（图68-1）。起病后48h，患者出现呕吐。他感到发热，并且出现步态不稳，否认耳鸣、听力下降（进一步检查证实），无睫毛或者眉弓颜色改变，无脱发，无白发征及认知障碍。感染性病因初筛阴性。

起病后第4天，患者开始口服泼尼松治疗，首剂80mg，后60mg/d维持。起病后第7天神经科门诊复诊，患者视力明显好转，红眼也基本恢复。他的头痛已好转75%，仅遗留有轻微的头部钝痛。体格检查提示四肢腱反射活跃，余神经科查体无特殊。家族史主要有系统性红斑狼疮，个人史包括轻度、未治疗的高血压、皮肤片状色素缺失，以及口腔溃疡而不是生殖器溃疡。

头颅MRI提示软脑膜增强（图68-2）。脑脊液蛋白含量升高（113mg/dl，参考范围≤35mg/dl），有核细胞增多，以淋巴细胞为主［红细胞1/μl，白细胞329/μl（参考范围≤5/μl），其中94%为淋巴细胞，6%为单核/巨噬细胞］。

结合患者的病史及本次急性起病的脑膜炎和葡萄膜炎，我们首先考虑葡萄膜脑膜综合征（累及葡萄膜、视网膜及脑膜的疾病）。鉴别诊断包括感染性疾病（结核、梅毒、猫抓病、刚地弓形虫病、VZV感染、组织胞浆菌病、白色念珠菌病、曲霉菌病、隐球菌感染），自身免疫性疾病（白塞病、VKH综合征、结节病、肉芽肿性血管炎、由贯穿性眼部创伤导致的交感神经性眼炎、急性后部多灶性鳞状色素上皮病变、炎症性肠病、CRMP5-IgG相关副肿瘤性眼炎、β淀粉样蛋白相关血管炎），以及肿瘤性疾病（眼部原发性中枢神经系统淋巴瘤、转移）。由于葡萄膜脑膜综合征属于急症，一旦排除了感染因素，需尽早使用激素，从而防止视力进一步下降。

2. 辅助检查

由于四肢反射亢进，我们进一步完善了颈椎MRI检查，但并未发现明显异常。其他包括对感染性病因的筛查均无特殊。自身抗体包括CRMP5-IgG均阴性。该患者在影像学和眼科相关检查中均未发现淋巴瘤相关依据。胸部CT也未发现感染性疾病及结节病证据。

3. 诊断

结合患者种族背景（中国、日本及菲律宾）及典型的葡萄膜脑膜炎表现，我们诊断该患者为可能的VKH。该疾病尚没有特异的诊断标志物，

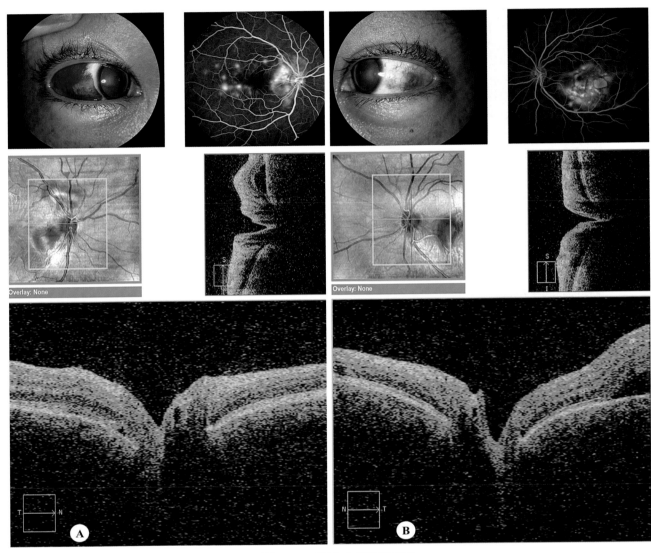

▲ 图 68-1 病例 68 的眼科检查

A. 右眼前葡萄膜炎。FFA 提示后极部脉络膜高荧光，无视网膜渗漏，伴视神经旁视网膜下积液。OCT 提示视网膜纤维层信号强度 9/10；平均厚度，158μm。B. 左眼前葡萄膜炎。FFA 弥漫性脉络膜荧光，晚期后极部荧光积存，并有大面积视网膜下积液。OCT 提示 RNFL 信号强度 8/10；平均厚度，110μm

仍依赖临床及辅助检查进行诊断。

4. 治疗

该患者继续每天口服泼尼松。在此基础上，我们加用了硫唑嘌呤，并给予预防性抗卡氏肺孢子菌肺炎及胃肠道出血的治疗。在泼尼松逐渐减量的过程中，该患者出现肝功能异常，因此我们停用了硫唑嘌呤。此后该患者长期服用 10mg/d 的泼尼松。在发病后 1 年，尽管已停用硫唑嘌呤 3 个月，该患者无疾病复发迹象，仅有轻度的皮肤剥落及长期激素治疗导致的体重增加。我们继续

减量泼尼松至 5mg/d，到 1mg/d，直到最后停用。不幸的是，该患者出现了葡萄膜炎的复发，因此他继续开始泼尼松治疗，并且以 5mg/d 的剂量维持了 1 年，期间他还参加了铁人三项的训练，并出现了双侧髋部疼痛，影像学检查提示双侧的无菌性股骨头坏死。考虑到 TNFα 抑制药对葡萄膜炎及其他几种葡萄膜脑膜综合征的有效性，我们启用了 TNFα 抑制药的治疗。在接下来的 3 个月，该患者完全停用激素且无症状复发。直到起病后 48 个月，该患者长期 TNFα 抑制药单药治疗。那

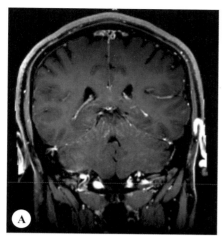

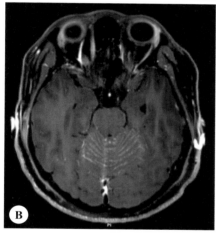

▲ 图 68–2　病例 68 的头颅 MRI 表现
冠状位（A）和轴位（B）头颅 MRI 增强提示累及小脑半球的软脑膜强化

时他已经成功减重，并且从无菌性股骨头坏死中恢复，甚至可以继续跑步。该患者的最终诊断为复发的 VKH。

【讨论】

VKH 是一种特发性炎性疾病，表现为全葡萄膜炎及神经系统受累，包括无菌性脑膜炎和（或）听力丧失。尽管 VKH 还可出现皮肤等器官的受累，由于及时且有效的激素治疗，多数患者并不会表现出疾病的全貌。鉴别时主要需要排除其他导致葡萄膜炎的疾病，其中以下几点特征对 VKH 有较高的提示意义：①急性期渗出性视网膜脱落；②脉络膜脱色素或晚霞状眼底，以及

慢性 – 复发期出现慢性肉芽肿性前葡萄膜炎。该疾病在欧洲及非洲裔人群中非常少见，而在亚洲和墨西哥裔中更多见。黑色素相关抗原被认为是 VKH 自身免疫的靶标，因此该疾病会出现视网膜及皮肤的色素改变。VKH 还与 IL-25 的显著减少有关。

尽管还有很多未知，人们逐渐认识到 VKH 的诊治存在以下几个关键点：①葡萄膜脑膜炎的鉴别诊断非常广，甚至包括一些看似不相关的感染性疾病及自身免疫性病因，因此，在诊治葡萄膜脑膜炎时需要慎重考虑所有可能的诊断和治疗方案；②及时的激素治疗可以显著改善视力预后，因此早期治疗非常重要；③目前关于长期的免疫调节治疗方案尚无共识，正如本例患者，VKH 可能存在复发，因此应当早期启动免疫抑制治疗，同时激素逐渐减量；④如果患者不能耐受一线免疫调节治疗（如硫唑嘌呤）或一线治疗效果不佳，我们建议使用 TNFα 抑制药。

目前有关 TNFα 抑制药在 VKH 中的作用仅局限于病例报道，但来自葡萄膜炎、白塞病、结节病及炎症性肠病的证据提示 TNFα 抑制药可以显著降低患者的致残率和死亡率。有趣的是，所有列出的疾病均可导致葡萄膜炎、脑膜炎及黏膜炎症。因此这些疾病和 VKH 可能由共同的自身免疫通路介导，而该通路可被 TNFα 抑制药所阻断。IL-1 和 IL-6 相关药物的问世给这些患者的视力恢复带来更多的希望。将来高质量的国际性临床研究也会给临床医生带来更多的证据。

【要点】

• VKH 是一种以葡萄膜炎为突出表现的葡萄膜脑膜综合征，在亚洲人群中更常见。

• TNFα 抑制药可能对 VKH 和类似的葡萄膜脑膜综合征均有效，提示这些疾病存在共同的免疫机制。

• 早期识别和治疗 VKH 对于预防永久的眼部损伤非常重要。

病例 69　无力和点状强化病灶
Weakness And Punctate Enhancement

W. Oliver Tobin　著

郑　扬　译　全　超　校

【病例描述】

1. 病史及查体

40 岁男性，因面部发麻伴进行性尿急 3 年就诊。约 1 年前患者在踢足球时出现双眼视物重影，伴共济失调，后逐渐加重。体格检查提示双侧脚趾振动觉减弱，呈轻微宽基步态。余神经系统查体未见明显异常。

2. 辅助检查

血常规、ESR、肝酶、维生素 B_{12}、叶酸水平无特殊，Lyme 病、HIV 检测阴性，抗核抗体、ENA 性核抗原、血清免疫球蛋白、抗中性粒细胞胞质抗体、抗心磷脂抗体均为阴性。头颅 MRI 提示脑桥 FLAIR 轻微异常信号，伴点状强化（图 69-1）。全身 PET/CT 无特殊。脑脊液白细胞 2/μl（参考范围 0～5/μl），其中淋巴细胞占 95%，蛋白质水平 32mg/dl（参考范围≤35mg/dl），寡克隆带阴性，IgG 指数正常（0.63，参考范围≤0.85）。血清及脑脊液的 Whipple 病相关抗体阴性。脑桥活检提示多克隆的淋巴细胞浸润，伴少量多克隆 B 细胞浸润。未见肉芽肿或组织细胞浸润。

IVMP 治疗 5 天后，患者症状明显好转。复查头颅 MRI 强化病灶明显减少。但 6 个月后其共济失调逐渐加重，并出现了假性球麻痹导致的情绪异常。复查头颅 MRI 提示脑桥点状增强病灶复发。

3. 诊断

类固醇激素反应性慢性淋巴细胞性炎症伴脑桥血管周围强化（chronic lymphocytic inflammation with pontine perivascular enhancement responsive to steroids，CLIPPERS）。

4. 治疗

我们启用了 IVMP 治疗（1g/w），联用口服甲氨蝶呤（15mg/d），并辅以叶酸。6 周后甲泼尼龙减量至 1g/2w，持续 12 周；后至 1g/3w，持续 12 周；最后至每月 1g，持续 3 个月，最终停用。后 16 年患者多次复查头颅 MRI，均无复发。

【讨论】

CLIPPERS 是一种病因未明的炎性脑干疾病，表现为进行性加重的脑桥小脑功能障碍，伴集中于脑桥小脑的点状强化病灶。目前的诊断标准有助于鉴别 CLIPPERS 及其他导致脑桥小脑增强病灶的病因。主要临床特征包括亚急性起病的脑桥小脑功能障碍，对糖皮质激素治疗敏感，无周围神经受累，并且无提示其他诊断的证据。MRI 特征对于准确的诊断非常重要。T_2/FLAIR 上可表现为均匀的异常信号，但也可不明显。T_2 信号异常区域不超过强化区域。强化病灶呈点状，典型的强化区域直径小于 3mm，无占位效应，主要位于脑桥或小脑，可累及脊髓及大脑半球。强化病灶对糖皮质激素反应良好。神经病理检查提示血管周围淋巴细胞浸润，可累及白质和灰质。浸润的淋巴细胞主要为 CD4+ 淋巴细胞，并且髓鞘脱失轻微。

脑干强化病灶的鉴别诊断包括中枢神经系统血管炎、中枢神经系统淋巴瘤、血管内淋巴瘤、淋巴瘤样肉芽肿、神经结节病、白塞病、慢性血

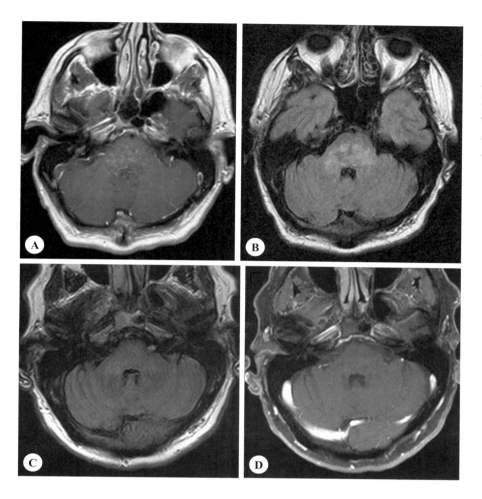

◀ 图 69-1　病例 69 的头颅 MRI
A 和 B. 初次评估时 T_1 增强（A）和 FLAIR（B）序列提示多个点状增强病灶，位于脑桥，并且在 FLAIR 上有类似大小的异常信号；C 和 D. 激素和甲氨蝶呤治疗 12 年后随访，T_1 增强（C）和 FLAIR（D）序列提示增强病灶完全恢复，仅遗留少许 FLAIR 异常信号

管周围感染（结核、神经梅毒、Whipple 病）、自身免疫性星形胶质细胞病、组织细胞病。对于不满足 CLIPPERS 诊断标准的患者，应在启用长期免疫治疗前积极寻找其他可能的病因。目前尚没有 CLIPPERS 的特异性标志物，因此在开始长期免疫治疗前可考虑脑活检进一步明确诊断。是否脑活检取决于诊断的确定性，以及不同病灶位置对应的操作风险。提示其他诊断的警示征象包括对激素效果不佳（临床或影像），缺乏典型的脑干为主的病灶，进展快、几天内出现严重神经功能缺损，发热及显著的全身症状，早期有癫痫发作，意识障碍，以及任何提示中枢神经系统外受累的表现。对于怀疑 CLIPPERS 的患者，可选择的辅助检查见表 69-1。

【要点】

· 不完全符合 CLIPPERS 诊断标准的患者需要在启用长期免疫治疗前充分评估其他诊断的可能性。

· MRI 表现对于 CLIPPERS 的准确诊断至关重要：T_2/FLAIR 上存在信号均匀的小病灶。病灶的 T_2 高信号范围没有超过强化区域。增强上为点状强化，通常直径小于 3mm，无占位效应，主要位于脑干小脑，可不同程度地累及脊髓和大脑半球。增强病灶对激素治疗敏感。

表 69-1 怀疑 CLIPPERS 时建议完善的辅助检查		
血化验	脑脊液检查	影像学检查
血常规	细胞计数和分类	头颅 MRI 增强
ESR	蛋白质	脊髓 MRI 增强
蛋白	葡萄糖	头颅血管成像
CRP	寡克隆带	全身 PET/CT
ACE	IgG 指数	
血清 LDH	细胞学分析	
冷凝球蛋白	流式细胞检测	
单克隆蛋白	Whipple 病 PCR 检测	
抗体	副肿瘤抗体筛查	
ANA	GFAP-IgG	
ENA	VDRL 检测	
ANCA		
抗 dsDNA 抗体		
RF		
抗心磷脂抗体		
副肿瘤抗体谱		
GFAP-IgG		
MOG-IgG		
血清 IgE		
血清 / 感染性疾病检测		
乙肝及丙肝		
HIV		
Lyme 病		
结核		
梅毒		

ACE. 血管紧张素转化酶；ANA. 抗核抗体；ANCA. 抗中性粒细胞胞质抗体；dsDNA. 双链脱氧核糖核酸；CLIPPERS. 类固醇激素反应性慢性淋巴细胞性炎症伴脑桥血管周围强化；CRP. C 反应蛋白；ENA. 可提取核抗原；ESR. 红细胞沉降率；GFAP. 胶质纤维酸性蛋白；Ig. 免疫球蛋白；LDH. 乳酸脱氢酶；MOG. 髓鞘少突胶质细胞糖蛋白；MRI. 磁共振成像；PCR. 聚合酶链式反应；PET/CT. 正电子发射断层扫描 / 计算机断层扫描；RF. 类风湿因子

经许可转载，改编自 Zalewski NL, Tobin WO. CLIPPERS. Curr Neurol Neurosci Rep. 2017 Sep;17(9):65.

病例 70　双侧麻木的克罗恩病患者
Bilateral Paresthesias In Crohn Disease

Amy C. Kunchok　Andrew McKeon　著

郑　扬　译　　全　超　校

【病例描述】

1. 病史及查体

43 岁女性，因双下肢麻木伴胸部束带感 4 个月就诊。4 个月前患者出现双侧前臂麻木，其中右侧持续数小时，而左侧持续约 1 周。最近患者出现尿频，否认尿失禁。无四肢无力，无面部麻木或无力，无视力下降。

既往克罗恩病 13 年，曾服用美沙拉嗪、硫唑嘌呤和甲氨蝶呤治疗。10 年前患者开始使用肿瘤坏死因子（TNF）α 抑制药阿达木单抗（40mg，肌内注射，隔周 1 次），诉治疗后好转明显。2 年前患者因回肠末端狭窄行回盲部切除术，但随后复查结肠镜提示吻合口溃疡，因此阿达木单抗加量

至 80mg，隔周 1 次，该剂量 10 个月后达到缓解，之后再次减量至 40mg，隔周 1 次，长期使用。否认神经系统疾病、自身免疫病或者肿瘤的家族史。曾长期吸烟 10 年，约每天 1 包，并在出现麻木症状 5 年前戒烟。

脑神经查体无特殊，包括视敏度及石原色盲检测图均正常。眼底镜及四肢查体基本正常。四肢腱反射均亢进。双侧巴宾斯基征阴性。感觉系统检查提示双侧脚趾振动觉轻微减弱，但踝部振动觉正常。步态无特殊。Romberg 征阳性。小脑相关查体无特殊。根据以上表现，初步诊断见表 70-1。

表 70-1　病例 70 的鉴别诊断

可能的诊断	支持的证据	不支持的证据
横贯性脊髓病		
炎性 / 脱髓鞘性	反复发作，克罗恩病及 TNFα 抑制药相关	无系统性症状
感染性	免疫抑制状态	
副肿瘤性	自身免疫性疾病史，吸烟史	无系统性症状
代谢 / 营养性	回肠手术史	已补充维生素
亚急性感觉性神经病		
炎性 / 脱髓鞘性	克罗恩病及 TNFα 抑制药相关	病史及体征不典型，无系统性症状
副肿瘤性	免疫抑制病史	病史及体征不典型，无系统性症状
代谢 / 营养性	回肠手术史	病史及体征不典型，已补充维生素

TNF. 肿瘤坏死因子

2. 辅助检查

针极 EMG 及神经传导速度无特殊。颈髓 MRI 提示多发短节段 T_2 高信号病灶（图 70-1A 和图 70-1B），C_1 和 $C_4\sim C_5$ 节段病灶存在强化（图 70-1C）。头颅 MRI 提示侧脑室旁多发卵圆形 T_2 高信号（图 70-1D 和图 70-1E），右侧侧脑室后角旁可见 2 个强化病灶（图 70-1F）。胸髓 MRI 提示多发 T_2 高信号病灶（T_2 水平后部，$T_7\sim T_8$ 水平右侧背外侧束，$T_{11}\sim T_{12}$ 及 $T_{12}\sim L_1$ 水平中心脊髓束），增强无强化。血清学检测包括生化及炎症指标均正常。维生素 B_{12} 减少（171ng/L，参考范围>180ng/L，最佳范围>400ng/L），甲基丙二酸水平正常。脑脊液有核细胞 1/μl，蛋白质 85mg/dl（参考范围≤35mg/dl），以及 17 条仅见于脑脊液的寡克隆带（参考范围<4）。脑脊液 JCV PCR 阴性，但血清学检测阳性。

3. 诊断

克罗恩病及 TNFα 抑制药相关的中枢神经系统脱髓鞘病。

4. 治疗

予停用阿达木单抗，并启用维多珠单抗（Vedolizumab）（$\alpha_4\beta_7$ 整合素抑制药）治疗克罗恩病。维生素 B_{12} 加量，并启用铁剂治疗。该患者神经系统症状稳定，3 个月后复查头颅 MRI 提示

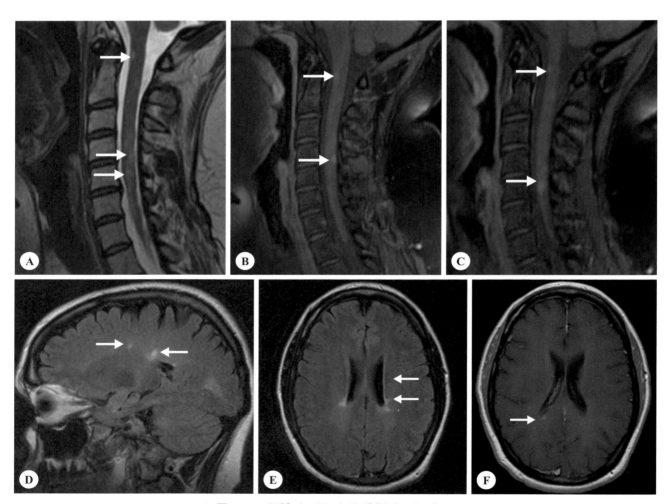

▲ 图 70-1　颈髓（A 至 C）和头颅（D 至 F）MRI

A. 矢状位颈髓 MRI FRFSE T_2 加权成像提示多个 T_2 高信号病灶（箭）；B 和 C. 矢状位颈髓 MRI 钆增强 FLAIR T_1 加权成像提示颈髓 C_1 及 $C_4\sim C_5$ 水平强化病灶（箭），高度提示脱髓鞘疾病；D 和 E. 矢状位（D）和轴位（E）头颅 MRI T_2/FLAIR 加权成像提示侧脑室旁，包括胼胝体（箭）多个卵圆形病灶；F. 轴位头颅 MRI 钆增强序列 T_1 加权成像提示右侧侧脑室后角旁强化病灶（箭）

颞叶侧脑室旁出现 2 个无强化的新发病灶，颈椎 MRI 表现同前。鉴于该患者 JC 病毒血清学阳性及免疫抑制使用史，我们并未推荐那他珠单抗（$\alpha_4\beta_1$ 及 $\alpha_4\beta_7$ 整合素抑制药）。我们与患者进行了充分讨论，结合患者耐受性及药物不良反应，在美国 FDA 批准的可用药物中，该患者最终选择了芬戈莫德。

【讨论】

炎症性肠病及结缔组织病常使用包括 TNFα 抑制药在内的免疫抑制剂治疗。TNFα 是一种具有广泛作用的细胞因子，包括免疫细胞调节、诱导免疫反应、抑制肿瘤生长及诱导凋亡。

TNFα 抑制药主要通过抑制促炎细胞因子水平等多个机制治疗炎症性肠病及结缔组织病。但与之相悖的是，TNFα 抑制药也可诱发一些免疫炎症性疾病，包括神经结节病、血管炎、软脑膜炎、脑膜脑炎及中枢神经系统脱髓鞘病。

炎症性肠病及结缔组织病在部分家系中可与多发性硬化聚集存在，提示这些患者可能对中枢神经系统炎症反应存在基因易感性。此外，TNFα 抑制药暴露史可能也是中枢神经系统炎性疾病的危险因素。有报道称，MS 患者接受 TNFα 抑制药（来那西普，p55-TNF 受体融合蛋白）治疗后可出现发作频率及严重程度的恶化，而也有 2 例患者接受英夫利昔单抗治疗后出现增强病灶的增多。

有假说认为这可能和 TNFα 抑制药导致自身反应性 T 细胞的凋亡紊乱有关。

治疗 TNFα 抑制药相关的中枢神经系统炎性脱髓鞘疾病时，需要权衡炎症性肠病和结缔组织病的获益，以及中枢神经系统疾病的复发或加重风险。我们通常会与胃肠专科医生或风湿免疫科医生充分讨论后，最终停用 TNFα 抑制药并选用另一种药物。在急性期可使用相应的免疫抑制治疗，如 IVMP 或血浆置换。此外，对于符合 MS 诊断标准的患者，可能需要启用长期的疾病修饰治疗。对于单次的临床或影像学发作，可暂不治疗并积极地复查 MRI。另外，长期的神经系统随访对于监测病程变化和可能的复发非常重要。

【要点】

• 中枢神经系统炎性脱髓鞘疾病可在使用 TNFα 抑制药的炎症性肠病和结缔组织疾病患者中出现。需完善脑脊液及头 / 脊髓 MRI 检查进行评估。

• 治疗要点如下。

－ 在和胃肠专科医生或风湿免疫医生充分讨论后停用 TNFα 抑制药。

－ 中枢神经系统疾病治疗包括急性期用药（如糖皮质激素）和靶向 MS 的疾病修饰治疗。

－ 长期随访，监测病程变化。

病例 71 癫痫发作和颅内强化病灶
Seizures And Enhancing Brain Lesions

Josephe Archie Honorat Andrew McKeon 著

郑 扬 译 全 超 校

【病例描述】

1. 病史及查体

51 岁男性，因反复全面性癫痫发作 4 个月余就诊，其中有 3 次发作出现在最近 1 个月。自诉发作表现为局灶性起源（表现为看见光团或听见回声的先兆），继发全面性强直阵挛发作。该患者无头部外伤史或中枢神经系统感染病史，否认癫痫家族史。该患者在癫痫发作前 2 年起开始出现视力问题，表现为向下看时有视物模糊。余既往史无特殊。头颅 MRI 可见左侧颞枕叶及白质 T_2 高信号病灶，有强化。神经系统检查未见明显异常。目前考虑的诊断见表 71-1。

2. 辅助检查

EEG 及血液和脑脊液检查未发现系统性、代谢性、内分泌性、自身免疫性及感染性病因的证据。头颅 MRI 提示左侧额颞叶和枕叶 T_2 加权成像高信号，有片状强化（图 71-1）。脊髓 MRI 正常。头颅 MRA 未见血管炎表现。胸部影像学无特殊。双侧结膜活检未见结节病或肿瘤证据。体感诱发电位和视觉诱发电位无特殊。左侧颞叶活检提示白质病灶，伴坏死，存在巨噬细胞及 CD3$^+$T 淋巴细胞为主的浸润，主要位于血管周围，并且存在局灶的继发性血管炎表现。未见淋巴瘤相关证据。真菌、分枝杆菌及 RNA 病毒检测阴性。在之后的一次炎性发作时，患者接受了额叶病灶的活检，结果与第 1 次活检相似。

3. 诊断

活检无特异性发现的脑炎。

4. 治疗

为进一步控制癫痫发作，该患者接受了左乙

表 71-1 病例 71 的鉴别诊断	
可能的诊断	**不支持的证据**
感染（HIV、梅毒、CMV、单纯疱疹性脑炎）	危险因素，发热，免疫缺陷史
原发性 CNS 血管炎	头痛伴有认知功能受损，行为异常；诊断性血管造影
原发性中枢神经系统淋巴瘤	局灶性神经系统体征，意识及行为变化，颅内高压症状；头颅 MRI 呈均匀强化的单个占位性病变，DWI 弥散受限
急性播散性脑脊髓膜炎	脑病，多灶性神经功能缺损，快速进展，起病年龄更早；深部灰质核团受累
桥本脑病	桥本甲状腺炎病史，认知受损
神经结节病	全身性结节病病史，脑膜症状及体征

CNS. 中枢神经系统；MRI. 磁共振成像

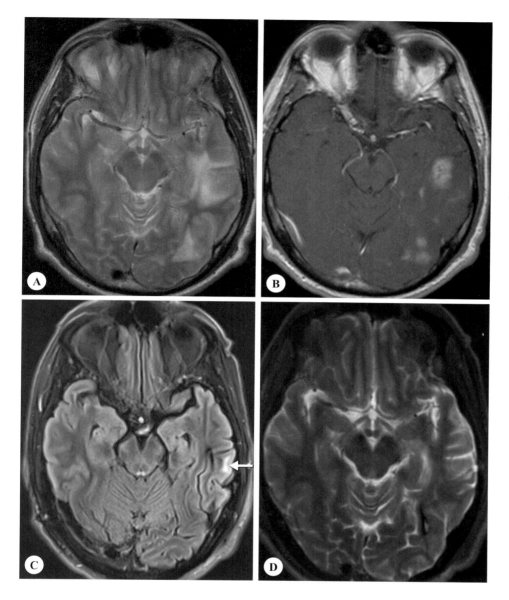

◀ 图 71-1　病例 71 的头颅
MRI
A 和 B. 初次发作时头颅 MRI
轴位，左侧颞叶和枕叶可见
T₂ 加权成像上较大的高信号
病灶（A），增强后可见斑片
状强化（B）。C 和 D. 最近
一次复查时头颅 MRI 轴位提
示 T₂/FLAIR 病灶几乎消失，
仅遗留轻微的胶质增生改变
（C. 箭），增强后未见强化（D）

拉西坦治疗（1500mg，每天 2 次，即 3000mg/d），
但效果不佳。该患者继而接受了甲泼尼龙冲击治
疗（1000mg/d，5 天），后减量至静脉泼尼松治
疗（80mg/d）。同时我们开始使用吗替麦考酚酯
（500mg，每天 2 次起始，后加量至 1000mg，每天
2 次）。此后该患者每 3 个月监测全血细胞计数及
肝功能。3 个月后，泼尼松以每月 10mg 的速度逐
渐减量（从 80mg/d 至 10mg/d），后至每月 1mg 减
量（从 10mg/d 至停药）。在药物减量过程中，该
患者无癫痫发作，头颅 MRI 未见活动性炎症表现
（无新发 T₂ 病灶，无强化病灶）。

停用激素后，该患者出现 1 次全面性癫痫发
作，头颅 MRI 提示新发增强病灶。因此，我们再
次加用激素（80mg/d），后患者达到基本缓解（仍
有持续的表现为视觉症状的局灶性癫痫，不伴有
认知异常，以及平均每年 1 次的全面性癫痫发作，
对多种抗癫痫药物耐药）。之后患者再次开始服用
吗替麦考酚酯（1000mg，每天 2 次），并继续使用
左乙拉西坦（1500mg，每天 2 次）。在该治疗方案
下，该患者临床及影像均保持稳定。至今患者仅
偶有疑似癫痫发作的视觉症状，尽管发作时复查
EEG 未见明显异常。

【讨论】

不明原因脑炎约占所有脑炎患者的 1/3。随着新型诊断技术（如致病菌测序、神经元自身抗体检测技术）的开展，该比例正逐渐减少。

当遇到血清学阴性且活检无特异性表现（如非干酪样肉芽肿）的炎症性脑炎，我们应当在排除其他炎症、自身免疫、感染及肿瘤性病因后启动治疗。脑活检有时（不是一直）有助于明确病灶性质。组织学检查及特殊染色有助于排除脱髓鞘、感染及肿瘤性病因。

该患者的影像和活检结果均提示炎性病灶。免疫抑制治疗后，该患者的临床及影像学异常明显好转，并且达到了长期缓解。针对这种情况，目前的一线方案仍是大剂量 IVMP，后缓慢减量至口服治疗。维持期方案主要指无激素的免疫抑制治疗，包括吗替麦考酚酯或硫唑嘌呤，并与逐渐减量的糖皮质激素衔接。在无癫痫发作 3～5 年后，可考虑逐渐停用免疫抑制剂。

【要点】

• 由于诊断技术的进步，非特异性脑炎诊断越来越少，在怀疑该诊断时应与其他原因导致的脑炎相鉴别。

• 必要时需完善脑活检进行病理诊断。

• 免疫治疗，特别是大剂量激素治疗，是合理的首选治疗方式。

病例72　反复头痛和局灶性神经功能缺损
A Man With Recurrent Headache And Focal Neurologic Deficits

Jaclyn R. Duvall　Jerry W. Swanson　著
郑　扬　译　全　超　校

【病例描述】

1. 病史及查体

42 岁男性，既往体健，因短暂神经功能缺损后严重头痛就诊。首次发作表现为左手麻木无力伴构音障碍，持续约 1h，后出现右侧颞区头痛，持续约 8h 后自行缓解。2 天后再发，表现为意识模糊及双下肢麻木，后出现严重头痛，持续约 12h。接下去 3 周内共发作 8 次，每次持续 8～24h，均能自行缓解。最近 1 次发作出现在脑血管造影期间。该患者及其妻子诉每次发作较类似（但不完全刻板），多表现为左手麻木后出现中至重度头痛，偶伴有视物模糊、右手麻木，可累及双下肢，可有复杂理解困难。体格检查提示定向力无特殊，高级执行功能包括计算力下降。左上肢浅感觉下降，余神经科检查无特殊。基于患者头痛及阵发性 / 波动性的局灶性神经功能缺损表现，鉴别诊断见表 72-1。

2. 辅助检查

头颅 MRI 平扫无特殊。脑脊液压力 190mmH$_2$O（参考范围 100～200mmH$_2$O），白细胞 205/μl（参考范围≤5/μl），淋巴细胞占 97%；蛋白质 95mg/dl（参考范围≤35mg/dl）；葡萄糖 40mg/dl（正常，约为血糖的 60%）。EEG 提示右侧而非左侧的广泛性慢波伴节律性高波幅的 δ 电活动，额叶显著。脑血管造影未见明显异常，但却诱发了患者的刻板发作。胸部 CT 正常。血清及脑脊液感染性和自身免疫性病因筛查均为阴性。患者在最近 1 次发作后接受了神经系统检查未见明显异常，并且后

续再无发作。

3. 诊断

根据国际头痛疾病分类第 3 版，该病例诊断为短暂头痛、神经功能缺损伴脑脊液淋巴细胞增多综合征（HaNDL 综合征）（框 72-1）。

4. 治疗

HaNDL 为自限性疾病，治疗主要为头痛的对症治疗。由于该患者 HaNDL 综合征的诊断较为明确（已排除其他病因），并且均在首次发病后 3 个月内发作，表现较为刻板，因此不需进一步完善其他检查。

【讨论】

HaNDL 综合征是一种罕见、自限性的良性疾病，表现为偏头痛样发作，伴短暂性神经功能缺损（多持续小于 4h，仅少数发作持续时间＞24h）。该综合征最早在 1981 年由梅奥医学中心的 Bartleson 等明确描述，曾被称为伴脑脊液细胞增多的偏头痛综合征，或伴短暂性神经系统症状和脑脊液淋巴细胞增多的假性偏头痛。

神经系统症状通常持续 5min 至 3 天，约 75% 的患者在数周到数月（56～196 天）内反复发作。在两项规模最大的报道中，平均病程分别为 14 天和 21 天。最常见的神经系统症状依次为感觉障碍（70%）、失语（66%）及运动障碍（42%）。视觉症状较少见，在不到 20% 的患者中出现，包括视力下降、同向偏盲及闪光幻觉。其他更少见的表现包括急性意识模糊状态，视盘水肿和第Ⅵ对

表 72-1 病例 72 的鉴别诊断

可能的诊断	常见症状 / 体征	诊断要点
伴先兆偏头痛	进行性起病，5min 内逐渐进展，持续 5~60min，先兆同时或之后 60min 内出现头痛，也可不伴头痛	• 发作刻板，先兆被认为与皮质扩散性抑制有关 • 最常表现为视觉先兆
缺血性脑卒中及短暂性缺血性发作	• 急性起病 • 同侧疼痛和缺血	• 有 15%~65%（平均 30%）的缺血性事件可导致头痛 • 与后循环缺血更相关 • 腔隙性梗死中较少出现头痛
脑静脉血栓形成	• 癫痫发作 • 头痛亚急性起病，通常范围较广	头痛最常见，并且常是首发症状
颈动脉或椎动脉夹层	• 头痛常在缺血时间前出现 • 头痛出现在夹层同侧，程度较为剧烈	• 可有颈部外伤史 • 可有 Horner 综合征表现
HaNDL	• 偏头痛样发作（疾病病程<3 个月，期间可有 1~12 次发作） • 可伴偏身麻木、言语障碍、偏瘫，神经系统症状持续>4h	• 良性病程，3 个月内自行缓解 • 伴脑脊液细胞数增多（白细胞>15/μl），淋巴细胞为主 • 排除其他诊断
可逆性脑血管收缩综合征	• 雷击样头痛（66% 患者） • 几周内发作数次 • 偏瘫，共济失调，构音障碍，失语，麻木	• 脑血管造影是金标准，表现为广泛且可逆的脑血管收缩，必要时可重复 • 避免使用血管活性药物
可逆性后部白质脑病	• 癫痫发作 • 意识障碍（脑病） • 视觉异常 • 常急性起病	头颅 MRI 提示 T_2/FLAIR 白质高信号，常见于顶枕叶
感染	• 可有意识改变 • 炎性指标可升高 • 异常血清 / 脑脊液检查结果	神经螺旋体病、神经梅毒、神经布鲁菌病、支原体、肉芽肿性、HIV 脑膜炎、HSV 脑膜炎、Morraret 脑膜炎
炎性 / 血管炎	• 头痛是最常见的症状（60% 患者），常亚急性或隐匿性起病 • 认知受损，脑梗死 /TIA 症状	• PACNS, NMDAR-IgG 脑炎，累及脑的系统性血管炎（白塞综合征，结节性多动脉炎，肉芽肿性多血管炎，显微镜下多血管炎，Churg-Strauss 综合征），继发性血管炎（SLE） • 可能需要血管造影和（或）脑活检进一步明确诊断

FLAIR. 液体抑制反转恢复序列；HaNDL 综合征. 短暂头痛、神经功能缺损伴脑脊液淋巴细胞增多综合征；HSV. 单纯疱疹病毒；MRI. 磁共振成像；NMDA. N- 甲基 -D- 天冬氨酸；PACNS. 原发性中枢神经系血管炎；SLE. 系统性红斑狼疮；TIA. 短暂性脑缺血发作

脑神经麻痹。每次发作的神经功能症状往往都不相同。

HaNDL 综合征引起中重度头痛，并且常为跳痛。常伴有畏光及恶心呕吐。头痛可为单侧或双侧，持续数小时。头痛常在神经系统症状发生 15~60min 后出现，但偶尔也会是首发表现。

HaNDL 综合征多见于 30—40 岁人群，也可在儿童（最早 5 岁）或老年人中发病。无明显性别或种族分布倾向。少数患者有偏头痛病史或家族史。20%~40% 患者存在前驱病毒感染症状，包

框 72-1　ICHD-3 HaNDL 综合征诊断标准

- 满足标准 B 和 C 的偏头痛样头痛发作
- 同时满足以下 2 点
  - 头痛发作同时出现至少以下 1 项短暂性神经功能缺损，持续时间>4h
    - ➤偏身感觉障碍
    - ➤言语障碍
    - ➤轻偏瘫
  - 脑脊液淋巴细胞增多（白细胞>15/µl），其他病因筛查阴性
- 存在下列 1 项或 2 项证实因果关系的证据
  - 头痛和短暂性神经功能缺损的出现或明显加重与脑脊液淋巴细胞增多存在时间关系，或者前者导致后者被发现
  - 头痛和短暂性神经功能缺损明显改善的同时，脑脊液淋巴细胞增多也出现好转
  - 其他 ICHD-3 诊断无法更好地解释病情

ICHD-3. 国际头痛疾病分类第 3 版

经许可转载，引自 Headache Classification Committee of the International Headache Society (IHS). The International Classification of Headache Disorders, 3rd edition (beta version). *Cephalalgia*. 2013 Jul;33(9):629–808.

括咳嗽、鼻炎、全身乏力及腹泻。

HaNDL 综合征的病因尚不清楚。可能的假说包括罕见的有先兆偏头痛变异型，继发于炎症或自身免疫性病因。有报道显示 HaNDL 综合征患者存在埃可病毒 30 型、HHV-6/7 感染。有研究发现，4 例 HaNDL 患者中有 2 例存在 T 型电压门控钙通道（VGCC）CACNA1H 亚基的抗体，而 30 例健康对照和 80 名患有其他神经系统疾病的对照中均未发现这种抗体。但目前尚无证据支持 *CACNA1* 基因突变在 HaNDL 综合征中发挥作用。

HaNDL 综合征属于排除性诊断。如果诊断不明确，需尽可能排除其他鉴别诊断。HaNDL 综合

征的脑脊液特点为淋巴细胞增多。此外，颅内压升高及蛋白含量增加也很常见。由于漏诊其他鉴别诊断可有严重后果，因此怀疑 HaNDL 综合征时应尽量开展全面评估。典型的 HaNDL 综合征常规头颅 CT、MRI（做或不做增强）及血管造影均为正常。疑似 HaNDL 综合征患者应完善 MRA 或 CTA 进一步排除其他诊断，并且这两项检查均优于传统脑血管造影，因为后者可能诱发 HaNDL 综合征发作。EEG 及 SPECT 常见到与临床症状一致的局灶性异常。另外，在诊断 HaNDL 综合征前还应完善血清及脑脊液检查，以排除细菌、病毒及真菌感染。

HaNDL 综合征以对症治疗为主。对于反复的发作可能需要急诊评估，但同时也需告知患者 HaNDL 综合征的自限性特点，在治疗过程中进行充分的患者教育和安慰。

【要点】

- HaNDL 综合征典型表现为单次或多次的头痛发作，伴短暂的神经功能缺损，脑脊液提示淋巴细胞增多。最常见的神经症状包括偏侧感觉症状、偏瘫、失语。

- HaNDL 综合征为自限性，为良性病变，通常持续数小时，在整个疾病周期中可反复发作。病程通常在发作后持续 2~3 周，但也长达 3 个月。

- 头痛伴短暂性神经系统功能缺损有较多的鉴别诊断。需完善 MRI、EEG、头颅脑血管造影、脑脊液评估，从而进一步排除其他诊断。HaNDL 综合征仍是一个排除性诊断。

- 确诊 HaNDL 综合征后治疗主要是针对头痛的对症处理。鉴于漏诊其他疾病可能带来严重后果，HaNDL 再次复发时需要重新进行评估。

病例 73　头痛、足痛和增强病灶
Headache, Radicular Pain, And Enhancing Lesions

W. Oliver Tobin　著

张包静子　译　全　超　校

【病例描述】

1. 病史及查体

37 岁女性，右利手，钝性头痛 6 个月，随后出现大腿后侧放射痛，疼痛从后背沿大腿后侧放射足部，伴左足麻木。腰椎 MRI 显示圆锥内增强病灶（图 73-1）。她被转至神经外科评估，完善了整个中枢神经系统的 MRI 检查，显示左侧小脑增强病灶（图 73-1）。患者于是接受了左侧小脑"病灶减积术"。术后出现复视，持续 1 个月后逐渐缓解。患者术后需要助行器行走，步态异常逐渐加重。术后 2 个月，患者出现了左侧肢体姿势性震颤，遂就诊于神经科。

查体显示左右视可诱发旋转眼震。复视，尤以左上视时为著。左上肌张力降低，伴明显共济失调。全身腱反射减低。巴宾斯基征阴性。左侧踝关节挛缩，左下肢呈锥体束损害所致的肌力减退，表现为左侧足背屈、伸膝、曲髋无力。感觉检查正常。共济失调步态。

2. 辅助检查

小脑病灶的组织病理：泡沫细胞和 CD68（KP1）染色阳性的黄瘤细胞。CD1a 染色阴性。组织免疫组化 BRAF V600E 序列变异阴性。无低钠血症。全身（从头顶至脚趾）PET/CT 显示左侧股骨远端及胫骨近端代谢增高（图 73-1）。

3. 诊断

辅助检查及影像学结果提示多灶性 Erdheim-Chester 病。

4. 治疗

患者最初接受了聚乙二醇干扰素治疗，但临床症状及影像学仍然进展。她随后接受了维罗非尼（Vemurafenib）及地塞米松治疗，影像学仍持续进展。随后的放疗和克拉屈滨治疗依然失败。此时，小脑组织二代测序结果提示 *BRAF* 基因 V471F 序列突变，患者继而接受了曲美替尼治疗，之后小脑病灶较前缩小，圆锥病灶未继续增大。

【讨论】

组织细胞肿瘤是一种异质性的多系统疾病。主要包括 Erdheim-Chester 病、朗格汉斯细胞组织细胞增多症和罗道病。尽管最早被认为是炎性疾病，但近年来基因组学研究发现其来源为巨噬细胞系肿瘤。组织基因组学证实 MAPK/ERK 通路不同组件的序列变异，这使得大多数此类患者可接受潜在的靶向治疗。尽管常表现为惰性肿瘤，甚至有时无须治疗，但中枢受累的患者预后不佳且常导致残疾。中枢受累以 Erdheim-Chester 病最为常见，其中 40% 伴中枢受累（表 73-1）。尿崩症常常为早期的临床表现，Erdheim-Chester 病相关尿崩症的患者中约一半头颅 MRI 正常。维罗非尼是第一种被批准用于 BRAF V600E 突变肿瘤的药物，它是一种 Braf 激酶抑制药。相关临床试验正在探索 MAPK/ERK 通路上中枢穿透力更强的 Braf 抑制药，如曲美替尼（MEK1 及 MEK2 抑制药）。

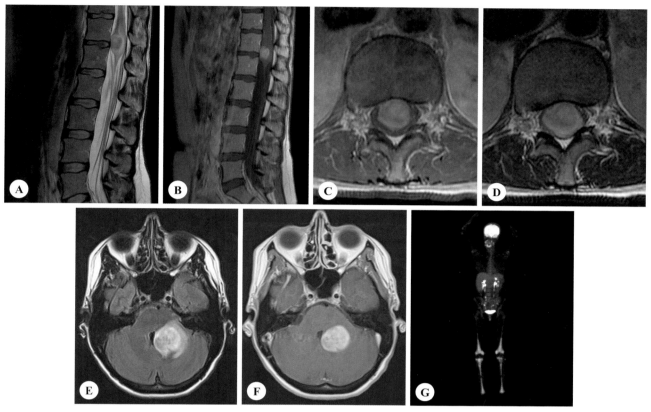

▲ 图 73-1　病例 73 的影像检查

A 至 F. 脊髓 MRI（A 至 D）和头颅 MRI（E 和 F）首次检查，显示 T_2 加权成像圆锥病灶（A. 矢状位；C 和 D. 轴位），伴 T_1 序列强化（B. 矢状位），以及左侧小脑 T_2 加权成像菜花状团块（E. 轴位），伴 T_1 序列强化（F. 轴位）；G. 全身 PET/CT 显示股骨远端及胫骨代谢增高

表 73-1　组织细胞疾病的鉴别诊断	
可能的诊断	临床及影像特征
埃尔德海姆 – 切斯特病	• CNS 受累（40% 的患者） • 硬脑膜或垂体柄增厚 • 脑干 / 小脑增强肿块 • 脑白质强化 • 尿崩症
朗格汉斯细胞组织细胞增生症	• CNS 受累（5% 的患者） • 苍白球 / 齿状核 T_1 高信号 • 脑干 / 小脑 T_2 高信号 • 颅骨病变延伸至颅内硬脑膜 • 垂体柄增厚
Rosai-Dorfman 病	• CNS 受累（10% 的患者） • 典型的孤立性硬脑膜病变，延伸至脑或脊髓的实质 • 很少有脑 / 脊髓实质内病变

CNS. 中枢神经系统

本例患者全身 PET/CT 显示股骨远端及胫骨近端代谢增高对诊断埃尔德海姆 – 切斯特病至关重要。大多数检查肿瘤的 PET/CT 研究检查范围是眼眶至股骨中段，这会导致埃尔德海姆 – 切斯特病这类长骨病变的漏诊。"多毛肾"也是本病在 PET/CT 上比较常见的特征，这也说明 PET/CT 的应用在本病优于单纯骨扫描。

组织 BRAF 免疫组化未找到 BRAF V600E 序列异常。患者对糖皮质激素、克拉屈滨、放疗、聚乙二醇干扰素等非靶向治疗疗效不佳。维罗非尼在无 BRAF V600E 突变的情况下也治疗失败。二代测序明确了 MAPK/ERK 通路上的备选靶点变异，故曲美替尼的启用使病情稳定下来。

【要点】

• 推荐使用全身 PET/CT 评估骨病灶，尤其是以长骨干骺端受累为特征的 Erdheim-Chester 病。软组织高代谢区（如"多毛肾"）是常用的活检位置，也可在全身 PET/CT 上识别。

- 对于组织细胞肿瘤，仅做免疫组化 BRAF

V600E 突变检查可能不够敏感，并且使用脱钙骨组织检测的灵敏度更低。分子学检测可推荐用于筛查序列突变，确定潜在治疗靶点。

病例 74 动脉内膜切除术后 3 个月的癫痫发作
Seizures 3 Months After Endarterectomy

Andrew McKeon　Robert D. Brown Jr　著

张包静子　译　　全　超　校

【病例描述】

1. 病史及查体

57 岁女性，在赌场突发右侧无力及右侧面部、上下肢感觉异常，遂送至急诊诊疗，患者到达急诊时症状已基本缓解。头颅 MRI 排除了急性脑卒中（图 74-1A），于是她被诊断为短暂性脑缺血发作。她继而被转至教学性医学中心，入院检查发现左侧颈内动脉严重狭窄，当天行血管内介入植入 1 枚支架。

患者出院后前 3 个月症状消失，但其后出现右侧面部间歇性抽搐，伴喉部痉挛感。有时会出现沿着右侧手 – 臂 – 脸发展的杰克逊癫痫样肌肉抽搐。有时也出现右半身运动发作。曾有 2 次意识丧失，推测为继发性全面性癫痫。头痛和间歇性精神异常也有发生。左乙拉西坦逐渐加量至 1500mg，每天 2 次（3000mg/d），随后再合并卡马西平 400mg，每天 2 次（800mg/d），以及丙戊酸钠（2500mg/d，分 2 次服用），仍然难以控制癫痫发作。患者进一步出现持续的言语障碍、右半身无力、右上肢感觉异常和乏力。鉴别诊断中，我们考虑了脑梗死、脑脓肿、中枢神经系统结节病、局灶性中枢血管炎及肿瘤。

2. 辅助检查

头颅 MRI 显示左侧额顶叶皮质异常信号，伴强化、周边水肿和临近软脑膜受累（图 74-1B）。EEG 显示左侧中央区来源的癫痫波。脑活检显示病灶区异物，伴大量 CD68[+] 巨噬细胞、炎性肉芽肿与外来异物相关的坏死。浸润的淋巴细胞主要为大量 CD3[+]T 细胞，而 CD20[+]B 细胞则很稀少。病灶内异物为层状、非晶态、非极性、非折变物质，是血管内治疗常用到的亲水性聚合物。

3. 诊断

患者诊断为癫痫，由颅内多灶性异物肉芽肿反应引起，这是先前血管内治疗过程中采用的聚合物材料栓塞导致的。

4. 治疗

启动 IVMP1g 冲击治疗 3 天后改为口服，2 个月内逐渐减停，以治疗炎症反应；抗癫痫药维持原方案。患者癫痫症状得到控制，但在激素缓慢减量过程中再次发作。尝试了 3 次将泼尼松加量至 60mg/d，每次在刚开始治疗时，患者的癫痫和头痛会有所缓解，但当泼尼松减量至 10mg/d 时，癫痫症状又不可避免地发作。同时，MRI 上的增强病灶也随着大剂量激素治疗消退，随着激素减量而复发（图 4-1C）。

病程 18 个月后，患者出现库欣面容、抑郁和慢性失眠。接下来的 1 年中，为了达到临床和影像学缓解同时摆脱激素，患者先后接受了两种激素替代方案：自身免疫脑炎和中枢神经系统血管炎的标准治疗（先使用了吗替麦考酚酯，随后是环磷酰胺），均合并 60mg/d 泼尼松，并于 6 个月缓慢减量。尽管加用了上述免疫抑制剂，在激素减量过程中仍因突破性癫痫发作及影像学进展宣告治疗失败。

由于病理显示了炎性肉芽肿，而已知的肉芽肿性疾病（如结节病）常常对 TNFα 抑制剂治疗有效，遂启动英夫利昔单抗治疗。于第 0、2、6 周给予 5mg/kg 输注，后每 8 周输注 1 次。同时再次使用甲泼尼龙 1g，每周 1 次，共 12 周；隔周 1 次，共 12 周；每 3 周 1 次，共 12 周；每 4 周 1 次，共 12 周；后于 2 个月内减停。治疗期间的一次评估，提示 2 个小的新增病灶，伴强化，无临床症状，遂将英夫利昔单抗增加至 8mg/kg，每 8 周输注 1 次。患者病情持续缓解，静脉激素也同时减量，最后一次 MRI 增强扫描显示病灶近乎消失（图 74-1E）。至此，推测患者可能需要终身使用英夫利昔单抗治疗。

【讨论】

在接受了血管内介入治疗后出现继发性癫痫、局灶性神经功能缺损、头痛或脑病的患者，应考虑异物引起的中枢炎症的可能。影像学线索包括医疗异物周围 T_2 加权成像异常信号及增强信号，其位置在支架植入血管远端的供血区域。

颈动脉支架植入后出现的这类现象既往也有报道。临床症状可能不会在术后立即出现，因为症状是由异物引起的慢性炎症所致，而非异物本身，因此会有一个慢慢演变的过程。患者可能会表现出难治性的神经系统症状。

病灶部位活检能为诊断及鉴别诊断提供可靠线索，并指导治疗决策。最多见的炎症细胞是 T 淋巴细胞和富含巨噬细胞的非干酪样肉芽肿。尽管大剂量激素疗效快速而显著，但不可避免地存在一些短期和长期不良反应，包括失眠、情绪改变、肥胖、高血糖、高血压、体液潴留、库欣样表现、骨质疏松、白内障等。即使选用吗替麦考酚酯和环磷酰胺作为 T 细胞抑制治疗，仍无法替代大剂量激素。TNFα 能促进免疫细胞在感染位置聚集，导致肉芽肿的形成。英夫利昔单抗作为一种 TNFα 受体阻滞药，阻止肉芽肿的产生。我们推测是由于英夫利昔单抗抑制了 T、B 淋巴细胞的信号转导，降低了局部黏附分子的产生，阻止了慢性炎症产生，因此使得病灶强化减弱，促进癫痫症状缓解。阻断这种免疫反应的潜在缺点是机会性感染。此外，部分自身免疫病患者，如类风湿性关节炎，当使用英夫利昔单抗治疗时，会出现反常的中枢神经系统炎症。

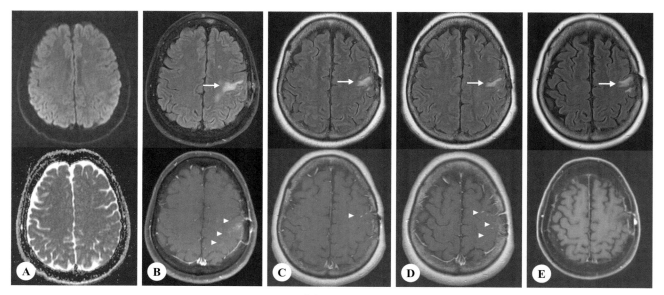

▲ 图 74-1　病例 74 的轴位头颅 MRI

A. 可疑的脑血管事件发生后，DWI（上图）及 ADC（下图）无急性脑卒中表现。B 至 E. T_2 FLAIR（上图）及 T_1 增强（下图），摄于不同的时间。术后胶质增生引起的 T_2 信号异常逐渐减少，最后稳定在一定大小（上图，箭）。病灶强化程度随着时间变化（下图，箭头），治疗前广泛强化（B），激素治疗后强化减退（C），激素减量后再次加重（D）。最终，使用英夫利昔单抗和小剂量激素联合治疗后病情缓解（E）

【要点】

• 聚合材料栓塞是颈动脉支架术后少见的并发症。

• 临床表现包括癫痫、局灶性神经功能缺损、头痛、脑病。

• 脑实质内支架植入血管支配区松散的 T_2 加权成像病灶、点状强化和非功能区病灶的定向活检能够帮助诊断。

• 治疗包括标准的抗癫痫药物，一般需用到控制炎症所需的糖皮质激素。

• 可能出现糖皮质激素依赖。TNFα-IgG 治疗（如英夫利昔单抗）可考虑作为激素替代治疗。

病例 75　进行性双上肢痛、步态异常、便秘及尿潴留
Progressive Bilateral Arm Pain, Gait Disturbance, Constipation, And Urinary Retention

Ivan D. Carabenciov　Michael W. Ruff　著

张包静子　译　　全　超　校

【病例描述】

1. 病史及查体

48 岁女性，既往体健。因进行性右侧手臂及手部疼痛伴桡神经支配区感觉丧失，前来就诊。作为一名运动员，患者曾有多次运动相关的骨骼肌肉和上位颈椎损伤的病史。她的症状一开始被认为是右侧 C_6 神经根病，因此接受了 C_6 神经根激素局部注射治疗，患者疼痛一过性缓解。2 个月以后，她的疼痛复发，再次激素局部治疗无效。在接下来的几个月中，感觉丧失范围扩大至整个右手，继而蔓延至整个左手。此外，患者出现右手无力及平衡障碍，平衡障碍在黑暗环境尤为突出。来我们中心前的 3 个月，她出现自颈部向下发展的感觉过敏及温度觉丧失。最后，她出现进行性便秘及小便潴留。

入院查体：患者右上肢无力，以 C_8/T_1 神经支配区最为显著；左侧骨间肌轻微无力；轻度双侧髂腰肌外展肌无力（右侧重于左侧），闭眼时更为显著。右侧肱二头肌反射消失，右侧桡反射减弱，左侧桡反射消失；双侧肱三头肌反射轻度亢进（左侧强于右侧）。右侧股四头肌及腓肠肌反射亢进。右侧巴宾斯基征阳性，左侧阴性。双下肢关节位置觉及震动觉中度减退（右侧重于左侧）。诊断考虑见表 75-1。

2. 辅助检查

颈椎 MRI 显示 $C_3 \sim C_7/T_1$ 节段 T_2 加权成像高信号的纵向延伸病灶，不均匀强化，$C_5 \sim C_6$ 处强化最为显著（图 75-1）。先天性中央管细，其中 $C_5 \sim C_6$ 节段中央管严重狭窄，$C_4 \sim C_5$ 节段中度狭窄。头颅及胸髓 MRI 正常。腰椎 MRI 显示轻度腰椎病。

由于怀疑脊髓肿瘤继发脊髓压迫症，患者接受了 $C_3 \sim C_7$ 椎板切除术及 $C_2 \sim T_1$ 后路融合术，并于 $C_5 \sim C_6$ 水平行脊髓活检。术后，她的步态及右上肢疼痛改善。活检病理提示不典型胶质细胞。神经丝蛋白染色为浸润型。免疫组化显示 GFAP、Oligo-2 及 H3K27M 突变阳性的不典型细胞及 p53 过表达。浸润细胞的 H3K27- 三甲基化缺失。IDH R132H 和 BRAF V600E 序列突变免疫组化染色阴性。

3. 诊断

弥漫性中线胶质瘤伴 H3K27M 突变（WHO Ⅳ级）。

表 75-1　病例 75 的鉴别诊断	
可能的诊断	**支持 / 不支持的证据**
脊髓压迫症	既往颈椎损伤；患者症状定位于颈椎；进行性加重
脱髓鞘疾病	缺乏既往脱髓鞘疾病发作史；上肢反射减退
硬脊膜动静脉瘘	无"阶梯状加重"表现；颈椎受累而无低位脊髓和圆锥受累
病毒性脊髓炎	无全身症状；慢性进展性病程不符合该诊断
脊髓胶质瘤	亚急性病程符合该诊断

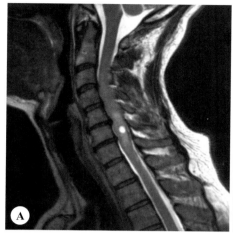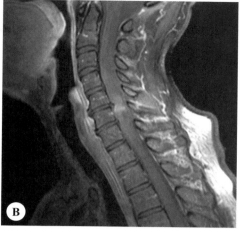

◄ 图 75-1　病例 75 的 MRI
A. 颈椎 T_2 矢状位显示 T_2 加权成像高信号病灶，范围为 C_3~T_1，伴 C_6 空洞形成；B. T_1 增强显示 C_5~C_6 椎间隙椎管严重狭窄区下方不均匀强化

4. 治疗

患者接受了放疗，方案为 42 天，5400cGy，分 30 次完成。放疗结束后口服组蛋白脱乙酰酶抑制药帕比司他（Panobinostat）治疗 12 个月。期间，患者步态不稳及麻木症状好转。3 个月后 MRI 随访显示脊髓病灶轻度缩小，放疗 1 年后仍然维持稳定。

【讨论】

弥漫性中线胶质瘤伴 H3K27M 突变是不可治愈的、通常无法手术的中线脑肿瘤，在儿科人群中最常见。也可发生于成人，即使无坏死和微血管增生这些特点，也多考虑为高级别。组蛋白 H3 上这种氨基酸的变化导致广泛的染色质重塑，最终阻碍细胞分化。尽管在潜在的基因突变方面取得了一些进展，但患有这种肿瘤的儿童预后很差，从确诊起，中位生存期约为 1 年。H3K27M 胶质瘤是相对新发现的类型，虽然该突变在儿童中与侵袭性、难治性的脑桥弥漫胶质瘤相关，但在成人肿瘤可能更为惰性。

目前的标准治疗主要是分次放疗，分 30 次给予，总剂量为 54~59Gy。帕比司他是一种组蛋白脱乙酰酶抑制药，在体外对含有 H3K27M 突变的弥漫性中线胶质瘤显示出良好的疗效。

与本病例不同的是，成人最常见的脊髓肿瘤是室管膜瘤，其放射学特征为伴钆增强、位于中央的膨胀性肿瘤，通常有空洞，常有含铁血黄素"帽"，表明曾有出血。考虑到空洞和惰性病程，室管膜瘤是本病的鉴别诊断。

【要点】

• 弥漫性胶质瘤（如星形细胞瘤）多是膨胀性的，因其慢性和浸润性特点，它的影像学表现远比临床症状所显示的更为严重。

• 脊髓肿瘤有时难以在影像学上与炎性长节段的横贯性脊髓炎区分。然而，临床病史在区别两者上非常有用，因为炎症在临床上通常在更短时间内达到高峰。

• H3K27M 肿瘤可发生在成人，即使没有坏死或微血管增生等特征，也应考虑为高级别肿瘤。

病例76 亚急性躯干、手臂、腿麻木
A Woman With Subacute Numbness Of The Trunk, Arms, And Legs

Eoin P. Flanagan 著

张包静子 译 全 超 校

【病例描述】

1. 病史及查体

39 岁女性，既往体健。她出现左臂麻木，症状在 2～3 周进展为左侧腋下、躯干、下肢及鞍区麻木。她有轻度不平衡感及左侧肢体无力，但仍能独立行走，不借助助行器。否认大小便障碍。否认前驱感染、疫苗接种、气短、发热、寒战史。否认恶心呕吐、呃逆。她没有 Lhermitte 征表现，亦无反复强直痉挛。

矢状位颈椎 MRI 显示长节段 T_2 加权成像高信号病灶，伴强化。脑脊液白细胞数增多，$29/\mu l$（参考范围 $0\sim5/\mu l$），蛋白质、糖、寡克隆带正常。血清 AQP4-IgG 及 MOG-IgG 以转染细胞法检测阴性。她被诊断为特发性横贯性脊髓炎，血清阴性的视神经脊髓炎谱系病。她接受了 IVMP 冲击治疗，剂量 1g/d，共 5 天。患者症状一过性缓解后又复发。当地医院推荐血浆置换治疗，但患者再次来我院（梅奥医学中心）就诊。她的神经系统查体提示轻度头面部以下的左半身上运动神经元轻瘫，左侧足趾震动觉轻度减退。无肢体痉挛，双侧巴宾斯基征阴性。尽管患者主诉感觉缺失，但是客观针刺觉查体正常。

2. 辅助检查

复查的颈椎 MRI 显示长节段的位于中央的病灶（图 76-1A），伴背侧线样、软膜下强化，强化延伸范围超过 2 个椎体节段（图 76-1B）。MRI 表现高度提示脊髓神经结节病。胸腔 CT 提示双侧肺门淋巴结肿大。血清 ACE 水平正常。肺部支气管镜活检提示非干酪样肉芽肿。

3. 诊断

非干酪样肉芽肿确定了肺部结节病，故脊髓病灶考虑为神经结节病。

4. 治疗

再次 IVMP 冲击治疗，1g/d，共用 5 天，后改为口服泼尼松每天 1mg/kg，持续 2 个月。患者神经系统症状好转，复查 MRI 显示 T_2 加权成像高信号病灶及强化显著消退。因此，激素在接下来的 9 个月逐渐减量。

【讨论】

脊髓神经结节病常表现为单纯的脊髓症状，不伴肺结节病症状（如咳嗽、呼吸困难）。可以亚急性起病，类似横贯性脊髓炎（如本例患者），或者表现为几个月或几年隐匿进展的脊髓病。对于那些更为隐匿的病程，超过 1 个月的加重过程能够帮助与复发缓解型多发性硬化、AQP4-IgG 阳性的 NMOSD 或 MOG-IgG 脊髓炎鉴别。这些脊髓炎一般在 3 周内症状就达到高峰。病程早期，脊髓神经结节病的临床症状可能不如其他表现为长节段横贯性脊髓炎（如 AQP4-IgG 阳性的 NMOSD）这么严重，后者通常于数周内进展为截瘫或四肢瘫痪。

脊髓神经结节病的 T_2 加权成像高信号病变通常与其他原因的病变难以区别，但 MRI 钆增强模式可以区分。具体来说，如本例所见，线状、背侧、软膜下的强化，由脊髓后份向脊髓内部延伸，

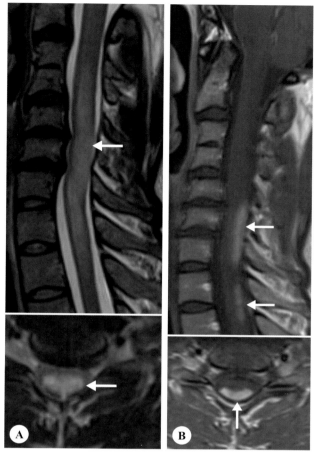

▲ 图 76-1　病例 76 的脊髓 MRI 检查

A. T$_2$ 加权成像矢状位显示长节段脊髓病灶（箭），横断面是中央病灶（箭）；B. T$_1$ 增强显示线状、背侧脊膜下强化，超过 2 个锥体节段（箭）

提示脊髓结节病。偶见中央管同时强化，在轴位钆增强序列上呈"三叉戟征"。

扩大的肺门淋巴结偶尔可以在胸髓 MRI 上显示出来，并为诊断提供线索。胸部 CT 常有异常，但灵敏度可能较低。对临床高度怀疑脊髓神经结节病但胸部 CT 正常的患者，^{18}F-FDG-PET 能够帮助诊断及选择最佳的活检部位。纤维支气管镜下

肺部活检或纵隔镜下淋巴结活检发现典型的非干酪样肉芽肿能帮助组织学诊断。直接的脊髓活检由于致残风险高，一般不选用，找到非神经系统的结节病是考虑神经结节病充分依据。对于 MRI 有特征性表现而影像学无系统性结节病依据的患者（有时是由于激素使用的影响），可考虑经验性激素治疗及密切的影像学随访，对那些治疗反应不佳的患者应重新评估诊断。

脊髓神经结节病的治疗主要是大剂量激素。常规剂量是 IVMP1g/d，使用 5 天；后口服泼尼松 1mg/kg，持续至少 3 个月；后进行缓慢减量，减量过程持续 9～12 个月。短期使用静脉糖皮质激素或口服激素减量过快的患者容易很快复发，就像本例患者。对于激素减量过程中复发的患者，可使用激素替代方案，如甲氨蝶呤、吗替麦考酚酯、硫唑嘌呤。TNFα 抑制药英夫利昔单抗可作为急性期激素不耐受或禁忌患者的激素替代方案。治疗 1～2 年后，病情多数会得到缓解，免疫治疗一般不必超过 2 年。

【要点】

• 脊髓神经结节病常被误诊为特发性横贯性脊髓炎或血清抗体阴性的 NMOSD。

• 矢状位 MRI 上线样、背侧脊膜下强化，延伸超过 2 个椎体节段，提示脊髓神经结节病的诊断。

• 胸部 CT 是首要的肺部结节病筛查手段，但 PET/CT 更为敏感，推荐用于普通 CT 阴性但临床高度怀疑结节病的患者。

• 持续的大剂量口服激素能使脊髓神经结节病得到缓解。

病例77 进行性下肢疼痛无力
A Septuagenarian With Progressive Lower Extremity Weakness And Pain

Nicholas L. Zalewski, 著

张包静子 译　全 超 校

【病例描述】

1. 病史及查体

75 岁男性，右利手，因"难治性横贯性脊髓炎"求诊。既往有高血压、冠心病、良性前列腺增生及慢性肾病。8 年前，患者出现长途驾驶后左下肢放射痛，仰卧后缓解。近 5 年来，行走超过半个街区就会出现下肢疼痛无力，左侧重于右侧。当地考虑为"症状性腰椎管狭窄"，他接受了腰椎硬膜外激素注射治疗，疼痛显著缓解，之后他能够更长时间地坐与行走。9 个月前，他的症状变得难以缓解，于是接受了 $L_3 \sim L_5$ 椎板切除减压术，之后双下肢疼痛明显缓解。

术后 3 个月，患者双下肢麻木无力加重，常常跌倒。麻木从臀部及足开始，几个月后逐渐从足部向近端发展。随着无力进展和跌倒增多，他使用了 4 个月手杖，继而又使用了 2 周助行器。他出现排尿困难，双侧小腿、足部、臀部非特异性持续疼痛，这些症状逐月加重。1 个月前，他复查了脊髓 MRI，显示为横贯性脊髓炎。他开始使用泼尼松 40mg/d，2~3 天后，他觉得症状加重，故停用了泼尼松。

患者症状持续加重，他重新开始泼尼松口服，并来我院（梅奥医学中心）就诊。查体发现其双上肢正常，无躯干感觉平面。患者自诉既往无神经或系统性症状。查体显示双下肢严重的上运动神经元瘫痪，肌张力正常，双下肢腱反射亢进，双侧足底反射消失，严重的双下肢多种感觉丧失。步态与其严重的截瘫及感觉丧失匹配，仅能在辅助下行走几步。

考虑到其数月来进展性脊髓病变，病灶不伴强化，特发性横贯性脊髓炎诊断存疑，考虑的诊断与鉴别诊断见表 77-1。

2. 辅助检查

外院 MRI 提示手术前多发椎管狭窄及可疑的轻度 T_2 加权成像脊髓内高信号延伸至圆锥（图 77-1）。症状恶化时的胸椎 MRI 提示长节段 T_2 加权成像高信号病灶从胸椎延伸至圆锥，不伴强化。头颅 MRI 无特殊。

入院检查显示脑脊液蛋白质水平升高，92mg/dl（参考范围≤35mg/dl）。有核细胞数 1/μl，IgG 指数正常，寡克隆带阴性，脱落细胞及副肿瘤抗体阴性，血清 AQP4-IgG 和 MOG-IgG 阴性。血清 HIV 及梅毒检查阴性。脊髓 MRA 显示 $T_{10} \sim T_{12}$ 轻度血管影，但无明确的硬脊膜动静脉瘘（spinal dural arteriovenous fistula，SDAVF）。由于患者为老年男性，进展性脊髓病变，激素使用后症状加重，影像学上表现为长节段的脊髓病灶延伸至圆锥，无炎症依据，故高度怀疑硬脊膜动静脉瘘，予安排 DSA 检查。

3. 诊断

脊髓 DSA 确认 T_{11} 水平左侧硬脊膜动静脉瘘。

4. 治疗

患者接受了 $T_{11} \sim T_{12}$ 椎板切除术及硬脊膜动静脉瘘断流术，无手术并发症。术后回当地行进一步康复治疗。

鉴别诊断	支持的证据	不支持的证据
结构性疾病		
蛛网膜炎	• 近期手术史 • 数月来进行性加重 • T_2 加权成像高信号且不伴强化	• 无脊髓 / 神经根走行路径上的缩窄 • 无脊髓空洞 / 中央管扩张
炎性疾病		
AQP4-IgG 阳性的 NMOSD	长节段 T_2 高信号，起病年龄较大	• 进行性加重数月 • 病灶无强化 • 男性 • 糖皮质激素治疗加重
MOG-IgG 脊髓炎	• 长节段 T_2 高信号 • 延伸至圆锥 • 无明确或仅有模糊的强化	• 进行性加重数月 • 起病年龄较晚 • 糖皮质激素治疗加重
结节病	• 数月逐渐进展 • 长节段 T_2 病灶	• 不伴强化 • 糖皮质激素治疗加重
GFAP-IgG 脊髓炎	• 达到高峰时间较久 • 长节段 T_2 病灶	• 无中央管强化 • 无多灶性神经系统受累或头颅 MRI 异常 • 糖皮质激素治疗加重
特发性横贯性脊髓炎	• 脊髓 T_2 高信号 • 完全横贯性脊髓病灶	• 病情达到高峰超过 21 天 • 无躯干感觉平面和炎症证据
副肿瘤	• 数月严重进展性病程 • 无强化 • 起病较晚	• 极少单独出现 • 没有已知的肿瘤或系统症状
感染		
病毒性脊髓炎（如 HIV），脊髓痨，Lyme 病，HTIL	• 脊髓 T_2 高信号 • 边界不清	• 无感染症状、皮疹等 • 数月进行性恶化 • 无典型的临床及影像学自限性表现
血管性		
硬脊膜动静脉瘘	• 老年男性 • 进展性脊髓病变 • 长节段病灶延伸至圆锥	无明确的迂曲血管流空影
肿瘤性		
脊髓星形细胞瘤	• 数月进展性脊髓病变 • 长节段 T_2 高信号	• 病灶内无明确肿块 • 无增强核心
代谢性		
维生素 B_{12}、铜、维生素 E 缺乏	数月进展性脊髓病变	• 脊髓横断面异常信号模式；非典型的亚急性联合变性模式 • 数月内严重的多个神经功能系统症状加重，伴疼痛 • 无危险因素

表 77-1 病例 77 的鉴别诊断

IgG. 免疫球蛋白 G；NMOSD. 视神经脊髓炎谱系疾病

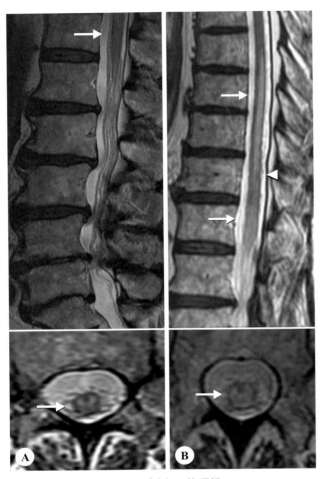

▲ 图 77-1　病例 77 的腰椎 MRI

A. 初始矢状位 MRI 显示多发椎管狭窄（上图），伴可疑延伸至圆锥的矢状位及轴位（下图）T_2 加权成像高信号（箭）；B. 腰椎手术数月后，MRI 显示长节段 T_2 加权成像高信号，自中段胸髓延伸至圆锥（箭），伴模糊的背侧迂曲血管流空影（箭头）

【讨论】

　　SDAVF 是最常见的脊髓动静脉畸形，起源于后天的神经根动脉和神经根髓质静脉之间的异常连接。进行性充血和脊髓水肿导致神经功能缺损逐渐进展。好发于有背部手术史或外伤史的老年男性。常在发病 1～3 年后才被明确诊断。

　　绝大多数患者表现为进行性加重的胸髓或圆锥综合征，发病数年后影响双下肢功能。由于患者常常缺乏上运动神经元体征及躯干感觉平面，早期常被怀疑为周围神经病变。劳累或 Valsalva 引起的症状恶化通常是由静脉高压短暂加重所致。下背部钝痛很常见，放射到下肢可以类似神经根病的症状。激素使用后可能出现显著的临床症状恶化，这是提示诊断的重要线索。

　　脊髓 T_2 水平高信号见于超过 95% 的患者中，长节段病灶伴水肿最为典型，有近 90% 延伸至圆锥。在 T_2 加权成像矢状面上，大约 80% 的患者可以看到扭曲的血管流空影，结合其他序列能有更高的灵敏性。大多数 SDAVF 伴脊髓实质内增强信号，为模糊或斑片状非特异性强化，但有时可以看到独特的"断层征"，即在整段增强中突然缺失一段。

　　80%～95% 的 SDAVF 可在脊髓 MRA 中看到迂曲的髓周静脉，95% 瘘管位于其中 2 个节段范围内，常规血管造影仍然是检测和确诊 SDAVF 的金标准。

　　引流静脉断流手术治疗非常有效（约 98%），在经验丰富的中心并发症发生率较低。使用液体栓塞剂对引流静脉进行血管内栓塞对 70%～80% 的患者有效，在部分病例可于首次血管造影时就进行栓塞。

【要点】

● 进行性脊髓病变伴 T_2 高信号，病灶延伸至圆锥需高度怀疑 SDAVF。

● 特发性横贯性脊髓炎通常在 21 天内达到高峰，并有严格的诊断标准，需排除其他脊髓病变的病因。

● 并非所有 SDAVF 都有血管流空影或异常 MRA 发现，因此高度怀疑该病需行 DSA 诊断。

病例 78　急性四肢瘫痪
Acute Quadriparesis In A Smoker

Nicholas L. Zalewski　著

孟强译　王蓓全超校

【病例描述】

1. 病史及查体

51 岁女性，因"横贯性脊髓炎"就诊。相关病史包括高血压、高脂血症及吸烟史（每年 50 包）。2 个月前，她在购物时突然感到上背部剧烈疼痛。2h 后，迅速出现双手严重无力。在接下来的 8h，发生严重截瘫和尿潴留，双下肢无法抬起，并伴有 T_1 平面以下感觉障碍。

在当地急诊科，她的生命体征正常。考虑到她病初出现剧烈疼痛，进行了心脏评估和胸部 CTA 检查，排除心脏缺血或主动脉夹层。颈髓和胸髓急诊 MRI 未显示压迫，脊髓信号也无异常。脑脊液有核细胞 2/μl，蛋白质 76mg/dl（参考范围 ≤ 35mg/dl），葡萄糖 67mg/dl，未见异于血清的寡克隆带，IgG 指数正常。因脑脊液蛋白 - 细胞分离，脊髓影像学正常，考虑吉兰 - 巴雷综合征，予 IVIG 治疗。

IVIG 治疗 3 天后，没有任何改善。复查 MRI，提示自下颈段至上胸段纵向长节段（≥3 个椎体节段）T_2 高信号病变。诊断修正为横贯性脊髓炎。头颅 MRI 检查正常。为进一步评估炎症性或感染性脊髓病，她完善了血清和脑脊液相关检测，包括血清 MOG-IgG 和 AQP4-IgG 自身抗体检测，结果无异常。给予 IVMP 1000mg，共 5 天；经过几个月强化康复训练后，她的力量逐渐改善，能够挂着拐杖行走。遗留症状包括下肢和手部力弱，神经源性膀胱和严重的神经病理性疼痛。

她的转诊医生考虑她是血清阴性的视神经脊髓炎谱系疾病。经联系转入我们中心时，神经系统体格检查提示中度上运动神经元性四肢瘫痪。存在腱反射活跃、轻度痉挛和伸性跖反射。T_1 平面以下显著的痛觉和温度觉障碍。躯干部位触摸时引发异常痛觉。回顾之前的 MRI 检查，考虑鉴别诊断见表 78-1。

2. 辅助检查

回顾外院 MRI 检查，最关键的影像学表现包括：症状最初的 12h MRI 正常，第 3 天 MRI 复查（图 78-1）显示矢状位上颈椎前部铅笔样高信号，轴位上脊髓前部病灶呈 U 形或 V 形（称为 U/V 模式），无增强。未行 DWI 检查。

鉴于快速的、严重的功能障碍并疼痛，典型的 MRI 表现，考虑最可能的诊断为脊髓梗死（spinal cord infarction，SCI）。颈部 MRA T_1 压脂序列未显示血管夹层。实验室检查显示低密度脂蛋白为 124mg/dl，HbA1c 为 6.2%。

3. 诊断

根据诊断标准，患者被诊断为很可能的自发性 SCI。

4. 治疗

建议患者戒烟，启动阿司匹林和他汀类药物治疗，随后由初级保健医生随访管理血管危险因素。针对遗留的神经病理性疼痛，加用大剂量加巴喷丁治疗。重要的是，由于修正诊断，避免了不必要的、额外的免疫治疗。

可能的诊断	相关依据	可能的诊断	相关依据
创伤		梅毒	• 危险因素（如 HIV 血清学阳性） • 可以是超急性（梅毒性血管炎 / 主动脉炎）
创伤性脊髓损伤	创伤，车祸伤		
严重的脊椎退行性病变（轻微外伤后恶化）	• 严重脊椎退行性病变伴椎管狭窄和脊髓受压 • 轻微跌伤 / 创伤，然后加重	硬膜外脓肿	• 免疫功能低下，静脉药物滥用，发热，ESR/CRP 升高 • MRI 硬膜外肿块（压迫性）
炎症性		**血管性**	
AQP4-IgG 血清学阳性的 NMOSD	• 病情进展＞24h（数天） • 前期发作，典型的脑部病变 • 血清 AQP4-IgG 阳性，炎性脑脊液，MRI 斑片状 / 环状强化病灶	硬脊膜动静脉瘘	• 典型为逐渐进展，伴发作性恶化（约 5% 为急性） • MRI 以下胸段 / 圆锥病变为主，血管流空影
MOG-IgG 脊髓炎	• 病情进展＞24h（数天） • 前期发作，典型的脑部病变 • 血清 MOG-IgG 阳性，炎性脑脊液	硬膜外血肿	• 抗凝，近期创伤 • MRI 硬膜外肿块（压迫性）
结节病	• 典型病例进展数周以上 • 背侧软脊膜增厚和（或）三叉戟样强化 • 炎性脑脊液（淋巴细胞增多）	脊髓血肿	• 急性或进行性脊髓病伴急性加重（如 AVM、海绵状血管瘤） • MRI 显示出血
多发性硬化	• 病情进展＞24h（数天至数周），轻度发作，感觉受累为主 • 边界清楚、短节段、卵圆形病变≤2 个椎体节段，典型的脑部病变 • 脑脊液寡克隆带阳性，IgG 指数升高	血管炎	• 系统性血管炎病史 / 表现 • 炎性脑脊液，中枢神经系统多发性病灶
特发性横贯性脊髓炎	• 排除性诊断（标准） • 近期感染促发 • 炎性脑脊液	缺血性脑卒中	除了病例中所描述的放射学特征外，颈部和胸部 CT 或 MRA 可显示夹层
感染性		**中毒**	
VZV	• 可以是超急性的（VZV 血管病变） • 近期带状疱疹，免疫功能低下 • 炎性脑脊液，脑脊液中 VZV 的 PCR 呈阳性 • 主要见于儿童	海洛因	• 戒毒后复吸海洛因 • 急性海洛因中毒伴意识丧失
		N₂O（笑气）	• N₂O 暴露，脊髓后索受累为主
急性弛缓性脊髓炎	• 近期 / 当前的全身性感染，迅速进展，单纯运动受累 • 炎性脑脊液，MRI 长节段脊髓灰质受累	**肿瘤**	
		转移性硬膜外压迫	• 癌症病史，早期出现背痛 • MRI 硬膜外肿块（压迫性）
病毒性脊髓炎（如 CMV、HIV）	• 感染症状，免疫功能低下，存在危险因素 • 炎性脑脊液	肿瘤出血	• 进行性脊髓病伴急性加重 • MRI 脊髓肿块伴出血 • 肿瘤病史，＞24h 进展
		脊髓转移癌	MRI 环状和火焰状强化

表 78-1 病例 78 的鉴别诊断

AQP4. 水通道蛋白 4；AVM. 动静脉畸形；CRP. C 反应蛋白；ESR. 红细胞沉降率；IgG. 免疫球蛋白 G；MOG. 髓鞘少突胶质细胞糖蛋白；MRI. 磁共振成像；NMOSD. 视神经脊髓炎谱系疾病；PCR. 聚合酶链式反应；VZV. 水痘 - 带状疱疹病毒

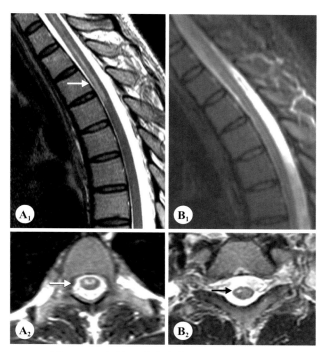

▲ 图 78-1　急性四肢瘫痪患者的脊髓 MRI 表现

起病后第 3 天 MRI，矢状位显示脊髓前部，下颈段至上胸段、纵向、长节段、铅笔样高信号（A_1，箭），轴位显示脊髓前部 U/V 形病灶，T_2 高信号（A_2，箭）。2 个月后的 MRI 随访，矢状位显示基本正常（B_1），轴位显示脊髓前角细胞小软化灶，T_2 高信号（B_2，箭）

【讨论】

自发性 SCI 是一种未被充分认识的急性脊髓病。SCI 通常见于老年人，大多数病例存在典型的血管危险因素、动脉夹层和纤维软骨性栓塞；历史上，SCI 病例常继发于梅毒。

自发性 SCI 诊断标准包括以下内容。

1. 临床：以严重的非创伤性脊髓病症状起病，12h 内到达高峰（或阶梯样进展，在 12h 内达到高峰）。

2. MRI：①无脊髓压迫；②髓内 T_2 高信号病变；③特征表现（弥散受限、邻近动脉夹层 / 闭塞、椎体梗死）。

3. 脑脊液：非炎症性。

4. 排除其他诊断。

自发性 SCI 的诊断分为确诊的（包括 1、2 ①～③ 和 4）、很可能的（包括 1、2 ① 和②、3 和 4）、可能的（1 和 4）。

值得注意的是，在本例患者中，功能障碍在数小时内进展至高峰，而不像典型脑卒中，多在数秒或数分钟进展至高峰。这点与脑缺血不同，目前尚不清楚为什么 SCI 患者从起病到高峰通常需要较长时间，但这对诊断非常重要。60%～70% 的患者会主诉在发病时或发病前出现明显的疼痛，这可能是由缺血或梗死造成的（如主动脉 / 椎动脉夹层或纤维软骨性栓塞）。如果发现病变局限于血管分布区（脊髓前动脉或脊髓后动脉），对诊断有帮助；然而，在临床或放射学上，SCI 通常并不严格地限制在绝对的血管分布区。躯干疼痛、感觉平面和双侧症状有助于定位脊髓损伤，如果有其他的定位体征，则需考虑其他的可能诊断。

对于疑似 SCI 患者，应行仔细的神经影像学评估。最初，脊髓 MRI 通常是正常的（数小时），然后出现典型的 T_2 高信号（数小时至 1 天或数天），可伴有病灶增强（脊髓灰质纵向线样）和水肿（数天至数周），恢复期后通常遗留脊髓囊性软化灶和（或）脊髓局部萎缩。医师应该尽快开具 DWI 和血管成像检查以寻找邻近的血管夹层 / 闭塞，并评估相邻椎体梗死。脊髓 T_2 高信号这一特征会因梗死的部位和大小及影像检查时间而发生较大变化。SCI 典型的 T_2 高信号特征包括蛇眼征、铅笔样高信号、脊髓前部 U/V 模式、前内侧点征、完全灰质征及脊髓完全损伤。脑脊液一般无特殊，通常蛋白质含量增加，但有些病例有轻微炎症表现。

理想情况下，早期处置包括尽快行 MRI 检查以排除其他诊断（如压迫性脊髓病）和改善脊髓灌注。目前缺乏关于静脉注射 tPA 或升高血压改善脊髓血流的数据。如果考虑可能是炎症性脊髓病时，有理由短期静脉应用皮质类固醇激素；但如果怀疑 SCI 可能性大时，应避免给予 IVIG（促血栓形成）和血浆置换（低灌注）治疗。

应该考虑进行脑卒中评估以明确梗死机制，但通常无法找到确切病因。尽管存在严重的急性功能障碍，但相当一部分患者会明显恢复。积极的康复训练、神经源性肠道和膀胱的管理、血管危险因素的控制、神经病理性疼痛后遗症的治疗都很重要。

【要点】

• 在 12h 或更短的时间内进展的严重、非创伤性脊髓病需高度怀疑 SCI；剧烈疼痛很常见，但并不是所有患者都出现。

• SCI 的 T_2 高信号呈现多种的模式，但通常病灶并不增强，亚急性期可见脊髓内纵向线样强化；建议寻找特殊的影像学表现。

• 通常 SCI 的脑脊液是非炎性的。

• 当怀疑 SCI 时，医师就应该考虑评估和处置，而非按照横贯性脊髓炎治疗。

病例 79 反复背痛并快速进展至截瘫
A 25-Year-Old Man With Recurrent Back Pain And Rapid-Onset Paraplegia

Nicholas L. Zalewski 著

孟 强 译 王 蓓 全 超 校

【病例描述】

1. 病史及查体

25 岁男性，因严重的"横贯性脊髓炎"被转诊到梅奥医学中心进一步评估和治疗。他没有相关的既往病史。症状大约开始于 6 个月前，首先发生显著的腰背痛 2 天，随后下肢无力 3 天。他仅能依靠轮椅活动，由于严重无力，不得不停止工作，但几天之内，他的症状自行缓解了。

6 个月后，大约在转院前 10 天，再次发生严重腰背痛并持续 2 天，随后出现进展性、对称性双侧下肢无力 3 天，并伴脐部以下感觉消失，以及直肠和膀胱功能障碍。收住当地住院。

脊柱和脑部 MRI 显示下胸段脊髓 T_2 高信号（图 79-1A）。脑脊液有核细胞总数 17/µl（77% 中性粒细胞），红细胞 459/µl，蛋白质水平 84mg/dl（参考范围≤35mg/dl），葡萄糖 62mg/dl。他被诊断为"横贯性脊髓炎"，并进行了全面的血清学检查以评估确切病因。每天给予患者 IVMP1000mg 并联合应用广谱抗生素（万古霉素和头孢吡肟）连续 3 天，以治疗炎症性横贯性脊髓炎，同时也治疗脑脊液中性粒细胞增多情况下可能存在的潜在的感染。鉴于严重功能障碍的快速进展，申请转诊至梅奥医学中心进一步评估和治疗。

患者既往无神经系统症状，无发热、寒战、夜间盗汗、新发皮肤病变，并且无体重下降。他不吸烟，无饮酒嗜好，也无添加营养补充剂或违禁毒品使用史。他没有神经系统疾病或其他相关的家族史。

到达梅奥医学中心时，他的血流动力学稳定，并且无发热。神经系统体格检查显示对称性、迟缓性截瘫。T_{10} 平面以下完全性感觉障碍，下肢反射减弱和跖反射消失。

回顾外送的血清学实验室检测包括 AQP4-IgG、MOG-IgG、副肿瘤抗体、结缔组织病全套、抗中性粒细胞胞质抗体、抗磷脂抗体、抗心磷脂 IgG 和抗心磷脂 IgM 抗体、抗 β_2 糖蛋白 1-IgG/IgM 抗体，以及 HIV 和梅毒血清学检测，均为阴性。脑脊液的特殊检查包括细菌和真菌培养、抗酸杆菌染色和培养、梅毒 VDRL 检查，以及 VZV、HSV-1/2、CMV PCR，均无异常。

回顾外院胸髓 MRI（图 79-1A），显示纵向累及整个胸髓的长节段 T_2 高信号，胸髓下段见血液成分，病灶为显著的局灶性团块样 T_2 低信号，周围 T_1 高信号。除已有的 T_1 高信号之外，无额外钆剂强化。

鉴于存在明显出血表现，处置转向脊髓出血（脊髓血肿）的诊断和治疗。当时的鉴别诊断见表 79-1。

由于其临床和影像学特征，高度怀疑为海绵状血管瘤并新发出血。然而，因为 T_2 高信号的范围（与之相关的严重水肿一致）及这位年轻患者的严重症状，需要对其进行彻底评估，以排除其他导致脊髓血肿的原因。

2. 辅助检查

脊髓 MRI 复查结果与近期胸髓下段出血的演变一致（图 79-1B）。椎管 DSA 检查结果正常，没有动静脉畸形（arteriovenous malformation，AVM）

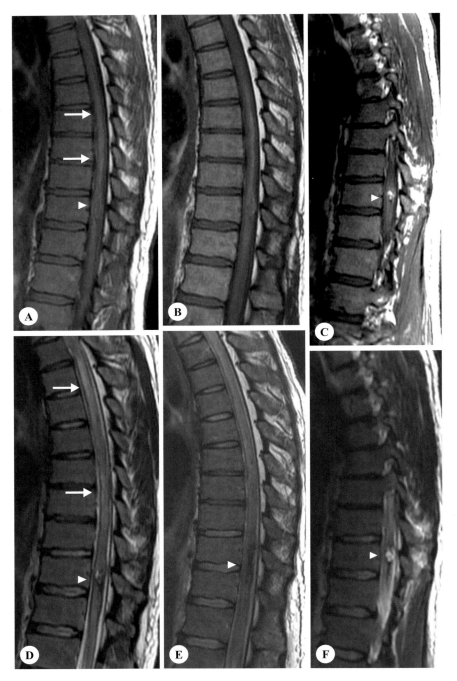

◀ 图 79-1 病例 79 的 MRI

A 至 C. T_1 加权（A 至 C）和 T_2 加权（D 至 F）图像显示脊髓髓内海绵状血管瘤继发血肿第 0 周（D）、第 1 周（E）和第 4 周的演变情况（F）。T_1 高信号和 T_2 黑色低信号显示出血部位（箭头），与之相邻的整个脊髓 T_1 高信号（箭，上排图像）与 T_2 高信号显示出血相关的反应性水肿（箭，下排图像）。急性出血后复查，伴有黑色 T_2 低信号环且边界清晰的分叶样肿块（C）大概在出血后 4 周显示得最清楚，该特点与 ISCM 一致

的证据。出血倾向与药物滥用方面的全面评估均无异常，全身皮肤检查排除了黑色素瘤，胸部和腹部 CT、骨盆和睾丸超声检查也都正常。

3. 诊断

结合临床症状的时间轴，脊髓病灶呈分叶样出血，其外周 T_2 低信号环及 T_1 和 T_2 混杂信号提示近期出血，影像学无肿瘤表现，全身评估及 DSA 正常，患者诊断为由脊髓髓内海绵状血管畸形（intramedullary spinal cavernous malformation，ISCM）引起的脊髓血肿。

4. 治疗

如果在出血平面发生完全性横贯性脊髓损伤，不推荐进行神经外科手术，手术切除 ISCM 也有潜在风险。3 周后，影像学随访（图 79-1C）的结果与继发于 ISCM 新近出血的预期演变过程相符。

【讨论】

几种潜在机制可能引起脊髓血肿（表 79-1）。最常见的非创伤性原因为海绵状血管畸形（ISCM）和动静脉畸形（AVM）。脊髓血肿最常见的表现为剧烈背部疼痛，可据此推断出血部位和不同程度脊髓病损（通常非常严重）。

与脊髓相比，海绵状血管畸形在大脑中更常见（占人群 0.5%）。总体而言，ISCM 占脊髓血管畸形的 5%～12%。大多数 ISCM 出血是自发性和散发性的，但有些是继发于先前的放射治疗或家族遗传。除脊髓血肿外，进行性脊髓病症状可能由静脉微出血引起的占位效应所致。进行性恶化常见于脊髓血肿复发（如本例患者）。该病例表现出典型的 MRI 特征，尤其是随着活动性出血的逐渐吸收，显示为 T_1 和 T_2 混杂信号的结节状肿块，

周围由于含铁血黄素沉积而呈现为边界清楚的黑色 T_2 低信号。ISCM 在 DSA 上不明显，但 DSA 可用于排除其他一些重要的疾病，如脊髓 AVM 或血管母细胞瘤。手术切除旨在避免由于反复出血而致的恶化。症状改善是可能的，大多数患者可从减少出血复发风险的措施中获益。

【要点】

• 钆给药之前，显著的 T_2 低信号和 T_1 高信号与脊髓血肿表现一致，而非炎症性脊髓病。

• ISCM 和 AVM 是最常见的能识别的非创伤性脊髓血肿的原因。

• 应该全面评估出血倾向及肿瘤，但在许多病例中找不到出血原因。高血压是特发性脊髓出血的危险因素。

表 79-1　病例 79 的鉴别诊断

可能的诊断	支持的证据	不支持的证据
外伤	脊髓血肿的最常见原因	• 无外伤病史 • 影像学髓内局灶肿块样结构
海绵状血管畸形	• 脊髓血肿的常见原因 • 年轻男性患者 • 影像学髓内非均质分叶状肿块 • 疼痛通常先于脊髓病症状 • 先前发作的自限性疼痛并神经功能缺损 • T_1 和 T_2 加权成像呈混杂信号 • 边界清楚的 T_2 黑色低信号环	长节段的 T_2 高信号（水肿）不太常见
动静脉畸形	• 脊髓血肿的常见原因 • 年轻患者 • 先前发作的自限性疼痛并神经功能缺损 • 广泛的病灶相关的 T_2 高信号（水肿）	脊髓 MRI 未见流空信号
出血倾向	脊髓血肿	既往无出血史，没有使用抗凝药物或相关药物
肿瘤	影像学髓内局灶性肿块样成分	• 无原发肿瘤史 • 无对比剂增强
其他（脊髓动脉瘤、椎管内出血、血管炎、放射治疗）	脊髓血肿	• 罕见 • 既往健康和早期实验室评估正常
特发性	通常是排他性诊断	• 局灶性肿块样结构 • 无典型的高血压危险因素

病例 80　颈部疼痛后进行性加重的脊髓病
Progressive Myelopathy After Neck Pain

Eoin P. Flanagan　著
孟　强　译　王　蓓　全　超　校

【病例描述】

1.病史及查体

36 岁女性，有甲状腺功能减退、痛风、纤维肌痛、抑郁症、精神药物滥用及肾结石病史，出现颈部疼痛并加重。3 个月后，出现左腿麻木，并在几个月内逐渐恶化，发展至整个右腿，并在 T_8 平面出现感觉平面。同时，她还出现双手麻木，双腿僵硬、无力，排尿困难。

她在当地一家医疗机构就诊，颈椎 MRI 矢状位图像显示超过 2 个椎体节段的 T_2 高信号，并有强化（图 80-1A 和图 80-1B）。脑脊液白细胞计数正常，蛋白质和葡萄糖含量正常，寡克隆带阴性。她最初被诊断为特发性横贯性脊髓炎，给予 IVMP 治疗（1g/d，持续 5 天）。治疗初期，患者病情一过性改善，但此后她的病情继续恶化。她来到我们中心寻求帮助。

2.辅助检查

神经系统检查显示局限于双侧髂腰肌的轻度无力，双上肢与双下肢腱反射亢进。双侧 Hoffmann 和巴宾斯基征阳性。双下肢中度痉挛，远端轻度振动觉丧失，伴有躯干 T_8 水平感觉平面。步态检查显示痉挛步态，并且 Romberg 征轻度阳性。重新评估她之前的 MRI，在颈椎中、重度狭窄的中间位置可见一个横行或煎饼状增强（图 80-1B₁），在轴位上，灰质不受影响（图 80-1B₂）。

3.诊断

MRI 检查结果高度提示脊髓型颈椎病。

4.治疗

神经外科会诊后，患者接受了颈椎前路椎间盘切除减压术和 $C_{4\sim7}$ 融合术。手术后 4 个月访视时，患者诉她的力量与行走有所改善。神经系统检查显示下肢力量正常，痉挛消失和巴宾斯基征阴性，但仍存在双侧感觉障碍。复查颈椎 MRI 显示 T_2 高信号和增强信号减轻，上述表现与手术后反应相符（图 80-1）。

【讨论】

本例患者的脊髓病在数月内呈进行性加重，可与横贯性脊髓炎相鉴别，后者通常在 21 天内发展到最严重。此外，脑脊液是非炎症性的，这也倾向于颈椎病诊断，而不是特发性横贯性脊髓炎。然而，钆增强模式是强烈提示脊髓型颈椎病诊断的关键依据，最后，神经外科会诊并进行减压术。

颈椎病是最常见的非创伤性脊髓病的病因。鉴于其发生率，对神经科医生和其他临床医生而言，重要的是识别颈椎病可能伴随的少见的放射学特征。大约 15% 的患者存在相关脊髓内 T_2 高信号（瘢痕组织，有时称为脊髓软化），这通常被神经病学家公认为脊髓型颈椎病的潜在伴随表现。然而，高达 7% 的脊髓型颈椎病患者伴有病灶强化，这很可能是由局部血 - 脊髓屏障破坏所致。

存在病灶强化易导致混淆，患者常被误诊为横贯性脊髓炎或肿瘤，并可能因不恰当的免疫抑

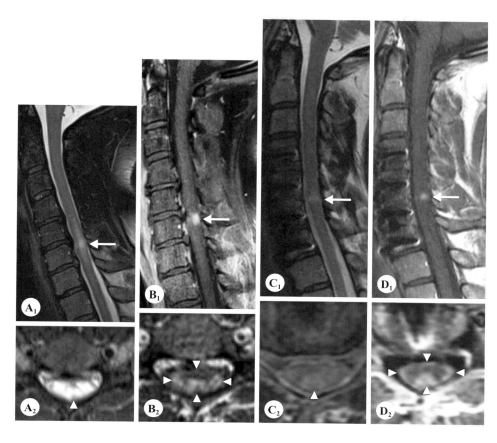

◀ 图 80-1　病例 80 的 MRI 检查

首次评估时，T_2 加权矢状位图像显示 2 个椎体长度的 T_2 高信号病变（A_1，箭），在轴位图像上位于中心（A_2，箭头），在矢状位与轴位上均伴有中重度椎管狭窄。T_1 钆增强矢状位图像上，最大狭窄部位正下方发现了煎饼状增强病灶（B_1，箭），在轴位图像上仅累及白质（B_2，箭头），灰质无影响。减压术后 4 个月，T_2 高信号减轻，矢状位（C_1，箭）和轴位（C_2，箭头）椎管未见明显狭窄。T_1 钆增强程度减轻，但矢状位（D_1，箭）仍保持扁平煎饼状横形病灶，轴位图像上灰质未受影响（D_2，箭头）

制治疗或非必需操作（如脊髓活检）而致残。MRI 钆增强模式为该病提供了线索，并有助于与其他疾病相鉴别。有 3 种主要的增强模式：①矢状位上，扁平横形条带样病灶，因其扁平的外观而被命名为"煎饼状"，病灶的宽度大于或等于高度；②强化位于椎管最狭窄处的正下方，并在 T_2 高信号的中心；③轴位上，白质呈环状增强，灰质不受影响。

在中立位时，椎管狭窄可能仅表现为中度狭窄，导致了诊断的不确定性，在最大屈曲和过伸位情况下，尤其是颈部过伸时，MRI 可能会显示动态压迫。这种横形的增强病灶应与横贯性脊髓炎或肿瘤性脊髓病相鉴别，后两者通常为 T_2 加权上头尾方向强化。手术后，增强信号逐渐减轻，通常需要 1～2 年才能完全消退。因此，在没有临床或放射学表现恶化的情况下，手术减压后持续存在的增强信号并不能排除颈椎病诊断。

【要点】

- 7% 的脊髓型颈椎病患者会出现病灶增强，常被误诊为横贯性脊髓炎或肿瘤。

- 脊髓内存在横形条带状或扁平煎饼状增强病灶，其宽度大于或等于高度时提示脊髓型颈椎病。

- 在轴位图像上，典型的特征为白质环状增强，而灰质不受影响。

- 减压手术后，增强逐渐消退，可能需要 1～2 年才能完全消失。

病例 81　伴进行性平衡障碍和视觉障碍的糖尿病
Progressive Imbalance And Visual Impairment In A Patient With Diabetes

Neeraj Kumar　著

江飞飞　译　全　超　校

【病例描述】

1. 病史及查体

72 岁老年男性，患有甲状腺功能减退和 2 型糖尿病（服用二甲双胍）。他因为上升性的下肢感觉异常和平衡障碍 3 年就诊。3 个月前，他出现亚急性起病的手指发麻，平衡障碍严重恶化，偶尔会跌倒。近 1 年他还有进行性视力下降，尽管做了白内障手术仍不能改善。其他症状包括阵发性头晕和精神错乱。

在检查时，他需要帮助才能行走。他有共济失调步态，Romberg 征阳性。双侧视神经苍白。他有表现为上运动神经元损害的轻度的下肢无力。他的下肢腱反射消失，跖反射可疑阳性。足趾的位置觉减退。震动觉上肢远端减弱下肢消失。常见的隐匿进展性脊髓病和脊神经病的鉴别诊断见表 81-1。

2. 辅助检查

实验室检验提示血红蛋白下降（7.8g/dl，参考范围 13.5～17.5g/dl），并且平均红细胞体积增加（138.6fl，参考范围 81.2～95.1fl）。在外周血涂片上发现巨红细胞。血清维生素 B_{12} 水平低于 70ng/L（参考范围 180～914ng/L）。血浆同型半胱氨酸和血清 MMA 水平分别显著升高至 375μmol/L（参考范围<13μmol/L）和 143nmol/L（参考范围<0.4nmol/L）。血清铜水平正常。血清壁细胞抗体上升至 46U（参考范围<20U），并且不存在内因子抗体。血清胃泌素显著增加（2477pg/ml，参考范围<100pg/ml）。

3. 诊断

该患者的临床表现提示脊髓神经病。他的维生素 B_{12} 水平无法检测到，并伴有大细胞性贫血及 MMA 和同型半胱氨酸水平升高。尽管内因子抗体为阴性，但临床表现支持伴有恶性贫血的亚急性联合变性（subacute combined degeneration, SACD）。

表 81-1　病例 81 的鉴别诊断	
脊髓疾病的病因	**特异性诊断**
营养性	
缺乏	维生素 B_{12}、铜、维生素 E、叶酸
中毒	N_2O（笑气，继发性维生素 B_{12} 缺乏）
感染	HIV（常不是因为 HIV 感染本身，而与维生素 B_{12} 通路受累有关）
地域性	
营养	山黧豆中毒、konzo 病、氟中毒（压迫性）
感染	HTLV
中毒性	
毒素	化疗药物（甲氨蝶呤）、海洛因、有机磷、溶剂
系统性	肝脏疾病
血管性	硬脊膜动静脉瘘
肿瘤性	脊髓肿瘤
结构性	退行性关节炎造成的压迫

4. 治疗

该患者开始接受维生素 B_{12} 替代治疗，皮下注射 1000μg/d，持续 5 天，然后每周 1 次，持续 4 周，之后每月 1 次。6 个月后，他的步态和视力有了显著改善。头晕和精神错乱不再发生。体格检查仅轻度异常，直线行走欠佳和 Romberg 征轻度阳性。下肢腱反射减弱。足趾的位置觉持续减退，但下肢的振动觉有所改善。实验室检查显示血红蛋白、维生素 B_{12}、MMA 和同型半胱氨酸水平恢复正常。血清胃泌素仍增高至 742pg/ml，但较前有所改善。

【讨论】

SACD 一词在 1900 年首次用于描述恶性贫血患者脊髓后索和侧索的病理损伤。近 50 年后，维生素 B_{12} 和叶酸首次被合成，人们发现补充这些维生素对 SACD 有治疗作用。

维生素 B_{12} 缺乏最典型的神经系统表现包括脊髓病和脊髓神经病。自主神经病变、视神经病变和神经精神症状也有报道。神经系统表现可能不伴随典型的血液系统紊乱、巨幼细胞性贫血。外周血涂片上的巨红细胞增多或分叶过多的中性粒细胞或许可作为线索。

如果隐匿进展性脊髓病或脊髓神经病的原因不明，则有必要进行神经影像学检查，甚至需要脑脊液检查。应排除脊髓压迫性原因。脑脊液细胞增多和 MRI 强化的病灶可能提示感染或炎症。区分血管性脊髓病（硬脊膜动静脉瘘、脊髓梗死）与感染性脊髓病可能特别具有挑战性。通常，维生素 B_{12} 缺乏所致的神经系统表现为亚急性起病，因此称为亚急性联合变性。伴随手足感觉异常是脊髓型颈椎病的线索。

除恶性贫血外，胃肠道疾病常与多种营养缺乏有关。铜和维生素 E 缺乏症也可导致 SACD，维生素 E 缺乏症的神经系统表现通常具有脊髓小脑共济失调和类似于 Friedreich 共济失调。由于维生素 B_{12} 替代是减肥手术后的常规治疗，因此减肥手术后迟发的神经系统表现（如脊髓病或脊神经病）更由铜缺乏所致。N_2O（笑气）可氧化维生素

B_{12} 的钴原子，使维生素 B_{12} 失去活性。因此，由于 N_2O 毒性导致的 SACD 是一种功能性维生素 B_{12} 缺乏。"笑气弹"形式的 N_2O 因其令人兴奋的特性而被滥用。笑气是一种麻醉药，尤其在牙科手术中。在维生素 B_{12} 水平处于临界状态的患者中，笑气可能会诱发麻醉相关的感觉异常。素食者因为植物性食物中没有维生素 B_{12}，体内维生素 B_{12} 水平可能处于临界值。素食者有亚临床或轻微的维生素 B_{12} 缺乏，但往往没有明显的临床表现，其意义尚不清楚。由于萎缩性胃炎造成胃酸过少使得维生素 B_{12} 缺乏在老年人中尤为常见。其他导致维生素 B_{12} 缺乏的原因，如幽门螺杆菌感染和抗酸治疗，两者可能并存。使用二甲双胍时出现的维生素 B_{12} 缺乏也常常是亚临床的。有维生素 B_{12} 缺乏的神经系统表现的患者通常有内因子相关的吸收不良，如恶性贫血。

虽然血清维生素 B_{12} 测定是一种常用的筛查检验，但是它对维生素 B_{12} 缺乏症的诊断缺乏灵敏度和特异度。血清 MMA 和血浆同型半胱氨酸是有用的辅助检验，但也有局限性。MMA 的特异性优于同型半胱氨酸；同型半胱氨酸升高而没有相应的 MMA 升高更可能提示叶酸缺乏。由于维生素 B_{12} 水平随着肠外维生素 B_{12} 给药而增加，因此维生素 B_{12} 水平用以评估维生素 B_{12} 替代治疗是否充分的价值有限。基线 MMA 水平可用于监测替代治疗的充分性。

确定维生素 B_{12} 缺乏的原因很重要。尤其恶性贫血的评估非常重要，因为恶性贫血的存在可能需要进一步对类癌或胃癌进行监测，以及对甲状腺疾病和糖尿病等自身免疫共病进行管理。恶性贫血患者可能有内因子抗体，尽管抗体的存在是特异度的（>90%），但其灵敏度有限（50%～70%）。胃壁细胞抗体可能存在于恶性贫血患者中，但不是特异性的，有 10% 的 70 岁以上的人群能检测到该抗体。胃泌素水平升高是胃酸过少的标志，通常在老年人中可检测到胃泌素水平升高，并且在恶性贫血中胃泌素水平总是升高。没有高胃泌素血症则应该对恶性贫血的诊断产生怀疑。

神经电生理检查可能显示中枢传导减慢，伴或不伴有感觉运动神经病变。维生素 B_{12} 缺乏可能导致后索和侧索的 MRI 信号变化，但皮质下白质信号变化较少见。本病例表现非常典型，故不需要影像支持也能诊断。图 81-1 为来自梅奥医学中心的另一例患者的 MRI，虽然患者是铜缺乏性脊髓病，但其 MRI 表现与恶性贫血所致的脊髓病相似。

有人提出，如果口服维生素 B_{12} 的剂量足够高，可能足以治疗吸收不良相关的维生素 B_{12} 缺乏。但口服维生素 B_{12} 不推荐用于有神经系统表现的维生素 B_{12} 缺乏症。

【要点】

• 手部感觉异常与足部感觉异常同时发生提示脊髓型颈椎病或脊髓神经病。

• 在出现严重神经系统表现的维生素 B_{12} 缺乏症中，内因子相关的吸收不良是常见原因。

• 应在维生素 B_{12} 治疗前检验基线 MMA 水平，以监测维生素 B_{12} 替代治疗的充分性。

• 对于恶性贫血的诊断，内因子抗体具有特异度，但是灵敏度不高。

• 对于那些营养吸收不良的人群，多种营养素缺乏可能并存。

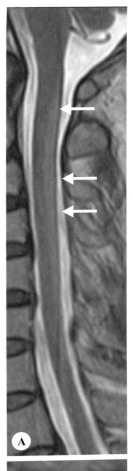
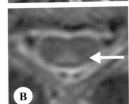

◀ 图 81-1　铜缺乏性脊髓病患者的 MRI

矢状位（A）和轴位（B）T_2 加权成像显示颈髓背侧高信号（箭）

病例 82 脊柱手术后的进行性脊髓病
Progressive Myelopathy After Spine Surgery

Andrew McKeon   Nicholas L. Zalewski   著
江 飞 飞　译　　全　超　校

【病例描述】

1. 病史及查体

69 岁男性，患有进行性脊髓病 2 年，因疑似横贯性脊髓炎被转诊来我院。28 年前有椎间盘切除术（$L_4 \sim L_5$ 和 $L_5 \sim S_1$）病史。在脊髓病症状出现前，患者罹患了严重的 HSV-1 脑膜脑炎，脑脊液总有核细胞 1039/μl（97% 淋巴细胞），红细胞 139/μl，他在数周内康复，残留轻微的认知障碍。在康复后的几个月内，患者双手逐渐出现麻木和无力。颈椎 MRI 显示 2 个小的、硬脊膜来源的钆增强病变（图 82-1A）。病变活检显示为正常的神经组织。随后，患者接受了手术，将硬脊膜从下颈区域剥离，以去除这些病灶。在接下来的 1 年里，患者的感觉障碍发展到大约乳头（T_4）的水平，同时他的躯干下方有压迫感。平衡障碍和双下肢无力麻木也随后出现。MRI 显示长节段的脊髓信号异常，没有钆增强，2 年来有恶化（图 82-1B 至图 82-1D）。病因起初被认为是炎症，血清 AQP4-IgG 和 MOG-IgG 检测均为阴性，全身 PET/CT 未显示系统性结节病、肿瘤或其他高代谢异常的证据。

患者接受了较长时间的经验性泼尼松治疗，每天 80mg，肌力在主观上有短暂的改善，但随后继续恶化。尽管 PET/CT 结果为阴性，但仍加用了英夫利昔单抗治疗可能的神经结节病。但他的脊髓病症状和影像学表现持续进行性恶化。脑脊液检查显示白细胞 3/μl（参考范围 ≤5/μl），蛋白质水平显著升高，为 186mg/dl（参考范围 ≤35mg/dl）。脊髓血管造影未见硬脊膜动静脉瘘或其他血管异常。行脊髓活检，病理分析显示脊髓实质正常。

患者被转诊至梅奥医学中心，此时他表现为神经源性膀胱和频繁的下肢痉挛，并且依赖助行器；痉挛性四肢瘫痪、下肢反射亢进和巴宾斯基征阳性；振动觉明显减退，严重的感觉性共济失调以右下肢更为明显。当时考虑的诊断见表 82-1。

2. 辅助检查

患者最初的主观双手麻木和无力的原因是不确定的，但不能明确归因于硬脑膜上的增强病变（最有可能是小神经瘤）。硬脑膜剥离手术去除这些病变后出现严重的进行性症状提示脊髓水肿的原因可能是慢性粘连性蛛网膜炎。他之前的脑膜脑炎是蛛网膜炎的一个潜在的额外危险因素。CT 脊髓造影显示明显异常的脊髓管，$C_6 \sim C_7$ 以上的对比剂流动延迟，与蛛网膜粘连引起的正常脑脊液流动受阻相符（图 82-1E）。

3. 诊断

患者被诊断为慢性粘连性蛛网膜炎。

4. 治疗

行 $C_4 \sim C_7$ 椎板切除术和脊髓脑膜粘连松解术，随后进行了强化神经康复训练。术后 6 个月随访脊髓 MRI 显示 T_2 信号异常改善（图 82-1F），但脊髓软化和脊髓萎缩持续存在。临床上，上肢远端及双下肢力量均有改善，下肢感觉改善。轻度直肠和膀胱功能障碍仍然存在，仍需要助行器才能行走。

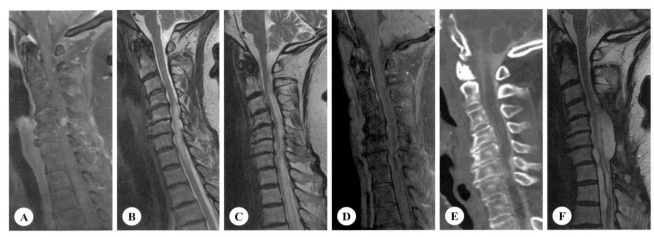

▲ 图 82-1 病例 82 的颈髓和上胸髓矢状位成像

A. 钆注射后 T_1 加权 MRI 显示 $C_{5\sim6}$ 椎间盘间隙的硬膜病变，随后通过手术将其与颈髓背侧硬脑膜一起切除；B 至 D. MRI 异常信号的逐渐延长（B 和 C. T_2 加权），无对比增强（D. T_1 加权）；E. CT 脊髓造影显示脑膜粘连引起的脑脊液聚集；F. T_2 异常髓内信号消退，但伴有严重脊髓萎缩

表 82-1 病例 82 的鉴别诊断	
可能的诊断	不支持的证据
长节段横贯性脊髓炎（典型的视神经脊髓炎谱系病）	进行性脊髓病病程，MRI 无对比增强，AQP4-IgG 阴性
硬脊膜动静脉瘘	无背侧静脉流空影，脊髓血管造影正常
结节病	MRI 无软脊膜和软脊膜下增强，脑脊液细胞计数正常，PET/CT 阴性
神经胶质瘤	MRI 上没有占位效应，尽管经过多年的进展，也没有对比增强

AQP4. 水通道蛋白 4；IgG. 免疫球蛋白 G；MRI. 磁共振成像；PET/CT. 正电子发射断层扫描 / 计算机断层扫描

【讨论】

粘连性蛛网膜炎是一种少见的造成进行性脊髓病的原因，炎症和纤维化导致蛛网膜损害，使蛛网膜异常增厚并黏附在软脊膜和硬脊膜上。神经根或脊髓与硬脊膜的异常粘连会导致神经功能障碍。典型症状包括背痛、感觉异常、下肢无力和感觉丧失。诊断根据临床和支持性的 MRI 和 CT 脊髓造影结果。

在 18 年间，梅奥医学中心收治了 29 例因粘连性蛛网膜炎引起的脊髓病。这些患者的年龄范围为 23—96 岁，其中女性 11 例，男性 18 例。病因（按频率降序排列）包括创伤、既往脊柱手术、非创伤性蛛网膜下腔出血、感染、使用碘苯酯作为对比剂的脊髓造影、远端吉兰 - 巴雷综合征和强直性脊柱炎。影像学表现包括局部脑脊液积聚，神经根聚集、增强和移位，脊髓肿胀伴 T_2 高信号，蛛网膜分隔，脊髓萎缩，瘘，以及鞘内钙化。10 名患者接受了外科手术治疗，之后临床症状和影像学稳定，但没有明显改善。

【要点】

• 有进展性脊髓病或脊神经根病症状和体征的患者应考虑到粘连性蛛网膜炎的可能。

• 粘连性蛛网膜炎可能会伴随长节段脊髓 T_2 异常信号，并且可能与炎症性疾病的表现相似。

• 脊髓造影可以显示特征性局部脑脊液积聚来帮助诊断。

• 可以根据具体情况考虑手术粘连松解，以防止残疾的进展。

病例 83 新型冠状病毒大流行期间精神状态的改变
Altered Mental Status During The Covid-19 Pandemic

Sara Mariotto Silvia Bozzetti Maria Elena De Rui Fulvia Mazzaferri Andrew McKeon Sergio Ferrari 著

江飞飞 译 全 超 校

【病例描述】

1. 病史及查体

2020 年 3 月，来自意大利北部一名 68 岁男性，因发热、咳嗽、头痛和意识模糊到急诊科寻求治疗，他有肺栓塞的病史。由于严重的呼吸衰竭，需要气管插管，进入重症监护病房，期间发生双侧深静脉血栓和呕血。2 周后，由于呼吸改善，患者脱离呼吸机支持和镇静剂。然而，患者出现意识模糊、焦虑、激越和认知运动迟缓。1 周后，他被转到感染科，期间精神状态的改变持续存在，没有发热、癫痫发作或意识障碍。

神经系统检查除显示精神错乱、短期记忆丧失、焦虑、激越和认知运动迟缓外，未观察到脑膜刺激征。

患者有亚急性起病的脑炎症状，其原因可能是代谢性、感染性、副肿瘤、自身免疫性、炎症性或肿瘤。发热和呼吸道表现使感染性（副感染性或感染后）的可能性更大。伴有意识模糊和肺炎提示可能是嗜肺军团菌感染或中毒性代谢性脑病。在 2020 年严重影响意大利北部的 COVID-19 大流行的背景下，本例肺炎的原因极有可能是 COVID-19 感染，突然出现的需要有创机械通气的呼吸衰竭进一步支持了这一可能。当然感染后自身免疫性脑炎偶尔会在其他病毒感染后发生。

2. 辅助检查

血培养、甲型和乙型流感分析及尿液分析均为阴性。胸部 X 线显示小的双侧磨玻璃影。脑部 MRI 显示，在没有对比增强或弥散受限的情况下，FLAIR 中双侧颞叶和海马受累（图 83-1）。在逆转录 -PCR 检测中，鼻咽部样本 COVID-19 呈阳性。脑脊液蛋白质略有升高（77mg/dl，参考范围≤35mg/dl），白细胞 1/μl，没有中枢神经系统感染的证据。在脑脊液中未检测到 COVID-19 RNA，也没有检测到 HSV-1/2/6、VZV、CMV、肠道病毒或细菌病原体抗原（大肠杆菌、流感嗜血杆菌、单核细胞增生性李斯特菌、脑膜炎奈瑟菌、肺炎链球菌和无乳链球菌）。血清和脑脊液检查细胞内和细胞表面抗体（包括 GlyR-IgG 及 MOG-IgG）均为阴性。

3. 诊断

该患者被诊断为 COVID-19 感染后边缘叶脑炎。

4. 治疗

患者接受了洛匹那韦 / 利托那韦和羟氯喹治疗。他因血栓栓塞没有使用 IVIG，并且由于呕血没有给予大剂量的皮质类固醇治疗。发病 6 周后认知症状有所改善。

【讨论】

在 2020 年 5 月撰写此文时，已经有几例 COVID-19 后的脑炎报道。这些通常以发热、认知功能障碍、癫痫发作、昏迷和脑脊液炎性反应为特征。这些患者的 MRI 表现大都是弥漫性脑炎。4 例中有 1 例，与我们的患者一样，MRI 病灶仅限于颞叶内侧结构，与边缘叶脑炎一致。在 3 例病例中，鼻咽拭子中检测到 SARS-CoV-2 RNA，但

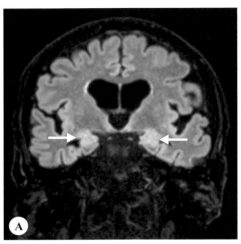 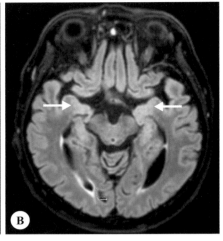

◀ 图 83-1　病例 83 的脑部 MRI

T_2/FLAIR 显示冠状位（A）和轴位（B）双侧颞叶内侧区域（箭头）的高信号

在脑脊液中未检测到，另一位患者恰好相反。有 1 例病例报道皮质类固醇治疗后改善。在许多被诊断为 COVID-19 的患者中，嗅觉丧失是一种早期症状，尽管尚未有嗅觉神经受侵犯的证据。

COVID-19 相关神经系统疾病的原因仍有待阐明。COVID-19 通过与 ACE2 受体的高亲和力相互作用影响人类宿主细胞，ACE2 受体在大脑的内皮细胞、神经胶质细胞和神经元中表达。虽然基因组测序证实 COVID-19 病毒存在于脑脊液中，但大多数患者通过 PCR 检测脑脊液中的病毒呈阴性。一些神经系统并发症类似于其他病毒感染后的炎症性神经系统疾病，包括急性坏死性出血性脑病和吉兰 – 巴雷综合征。COVID-19 发病过程中全身性和肺部的细胞因子风暴的发生也支持了神经系统并发症的炎症驱动因素。一些 COVID-19 相关脑卒中的病例也有报道，尽管总体来说脑卒中的频率似乎没有增加。

最近在 COVID-19 患者中出现了躁动、皮质脊髓束征和执行障碍综合征，有些病例伴有软脑膜强化、双侧额颞叶低灌注和缺血性脑卒中的 MRI 特征。高凝状态（作为感染的全身性后果）和血管病变是脑缺血的可能机制。患有 COVID-19 的儿童中，一种罕见的儿童血管炎（即川崎综合征）的发病率增加。

【要点】

• 在 COVID-19 感染的过程中，可发生以头痛、精神状态改变和短期记忆丧失为表现的脑炎。

• 患者 MRI 上可有脑炎样改变，包括边缘叶脑炎。

• COVID-19 的特征性症状有所改善后，脑炎症状仍可能持续。

• COVID-19 感染相关脑炎的病理生理过程和生物标志物仍有待阐明。

附　录

问与答
Questions And Answers

病例 1~21 的测试题及答案解析
中枢神经系统脱髓鞘疾病

陈瑞芳　译　　谭红梅　章殷希　校

单选题（选择最佳答案）

1. 以下关于多发性硬化中视神经炎的陈述哪项是正确的？

A. 糖皮质激素依赖的视神经炎见于 25%~50% 患者

B. 只有一半患者可以恢复到 20/40 或更好的视敏度

C. 不常累及视交叉

D. 一半的患者有视盘水肿

E. 依库珠单抗是预防复发的一线用药

2. 一位 23 岁女性因双眼视力丧失 7 天，伴有意识程度下降就诊。双眼视力为眼前手动，并且双侧视盘水肿明显。神经系统查体发现腱反射活跃，双侧巴宾斯基征阳性。头颅 MRI 提示额顶叶皮质下多发白质病变。双侧视神经和视神经鞘可见强化病灶。最可能的诊断是什么？

A. 多发性硬化相关视神经炎

B. AQP4-IgG 阳性视神经炎

C. GFAP-IgG 阳性视神经炎

D. CRMP5-IgG 阳性视神经炎

E. MOG-IgG 阳性视神经炎

3. 以下哪项对于特发性横贯性脊髓炎具有特异性？

A. 长节段横贯性脊髓炎（>3 个连续椎体节段）

B. 血清 AQP4-IgG 和 MOG-IgG 均阴性

C. 钆增强

D. 急性 / 亚急性发作，起病时间为 4h 至 21 天，伴有脊髓功能障碍的双侧体征 / 症状，躯干明显的感觉平面，以及脊髓炎的间接证据（MRI 上有钆增强或脑脊液细胞数增多）

E. 以上皆不是（ITM 没有特异性标志物）

4. 特发性横贯性脊髓炎早期最佳治疗方案是什么？

A. 大剂量 IVMP（1000mg/d，连用 3~5 天）

B. 血浆置换

C. IVIG

D. 未知

E. 环磷酰胺

5. McArdle 征提示脊髓病的病因为以下哪项？

A. 压迫

B. 多发性硬化

C. 维生素 B_{12} 缺乏

D. 副肿瘤性疾病

E. 梗死

6. 对于缓慢进展的脊髓病患者，以下哪项不能可靠地区分颈延髓交界处胶质瘤和脱髓鞘疾病（孤立性硬化）？

A. MRI 上出现 T_2 加权成像特征性异常信号

B. 钆增强后出现 T_1 加权成像特征性异常信号

C. 脑脊液中出现寡克隆带

D. 病灶的局部萎缩

E. McArdle 征

7. 以下哪项临床表现不是临床孤立综合征的典型症状？

A. 视神经炎

B. 面部麻木

C. 不完全性脊髓炎

D. 核间性眼肌麻痹

E. 强直性痉挛

8. 伴有孤立性视神经炎的患者，头颅 MRI 无异常，在未来 15 年转化为多发性硬化的概率是多少？

A. 10%

B. 25%

C. 50%

D. 75%

E. 100%

9. 48 岁女性，进行性右侧肢体力弱 2 年，伴有同侧锥体束分布区腱反射活跃和病理征阳性。感觉检查对称存在。无明显的临床复发 – 缓解症状。头颅 MRI 显示 T_2 序列上左侧脑室颞角异常信号。脊髓 MRI 显示 C_2 节段非强化、偏右半侧累及皮质脊髓侧束的 T_2 异常信号病灶。MRI 检查在过去 2 年无变化。脑脊液检查提示 4 条特异性脑脊液寡克隆带。OCT 检查结果正常。以下哪项正确？

A. 该患者为特发性炎性横贯性脊髓炎

B. 该患者为 CIS 的脊髓脱髓鞘发作

C. 该患者为 RRMS

D. 该患者为伴有颈髓严重脱髓鞘病灶的进展性少硬化型 MS

E. 该患者可能为由于营养缺乏引起的亚急性联合变性

10. 以下哪项与进展性少硬化型多发性硬化的临床及影像相符？

A. 进展性运动功能受损可和"关键"的脱髓鞘病灶联系起来

B. 病史通常以多次复发 – 缓解病程为显著特征

C. 头颅 MRI 上多发脱髓鞘病灶，通常伴有钆增强

D. 脊髓 MRI 上多发脱髓鞘病灶，通常伴有钆增强

E. DMT 治疗对 MS 很可能是有益的

11. 以下哪些部位是进展型孤立性硬化的典型病灶部位？

A. 脊髓背侧柱

B. 延髓锥体或侧柱

C. 脊髓中央

D. 脑干背侧

E. 背根神经节

12. 以下哪项是进展性孤立型硬化相关病灶的 MRI 特征？

A. 不随时间变化的持续的钆增强

B. 随时间逐渐扩大的病灶

C. 随时间进展的局部萎缩灶

D. 纵向广泛的 T_2 高信号

E. 持续的灌注加权成像上异常信号

13. 一位 26 岁女性因严重头痛就诊，过去几周头痛不断进展，并且突然出现右侧上运动神经元性面瘫，右上肢轻瘫，右侧巴宾斯基征阳性。头颅 MRI 显示左侧额叶后部有一个直径 5cm 的大病灶，伴有水肿、开环强化及周边弥散受限。该患者接受静脉注射地塞米松后，病情明显好转，2 周后随访头部 MRI 发现病灶显著缩小，但这次 MRI 上又发现了 2 个新发的小的（＜2cm）侧脑室旁强化病灶。为明确诊断，下一步诊断计划是什么？

A. 左额叶病灶活检

B. 检测脑脊液和血清中寡克隆带

C. 全身 PET 检查

D. 放射疗法

E. 观察

14. 以下哪种情况可能表现为瘤样脱髓鞘病灶？

A. 急性播散性脑脊髓炎

B. 典型多发性硬化

C. 视神经脊髓炎谱系疾病

D. Balo 同心圆硬化

E. 以上所有

15. 头颅 MRI 上脑白质疏松提示以下哪项?

A. 脱髓鞘疾病

B. 大血管脑卒中

C. 无症状的与年龄相关或与微血管疾病相关的改变

D. Susac 综合征

E. 肌萎缩侧索硬化症

16. 以下哪项关于纤维肌痛的陈述是正确的?

A. 如头颅 MRI 上有白质病变,则排除该诊断

B. 是一个虚构的诊断

C. 特点为客观的神经功能变差

D. 特点为弥漫性肢体和轴性疼痛

E. 查体时如果没有压痛点,则排除该诊断

17. 在脑和脊髓脱髓鞘疾病中,放射孤立综合征代表什么?

A. 多个 MRI 病灶,伴有 1 次典型临床发作

B. 多个 MRI 病灶,伴有多次典型临床发作

C. 多个 MRI 病灶,不伴有临床发作

D. 孤立性硬化

E. 假阳性结果

18. 急性播散性脑脊髓炎的影像学特征为什么?

A. 主要为胼胝体上圆形 T_2 高信号病灶

B. 垂直于侧脑室体的 T_2 高信号病灶

C. 伴有明显强化的单侧 T_1 高信号病灶

D. 侧脑室旁放射状强化病灶及长节段脊髓病灶

E. 皮质下白质、丘脑及脑干广泛 T_2 高信号

19. 以下针对哪个蛋白的抗体的存在支持急性播散性脑脊髓炎的诊断?

A. GFAP

B. GAD65

C. MOG

D. NMDAR

E. $GABA_BR$

20. 以下针对哪个蛋白的自身抗体和视神经脊髓炎谱系疾病相关?

A. GlyR

B. GAD65

C. AQP4

D. GFAP

E. NMDAR

21. 以下哪项不是视神经脊髓炎谱系疾病的特征性症状?

A. 脊髓炎

B. 视神经炎

C. 发作性睡病

D. 癫痫发作

E. 顽固性呕吐

22. 在认知测试中以下哪项功能受损在多发性硬化患者中最常见?

A. 命名障碍

B. 信息处理速度减慢

C. 线索回忆能力受损

D. 感觉性失语

E. 语义记忆受损

23. 以下哪项干预可用于改善多发性硬化相关的认知功能受损?

A. 认知康复,体能锻炼,以及对抑郁、睡眠障碍和过多用药等诱因的管理

B. 乙酰胆碱酯酶抑制药

C. 美金刚

D. 银杏叶提取物

E. 金刚烷胺

24. 分析中枢神经系统脱髓鞘疾病患者的脑脊液标本时,以下哪项参数最支持多发性硬化的诊断?

A. 脑脊液白细胞计数 60/μl

B. IgG 指数 0.36

C. 脑脊液合成率 12mg/24h

D. 脑脊液中 κ 游离轻链 0.25mg/dl

E. 脑脊液中 3 条寡克隆带,其中 2 条和血清中条带符合

25. 以下哪项最能预测多发性硬化患者的运动障碍?

A. MRI 显示侧脑室旁 2 个强化病灶

B. IgG 指数 0.36

C. 症状发展为不可逆转的临床残疾

D. 脑脊液游离 κ 轻链 0.25mg/dl

E. 脑脊液中 11 条独特的寡克隆带

26. 以下哪项更支持儿童 AQP4-IgG 阳性视神经脊髓炎而非多发性硬化或 MOG-IgG 阳性自身免疫病的诊断?

A. 视神经炎

B. 脊髓炎

C. 脑炎

D. 单时相病程

E. 永久性失明

27. 以下哪些治疗已获得 FDA 批准用于治疗 AQP4-IgG 阳性视神经脊髓炎?

A. 利妥昔单抗,硫唑嘌呤,吗替麦考酚酯

B. 依库珠单抗,伊奈利珠单抗,萨特利珠单抗

C. 依库珠单抗,伊奈利珠单抗,利妥昔单抗

D. 依库珠单抗,利妥昔单抗,萨特利珠单抗

E. 依库珠单抗,伊奈利珠单抗,吗替麦考酚酯

28. 晚发型多发性硬化患者首次发作在什么年龄?

A. ≥30 岁

B. ≥40 岁

C. ≥50 岁

D. ≥60 岁

E. ≥70 岁

29. 超晚发型多发性硬化患者首次发作在什么年龄?

A. ≥30 岁

B. ≥40 岁

C. ≥50 岁

D. ≥60 岁

E. ≥70 岁

30. 30 岁女性,既往有纤维肌痛,腹泻为主的肠易激综合征病史,近期被诊断为复发缓解型多发性硬化,前来进行药物咨询。她想尽可能避免药物注射,最好使用口服药。以下哪个疾病修饰治疗药物最合适?

A. 特立氟胺

B. 芬戈莫德

C. 富马酸二甲酯

D. 克拉屈滨

E. 小剂量纳曲酮

31. 26 岁女性,近期诊断为多发性硬化,前来进行药物咨询。她计划明年妊娠,但是希望妊娠前能开始疾病修饰治疗。以下哪项 DMT 不会有致畸作用?

A. 阿仑单抗

B. 芬戈莫德

C. 西尼莫德

D. 醋酸格列默

E. 特立氟胺

32. 45 岁非洲裔美国男性因去年出现 4 次多发性硬化的临床发作前来就诊,其中包括 2 次脊髓发作。影像学上病灶负荷较重,既往发作恢复欠佳。他还有抽烟史和肥胖症。在他的血清中检测到了 JCV-IgG。AQP4-IgG 和 MOG-IgG 均阴性。以下哪项疾病修饰治疗最合适?

A. IFNβ-1a

B. 特立氟胺

C. 富马酸二甲酯

D. 那他珠单抗

E. 奥瑞珠单抗

33. 关于多发性硬化患者在进行疾病修饰治疗时,疾病出现明显活动性(临床上或影像学上)的说法,以下哪项正确?

A. 在目前的 MS 治疗过程中很少出现明显的疾病活动性

B. 在 MS 治疗过程中出现明显疾病活动提示需要调整药物

C. 明显疾病活动性和 MS 的长期不良预后相关，尤其是出现脊髓新病灶

D. MS 治疗过程中出现影像上明显活动性时不需要担心，除非伴随临床症状

E. 对于什么是 MS 治疗过程中"可接受"的明显疾病活动性，已有循证指南可参考

34. 在评估接受疾病修饰治疗的多发性硬化患者神经系统症状时，以下哪项正确？

A. 出现新症状时应当重复 MRI 检查以客观记录新的疾病活动性

B. 持续时间少于 24h 的新症状应当口服或静脉注射皮质类固醇激素

C. 出现新症状应当立即启动新的疾病修饰治疗

D. 原先症状恶化应当进行检查以明确是否存在假性复发的可能原因

E. 症状恶化超过 24h 应当视为一次新恶化

35. 以下哪项特征与新发多发性硬化患者的残疾风险关系最小？

A. 男性

B. 美籍非裔种族人群

C. 脊髓病灶

D. 视神经炎

E. 两个 T_1 加权钆增强病灶

36. JCV-IgG 阳性且未接受过免疫治疗的患者，在进行那他珠单抗治疗的前 2 年出现进行性多灶性白质脑病的风险有多大？

A. 1/10

B. 1/100

C. 1‰

D. 1/10000

E. 无风险

37. 哪个药物的作用机制是与表达 CD20 的 B 细胞表面抗原相结合，引起抗体依赖性细胞溶解和补体介导的溶解？

A. 富马酸二甲酯

B. 那他珠单抗

C. 芬戈莫德

D. 阿仑单抗

E. 奥瑞珠单抗

38. 有以下哪种症状病史的患者应避免使用达伐吡啶？

A. 偏头痛

B. 心肌梗死

C. 肌肉痉挛

D. 癫痫发作或癫痫

E. 疲劳

39. 一位接受那他珠单抗药物治疗的多发性硬化患者，因 5 周前出现缓慢进展的右侧面部及上肢偏瘫就诊。6 个月前检测出 JCV-IgG 阳性，指数为 1.3。头颅 MRI 提示左侧大脑半球皮质下白质一新发的较大的 T_2 高信号、T_1 低信号病灶，该病灶无占位效应或强化，但边缘稍微弥散受限。因担心是进展性多灶性脑白质病，他进行了腰椎穿刺术，结果提示轻度淋巴细胞增多，寡克隆带阳性。JCV PCR 结果阴性。以下哪项处理措施最佳？

A. 开始每天大剂量甲泼尼龙冲击治疗，连用 5 天

B. 停止那他珠单抗使用

C. 重复脑脊液 JCV PCR

D. 调整治疗为奥瑞珠单抗

E. 进行脑活检

40. 患者（前一个问题的患者）再次行脑脊液评估，JCV PCR 阳性。于是开始血浆置换治疗，但是 1 周后他的右半侧偏瘫突然加重。复查 MRI 提示原先白质病灶出现斑块状强化和水肿。以下处理中最佳方案是什么？

A. 开始连续静脉丙种球蛋白治疗，0.4g/（kg·d），连用 5 天，激素逐渐减量

B. 重启那他珠单抗治疗

C. 开始大剂量甲泼尼龙冲击治疗，连用 5 天，

逐渐减量

    D. 观察

    E. 脑活检

41. 已知以下哪项会引发或加剧脱髓鞘病程？

    A. 脑外伤

    B. 脑卒中

    C. 脑部放射

    D. 化疗

    E. 肿瘤手术

答案解析

1. 答案 C

大约 2/3 的多发性硬化相关视神经炎（MS-ON）患者在发病时视神经可无异常表现。视交叉受累很少见。糖皮质激素依赖的视神经炎占 MOG-IgG 阳性的视神经炎病例的 25% 左右，而不是 MS 相关视神经炎。92% 的患者视敏度可恢复至 20/40 或更好的程度。依库珠单抗是视神经脊髓炎谱系疾病预防复发的一线用药，而非 MS。

2. 答案 E

该患者有 MOG-IgG 相关疾病的典型临床表现。提示 MOG-IgG 相关疾病的因素包括双侧视神经炎、明显的视盘水肿、神经周围强化及伴有急性播散性脑脊髓炎。GFAP-IgG 及 CRMP5-IgG 和视神经强化无关。多发性硬化相关 ON 和 AQP4-IgG 阳性 ON 一般不引起视神经周围强化，ADEM 或明显的视盘水肿。

3. 答案 E

目前特发性横贯性脊髓炎还没有特异性生物标志物，仍属于排除性诊断。D 选项中列出的诊断标准是 ITM 的特点，但其他疾病相关的横贯性脊髓炎（如多发性硬化脊髓炎、AQP4 及 MOG-IgG 相关疾病相关脊髓炎）也满足。尽管 AQP4-IgG 和 MOG-IgG 疾病经常表现为横贯性脊髓炎，一些其他因素（如感染、其他炎症性脊髓炎）必须加以排除，才能做出 ITM 诊断。ITM 的脊髓 MRI 上病灶长度各不相同，表明还有未被阐明

的潜在病因。

4. 答案 D

特发性横贯性脊髓炎没有进行最佳治疗的随机临床研究。如果脊髓炎的感染原因已经被合理排除，通常首选大剂量激素冲击的经验性治疗，对于激素难治性病例，可将血浆置换或静脉注射免疫球蛋白作为二线治疗。环磷酰胺用于对以上药物都无反应的严重脱髓鞘发作。

5. 答案 B

McArdle 征对累及颈髓的多发性硬化或孤立性硬化高度特异，还未证实它在任何其他类型脊髓病变中出现。

6. 答案 A

MRI T$_2$ 加权上病灶特点不能区分胶质瘤和脱髓鞘疾病。对于进展性脊髓病患者，钆增强更符合肿瘤的特征。寡克隆带强烈提示脱髓鞘疾病。局部病变萎缩高度提示脱髓鞘而非肿瘤，肿瘤可能会有局部占位效应。McArdle 征表现为颈部屈曲时手指伸肌腱无力，是脱髓鞘疾病的一个新的特异性体征。

7. 答案 E

临床孤立综合征提示多发性硬化的潜在病理过程。强直性痉挛的出现需考虑视神经脊髓炎。伴有以上症状的患者应当检测 AQP4-IgG 及 MOG-IgG。

8. 答案 B

视神经炎治疗试验的数据表明单次视神经炎发作，不伴头颅 MRI 异常的患者在 15 年后有 25% 概率转化为临床确诊的多发性硬化。

9. 答案 D

与颈椎严重脱髓鞘病灶相关的进行性运动障碍，同时伴有 MRI 上高度局限的病灶负荷和典型的脑脊液异常，是进展性少硬化型多发性硬化的特征。特发性炎症性横贯性脊髓炎必须满足在发病 20 天内达到最低点，并且随后数年内不会发生进展性加重。临床孤立综合征是一个单次发作的

脱髓鞘疾病，通常症状可改善，不伴进展性运动功能受损，不伴有 MRI 上新病灶或同时出现钆增强与非增强病灶。在炎症发作之间的临床稳定性是复发缓解型 MS 的特点。代谢性脊髓病（如亚急性联合变性）是双侧对称的。

10. 答案 A

进展性少硬化型多发性硬化的特点是与解剖学上严重脱髓鞘病灶相关的进行性运动障碍，以及 MRI 上高度受限的病灶负荷（中枢神经系统病灶不超过 5 个）。多次复发在进展性少硬化型 MS 非常少见，多数患者在疾病初始就有运动功能逐渐变差，表现为原发进展病程。钆增强病灶及高 MRI 疾病负荷也不常见。由于炎症标记物（复发和 MRI 病灶数量）极少，目前 MS 所使用的疾病修饰治疗可能无法获益。

11. 答案 B

进展性孤立性硬化病灶通常与进行性运动障碍相关，伴随病灶位于皮质脊髓束区域，尤其是延髓锥体束和外侧束。尽管多发性硬化脱髓鞘病灶通常位于脊髓或脑干背侧，但这些病灶和进展性孤立性硬化所特有的进行性运动障碍无关。MS 和进展性孤立性硬化不常见脊髓中央病灶，这些中枢神经系统疾病不累及背根神经节。

12. 答案 C

进展性孤立性硬化的病灶随着时间出现局灶性萎缩。随时间不断扩大或者持续强化的病灶更提示肿瘤或者血管畸形。DWI 异常可在多发性硬化早期病灶中见到。与其他 MS 病灶类似，进展性孤立性硬化的脊髓病灶不是长节段的，通常在矢状位序列上不超过 3 个椎体节段。

13. 答案 B

该患者最可能有瘤样脱髓鞘病灶。发病时，临床和 MRI 均提示肿瘤可能。但是静脉注射激素后病灶缩小，随后侧脑室周围出现新发病灶则提示更可能是脱髓鞘病变，而非肿瘤。脑脊液特异性寡克隆带进一步支持脱髓鞘源性。如非必要不活检。除非确诊是肿瘤性病变才会选择放疗。

14. 答案 E

瘤样脱髓鞘病灶在以下情况都可能出现，如典型的多发性硬化、Balo 同心圆硬化、MS 的暴发变异型 Marburg、急性播散性脑脊髓炎及视神经脊髓炎谱系疾病。因为所需治疗方案不同，以上疾病都需要作为 TDL 的鉴别诊断进行仔细鉴别。

15. 答案 C

脑白质疏松是 T_2 上多发小的异常信号，主要位于大脑半球白质内，与年龄相关，或者在有小血管危险因素的患者中可见（不伴 T_1 钆增强）。脱髓鞘疾病（多发性硬化）的病灶为椭圆形，除位于深部白质外，还分布在关键的诊断部位（通常是大脑皮质、胼胝体、脑干、小脑和脊髓的几个部位）。多发性硬化新发病灶中通常可见强化。大血管脑卒中符合大血管分布。Susac 综合征在大脑半球深部白质比较明显，但在其他区域也很常见，尤其是胼胝体。治疗前通常可见脑实质和软脑膜强化。

16. 答案 D

纤维肌痛是一个基于特征性临床症状（通常为广泛的肢体和轴性疼痛）的排他性诊断。脑白质疏松（非特异性的年龄相关的白质病变，与多发性硬化相关病变不同）在一般人群中常见，并且随着年龄增长发病率增高。继发于疼痛和功能失调的肌力下降（主观未努力）在查体时常见。压痛点具有特征性，但不是诊断必备。

17. 答案 C

放射孤立综合征的定义是：MRI 上至少 2 个部位（侧脑室旁白质、皮质或皮质下、脊髓或者幕下）有 1 个或更多的 T_2 高信号病灶，但是没有多发性硬化的临床证据，或者能用其他疾病解释的 MRI 异常。A、B、D 选项描述和临床上活动性中枢神经系统脱髓鞘疾病一致。MRI 结果很可能提示存在亚临床脱髓鞘，而非技术上的假阳性。

18. 答案 E

急性播散性脑脊髓炎影像学特征为弥漫性分布在深部或皮质下白质的多发 T_2 高信号病灶，通常双侧受累且非对称。基底节、丘脑和脑干常受累，伴有少许强化。胼胝体圆形病灶是 Susac 综合征的典型表现。垂直于侧脑室的病灶是多发性硬化的典型病灶。T_1 上病灶为低信号而非高信号，而且伴有明显强化也不是典型表现。侧脑室旁放射状病灶是自身免疫性 GFAP 星形细胞病的典型影像学表现。

19. 答案 C

MOG-IgG1 抗体支持急性播散性脑脊髓炎的诊断，存在于大约 40% 的患者中。一过性血清抗体阳性和单时相病程相关。列举的其他蛋白抗体可能在其他形式的自身免疫性脑炎中被检测出。

20. 答案 C

AQP4 是中枢神经系统主要的水通道，是 AQP4-IgG 作用的靶点。AQP4-IgG 是视神经脊髓炎谱系疾病特异性生物标志物。GlyR 和 GAD65 是自身免疫性僵人综合征的抗体作用靶点。GFAP 是与脑病和轻型脊髓病变相关的抗体靶点，该综合征患者可能会有视盘炎，但不会有视神经炎。NMDAR 自身免疫引起脑病和运动障碍。

21. 答案 D

视神经脊髓炎谱系疾病很少出现癫痫发作。最常见的症状为脊髓炎和视神经炎，但影响延髓背侧极后区的综合征及特定的下丘脑综合征，包括呕吐和发作性睡病，也是 NMOSD 的特征性表现。

22. 答案 B

多发性硬化可影响认知的各个方面，但最常出现的是信息处理速度下降。

23. 答案 A

对多发性硬化认知障碍的治疗，建议进行认知康复、体能锻炼，以及对抑郁、睡眠障碍和过多用药等影响因素的综合管理。乙酰胆碱酯酶抑制药、美金刚、银杏叶提取物对于 MS 患者无明显效果，在临床试验中对于认知功能受损也无效。金刚烷胺用来治疗疲劳。

24. 答案 D

脑脊液 κ 游离轻链达到或超过 0.100mg/dl 与发现 2 条或更多脑脊液特异性寡克隆带对于诊断多发性硬化的灵敏度和特异度相当。尽管脑脊液寡克隆带增多，还需要配对的血清样本来确定这些条带是否是脑脊液特异性的。在这种情况下，只有 1 条脑脊液独特的条带，这意味着结果为阴性。MS 患者的脑脊液白细胞计数通常正常，只有不到 1/3 的患者可能稍微增高。脑脊液中白细胞数升高应当要排除感染和血管炎诊断。脑脊液 IgG 指数 0.36 在正常范围内（＜0.85），正常脑脊液合成率≤12mg/24h。

25. 答案 C

影响多发性硬化预后的最不利因素是临床病程呈进行性发展，或在 2 次发作之间神经功能没有恢复。不管是寡克隆带的数量，还是 IgG 指数，都与年化复发率或临床残疾程度无关。钆增强病灶和残疾程度无相关性。强化病灶常与临床复发同时出现，但也可能不伴临床症状。残疾的类型取决于强化病灶的功能部位。没有脑脊液 κ 游离轻链浓度与残疾或疾病严重程度之间相关的报道。

26. 答案 E

视神经炎和脊髓炎可见于多发性硬化、MOG-IgG 相关的自身免疫性疾病或 AQP4-IgG 阳性的视神经脊髓炎。脑炎也可发生在儿童 MOG-IgG 自身免疫性疾病中。一般来说，脱髓鞘疾病可以是单时相的，也可以是有复发的，但 NMO 几乎总是有复发的。临床发作后恢复较差（如永久性失明）是 AQP4-IgG 阳性 NMO 的特征。

27. 答案 B

依库珠单抗、伊奈利珠单抗、萨特利珠单抗已获得美国 FDA 批准用于预防 AQP4-IgG 阳性视神经脊髓炎复发的治疗（从 2019—2020 年开始）。

硫唑嘌呤、吗替麦考酚酯和利妥昔单抗也常用于预防视神经脊髓炎复发的治疗，但是属于超适应证治疗。

28. 答案 C

晚发型多发性硬化患者首次出现临床症状的年龄在 50 岁或以上。

29. 答案 D

超晚发型多发性硬化患者首次出现临床症状的年龄在 60 岁或以上。

30. 答案 B

可能妊娠的患者禁用特立氟胺和克拉屈滨。富马酸二甲酯可引起腹部绞痛，并可能加重肠易激综合征。低剂量纳曲酮不是治疗复发缓解型多发性硬化的疾病修饰治疗药物。选项中，芬戈莫德潜在不良反应最小，而且对于疾病复发的预防效能相对较高。

31. 答案 D

醋酸格列默没有致畸性，因此如果需要，可以在妊娠后甚至整个孕期继续使用的。芬戈莫德、西尼莫德、特立氟胺、阿仑单抗应在妊娠前停用。特立氟胺在妊娠前需要启动洗脱流程。

32. 答案 E

该患者有多个多发性硬化残疾累积的危险因素，包括多次发作、脊髓病灶、影像学上病灶负荷高、男性、非洲裔、起病晚、既往发作恢复不完全、抽烟。对于该患者的疾病管理，药效是首先需要考虑的。他血清中 JCV-IgG 阳性不是那他珠单抗的绝对禁忌，但是使用那他珠单抗 2 年后出现进展性多灶性白质脑病的风险会增加。因此，对于这种疾病活动度较高的患者来说，奥瑞珠单抗是最合适的选择。IFNβ-1a、特立氟胺和富马酸二甲酯与奥瑞珠单抗相比，是疗效比较缓和的疾病修饰治疗药物。

33. 答案 C

尽管在多发性硬化患者接受治疗时应该允许多大程度疾病活动性还没有循证医学专家共识，

但在治疗时临床和影像学的疾病活动性预示着长期不良预后。NEDA（无疾病活动性证据）对于目前的大多数 MS 治疗来说不太切合实际，但随着更高效疗法的开发，它可以帮助指导决策的制定。升级治疗应当在和患者充分讨论拟选方案的利弊后决定，并要考虑到患者风险承受能力、共病情况及其他等因素。

34. 答案 D

接受疾病修饰治疗的多发性硬化患者出现新的或者加重的症状，必须客观评估以决定症状是否存在以下情况：①与 MS 疾病过程一致且没有更好的解释；②持续至少 24h，并且不能用发热、感染或者共存疾病更好的解释；③引起损伤或恶化急需治疗的情况（口服或者静脉注射皮质醇激素或血浆置换治疗）。

35. 答案 D

为新近诊断的多发性硬化患者选择合适的疾病修饰治疗药物具有挑战性，部分原因是缺乏不同疾病修饰治疗药物的头对头的临床研究，部分原因是这些药物在长期预防残疾方面的疗效不确定。然而，有充分的理由证明，在残疾风险较高的患者中使用高效药物是可行的。首次发作后恢复不佳、男性、美籍非裔、脑干和脊髓病灶、发病时或治疗早期出现大量 T_2 病灶和（或）强化病灶与残疾风险增加相关，应当在此类患者中考虑尽快使用高效治疗。最初临床发作出现视神经炎较脑干或脊髓发作，后续残疾进展风险更低。

36. 答案 C

对于高活动度的多发性硬化患者，无论 JCV-IgG 结果如何，在治疗的前 2 年使用那他珠单抗治疗是相对安全的，出现进展性多灶性白质脑病的风险低于 1‰。对于 JCV-IgG 阴性的患者，不论其他风险因素如何，6 年内出现 PML 的风险仍然低于 1‰。JCV-IgG 阳性的患者，经过 2 年治疗后出现 PML 的风险升高至 3‰，4 年后升高至 6‰。如果患者曾暴露于免疫抑制类药物，风险还会增加。其他 FDA 批准用于高度活跃多发性硬化的高效疾病修饰治疗药物包括奥瑞珠单抗、阿仑单抗和口服克拉屈滨。

37. 答案 E

奥瑞珠单抗选择性结合于表达 CD20 的 B 细胞表面抗原，引起抗体依赖的细胞毒性细胞溶解和补体介导的裂解。富马酸二甲酯激活细胞氧化应激反应过程中 Nrf2 转录途径。那他珠单抗结合于淋巴细胞上的 $\alpha_4\beta_1$ 整合蛋白，阻断那些细胞进入中枢神经系统。芬戈莫德调节 S1P 受体阻断淋巴细胞从淋巴结排出。阿仑单抗结合于 T 细胞和 B 细胞上 CD52 细胞表面抗原。

38. 答案 D

达伐吡啶是美国 FDA 批准用于改善多发性硬化患者步行速度的药物。它是一种广谱钾离子阻滞药，动物试验表明，它可以增强脱髓鞘轴突的动作电位传导。建议有癫痫发作或癫痫病史或肌酐清除率小于 60ml/min 的患者避免使用达伐吡啶。其他所给选项不属于达伐吡啶的禁忌证。

39. 答案 B

JCV-IgG 指数上升，患者出现进行性多灶性白质脑病的风险很高。亚急性发病和影像学特点提示 PML。在这种情况下，尽管脑脊液中 JCV PCR 检测呈阴性，但鉴于高度怀疑 PML，应立即停用那他珠单抗。接下来几周应反复对脑脊液进行 JCV PCR 检测，以帮助诊断。影像学检查结果与多发性硬化恶化不符，考虑到 PML 的风险，应避免进一步使用类固醇激素和奥瑞珠单抗。如果诊断仍存疑，可行脑活检，但重复脑脊液中 JCV PCR 检测创伤性更小，应该首先进行。

40. 答案 C

停用那他珠单抗后，临床症状反而加重了，而且影像学上同时出现了强化，是免疫重建炎症综合征的特点。尽管缺乏疗效相关的数据，但一般建议使用大剂量糖皮质激素冲击治疗，可减量或不减量。静脉注射免疫球蛋白不推荐用于 IRIS，对于患有进行性多灶性白质脑病的患者，应避免使用那他珠单抗。诊断基本明确，不建议再行脑活检。在较轻微的患者可先观察不用治疗。皮质类固醇激素可缓解症状、改善结局，但缺乏具体的支持数据。

41. 答案 C

脑放射治疗，包括定位技术（如伽马刀放疗），有时会诱发或加重多发性硬化。

推荐阅读

[1] Bove RM, Healy B, Augustine A, Musallam A, Gholipour T, Chitnis T. Effect of gender on late-onset multiple sclerosis. Mult Scler. 2012;18(10):1472–9.

[2] Bowen JD. Highly aggressive multiple sclerosis. Continuum (Minneap Minn). 2019 Jun;25(3):689–714.

[3] Brownlee WJ, Altmann DR, Prados F, Miszkiel KA, Eshaghi A, Gandini Wheeler-Kingshott CAM, et al. Early imaging predictors of long-term outcomes in relapse-onset multiple sclerosis. Brain. 2019 Aug 1;142(8):2276–87.

[4] Chen JJ, Flanagan EP, Jitprapaikulsan J, Lopez-Chiriboga ASS, Fryer JP, Leavitt JA, et al. Myelin oligodendrocyte glycoprotein antibodypositive optic neuritis: clinical characteristics, radiologic clues, and outcome. Am J Ophthalmol. 2018 Nov;195:8–15. Epub 2018 Jul 26.

[5] Chitnis T. Pediatric central nervous system demyelinating diseases. Continuum (Minneap Minn). 2019 Jun;25(3):793–814.

[6] Clauw DJ. Fibromyalgia and related conditions. Mayo Clin Proc. 2015 May;90(5):680–92.

[7] De Stefano N, Giorgio A, Tintore M, Pia Amato M, Kappos L, Palace J, et al; MAGNIMS study group. Radiologically isolated syndrome or subclinical multiple sclerosis: MAGNIMS consensus recommendations. Mult Scler. 2018 Feb;24(2):214–21.

[8] Freedman MS, Thompson EJ, Deisenhammer F, Giovannoni G, Grimsley G, Keir G, et al. Recommended standard of cerebrospinal fluid analysis in the diagnosis of multiple sclerosis: a consensus statement. Arch Neurol. 2005 Jun;62(6):865–70.

[9] Giovannoni G, Turner B, Gnanapavan S, Offiah C, Schmierer K, Marta M. Is it time to target no evident disease activity (NEDA) in multiple sclerosis? Mult Scler Relat Disord. 2015 Jul;4(4):329–33. Epub 2015 May 8.

[10] Goldenberg DL, Clauw DJ, Palmer RE, Clair AG. Opioid use in fibromyalgia: a cautionary tale. Mayo Clin Proc. 2016 May;91(5):640–8. Epub 2016 Mar 11.

[11] Grebenciucova E, Berger JR. Immunosenescence: the role of aging in the predisposition to neuro-infectious complications arising from the treatment of multiple sclerosis. Curr Neurol Neurosci Rep. 2017;17(8):61.

[12] Gurtner KM, Shosha E, Bryant SC, Andreguetto BD, Murray DL, Pittock SJ, et al. CSF free light chain identification of demyelinating disease: comparison with oligoclonal banding and other CSF indexes. Clin Chem Lab Med. 2018;56(7):1071–80.

[13] Hardy TA, Reddel SW, Barnett MH, Palace J, Lucchinetti CF, Weinshenker BG. Atypical inflammatory demyelinating syndromes of the CNS. Lancet Neurol. 2016 Aug;15(9):967–81.

[14] Hardy TA, Tobin WO, Lucchinetti CF. Exploring the overlap between multiple sclerosis, tumefactive demyelination and Balo's concentric sclerosis. Mult Scler. 2016 Jul;22(8):986–92. Epub 2016 Apr 1.

[15] Hauser SL, Bar-Or A, Comi G, Giovannoni G, Hartung HP, Hemmer B, et al; OPERA I and OPERA II Clinical Investigators. Ocrelizumab versus interferon beta-1a in relapsing multiple sclerosis. N Engl J Med. 2017 Jan 19;376(3):221–34. Epub 2016 Dec 21.

[16] Helis CA, McTyre E, Munley MT, Bourland JD, Lucas JT, Cramer CK, et al. Gamma knife radiosurgery for multiple sclerosis-associated trigeminal neuralgia. Neurosurgery. 2019 Nov 1;85(5):E933–9.

[17] Jitprapaikulsan J, Chen JJ, Flanagan EP, Tobin WO, Fryer JP, Weinshenker BG, et al. Aquaporin-4 and myelin oligodendrocyte glycoprotein autoantibody status predict outcome of recurrent optic neuritis. Ophthalmology. 2018 Oct;125(10):1628–37. Epub 2018 Apr 30.

[18] Kalb R, Beier M, Benedict RH, Charvet L, Costello K, Feinstein A, et al. Recommendations for cognitive screening and management in multiple sclerosis care. Mult Scler. 2018 Nov;24(13):1665–80. Epub 2018 Oct 10.

[19] Kantarci OH. Phases and phenotypes of multiple sclerosis. Continuum (Minneap Minn). 2019 Jun;25(3):636–54.

[20] Keegan BM, Kaufmann TJ, Weinshenker BG, Kantarci OH, Schmalstieg WF, Paz Soldan MM, et al. Progressive motor impairment from a critically located lesion in highly restricted CNS-demyelinating disease. Mult Scler. 2018 Oct;24(11):1445–52. Epub 2018 Jul 26.

[21] Keegan BM, Kaufmann TJ, Weinshenker BG, Kantarci OH, Schmalstieg WF, Paz Soldan MM, et al. Progressive solitary sclerosis: gradual motor impairment from a single CNS demyelinating lesion. Neurology. 2016 Oct 18;87(16):1713–9. Epub 2016 Sep 16.

[22] Kimbrough DJ, Fujihara K, Jacob A, Lana-Peixoto MA, Leite MI, Levy M, et al; GJCF-CC&BR. Treatment of neuromyelitis optica: review and recommendations. Mult Scler Relat Disord. 2012 Oct;1(4):180–7.

[23] Kis B, Rumberg B, Berlit P. Clinical characteristics of patients with lateonset multiple sclerosis. J Neurol. 2008;255(5):697–702.

[24] Koelman DL, Chahin S, Mar SS, Venkatesan A, Hoganson GM, Yeshokumar AK, et al. Acute disseminated encephalomyelitis in 228 patients: a retrospective, multicenter US study. Neurology. 2016 May 31;86(22):2085–93. Epub 2016 May 4.

[25] Langer-Gould AM. Pregnancy and family planning in multiple sclerosis. Continuum (Minneap Minn). 2019 Jun;25(3):773–92.

[26] Lopez-Chiriboga AS, Majed M, Fryer J, Dubey D, McKeon A, Flanagan EP, et al. Association of MOG-IgG serostatus with relapse after acute disseminated encephalomyelitis and proposed diagnostic criteria for MOG-IgG-associated disorders. JAMA Neurol. 2018 Nov 1;75(11):1355–63.

[27] Lu G, Beadnall HN, Barton J, Hardy TA, Wang C, Barnett MH. The evolution of "no evidence of disease activity" in multiple sclerosis. Mult Scler Relat Disord. 2018 Feb;20:231–8. Epub 2017 Dec 25.

[28] Lucchinetti CF, Gavrilova RH, Metz I, Parisi JE, Scheithauer BW, Weigand S, et al. Clinical and radiographic spectrum of pathologically confirmed tumefactive multiple sclerosis. Brain. 2008 Jul;131(Pt 7):1759–75. Epub 2008 Jun 5.

[29] Luczynski P, Laule C, Hsiung GR, Moore GRW, Tremlett H. Coexistence of multiple sclerosis and Alzheimer's disease: a review. Mult Scler Relat Disord. 2019 Jan;27:232–8. Epub 2018 Oct 27.

[30] McFarland HF. Examination of the role of magnetic resonance imaging in multiple sclerosis: a problem-orientated approach. Ann Indian Acad Neurol. 2009 Oct;12(4):254–63.

[31] McKeon A, Lennon VA, Lotze T, Tenenbaum S, Ness JM, Rensel M, et al. CNS aquaporin-4 autoimmunity in children. Neurology. 2008 Jul 8;71(2):93–100. Epub 2008 May 28.

[32] Metz LM. Clinically isolated syndrome and early relapsing multiple sclerosis. Continuum (Minneap Minn). 2019 Jun;25(3):670–88.

[33] Miller RC, Lachance DH, Lucchinetti CF, Keegan BM, Gavrilova RH, Brown PD, et al. Multiple sclerosis, brain radiotherapy, and risk of neurotoxicity: the Mayo Clinic experience. Int J Radiat Oncol Biol Phys. 2006 Nov 15;66(4):1178–86. Epub 2006 Sep 11.

[34] Montalban X, Hauser SL, Kappos L, Arnold DL, Bar-Or A, Comi G, et al; ORATORIO Clinical Investigators. Ocrelizumab versus placebo in primary progressive multiple sclerosis. N Engl J Med. 2017 Jan 19;376(3):209–20. Epub 2016 Dec 21.

[35] Murphy CB, Hashimoto SA, Graeb D, Thiessen BA. Clinical exacerbation of multiple sclerosis following radiotherapy. Arch Neurol. 2003 Feb;60(2):273–5.

[36] Price CC, Mitchell SM, Brumback B, Tanner JJ, Schmalfuss I, Lamar M, et al. MRI-leukoaraiosis thresholds and the phenotypic expression of dementia. Neurology. 2012 Aug 21;79(8):734–40. Epub 2012 Jul 25.

[37] Rae-Grant A, Day GS, Marrie RA, Rabinstein A, Cree BAC, Gronseth GS, et al. Practice guideline recommendations summary: diseasemodifying therapies for adults with multiple sclerosis: Report of the Guideline Development, Dissemination, and Implementation Subcommittee of the American Academy of Neurology [published correction appears in Neurology. 2019 Jan 8;92(2):112]. Neurology. 2018;90(17):777–88.

[38] Reindl M, Di Pauli F, Rostasy K, Berger T. The spectrum of MOG autoantibody-associated demyelinating diseases. Nat Rev Neurol. 2013 Aug;9(8):455–61. Epub 2013 Jun 25.

[39] Saadeh R, Pittock S, Bryant S, Murray D, Post M, Frinack J, et al. CSF kappa free light chains as a potential quantitative alternative to oligoclonal bands in multiple sclerosis. Neurology. 2019 Apr;92 (15 Supplement):S37.001.

[40] Savoldi F, Nasr Z, Hu W, Schilaty ND, Delgado AM, Mandrekar J, et al. McArdle sign: a specific sign of multiple sclerosis. Mayo Clin Proc. 2019 Aug;94(8):1427–35. Epub 2019 Jul 11.

[41] Schmalstieg WF, Keegan BM, Weinshenker BG. Solitary sclerosis: progressive myelopathy from solitary demyelinating lesion. Neurology. 2012 Feb 21;78(8):540–4. Epub 2012 Feb 8.

[42] Schwab N, Schneider-Hohendorf T, Melzer N, Cutter G, Wiendl H. Natalizumab-associated PML: Challenges with incidence, resulting risk, and risk stratification. Neurology. 2017 Mar 21;88(12):1197–1205. Epub 2017 Feb 22.

[43] Sechi E, Keegan BM, Kaufmann TJ, Kantarci OH, Weinshenker BG, Flanagan EP. Unilateral motor progression in MS: association with a critical corticospinal tract lesion. Neurology. 2019 Aug 13;93(7):e628–34. Epub 2019 Jul 9.

[44] Sechi E, Shosha E, Williams JP, Pittock SJ, Weinshenker BG, Keegan BM, et al. Aquaporin-4 and MOG autoantibody discovery in idiopathic transverse myelitis epidemiology. Neurology. 2019 Jul 23;93(4):e414–20. Epub 2019 Jun 24.

[45] Sumowski JF, Benedict R, Enzinger C, Filippi M, Geurts JJ, Hamalainen P, et al. Cognition in multiple sclerosis: state of the field and priorities for the future. Neurology. 2018 Feb 6;90(6):278–88. Epub 2018 Jan 17.

[46] Thompson AJ, Banwell BL, Barkhof F, Carroll WM, Coetzee T, Comi G, et al. Diagnosis of multiple sclerosis: 2017 revisions of the McDonald criteria. Lancet Neurol. 2018 Feb;17(2):162–73. Epub 2017 Dec 21.

[47] Thompson AJ, Baranzini SE, Geurts J, Hemmer B, Ciccarelli O. Multiple sclerosis. Lancet. 2018 Apr 21;391(10130):1622–36. Epub 2018 Mar 23.

[48] Tobin WO. Management of multiple sclerosis symptoms and

comorbidities. Continuum (Minneap Minn). 2019 Jun;25(3):753–72.

[49] Weinshenker BG, Wingerchuk DM. Neuromyelitis spectrum disorders. Mayo Clin Proc. 2017 Apr;92(4):663–79.

[50] Wijburg MT, Siepman D, van Eijk JJ, Killestein J, Wattjes MP. Concomitant granule cell neuronopathy in patients with natalizumab-associated PML. J Neurol. 2016 Apr;263(4):649–56. Epub 2016 Jan 25.

[51] Wingerchuk DM, Banwell B, Bennett JL, Cabre P, Carroll W, Chitnis T, et al; International Panel for NMO Diagnosis. International consensus diagnostic criteria for neuromyelitis optica spectrum disorders. Neurology. 2015 Jul 14;85(2):177–89. Epub 2015 Jun 19.

[52] Wingerchuk DM. Immune-mediated myelopathies. Continuum (Minneap Minn). 2018 Apr;24(2, Spinal Cord Disorders):497–522.

病例 22~52 的测试题及答案解析
自身免疫性神经系统疾病

李 翔 译 谭红梅 章殷希 校

单选题（选择最佳答案）

1. CRMP5-IgG 相关的视神经病变中最常见的肿瘤是什么？

A. 睾丸生殖细胞瘤

B. 乳腺癌

C. 小细胞肺癌

D. 胸腺瘤

E. 睾丸精原细胞瘤

2. CRMP5-IgG 相关的视神经病变的典型特征是什么？

A. 视盘水肿、玻璃体细胞和视网膜炎

B. 球后视神经炎及 MRI 强化

C. 视盘水肿和头痛

D. 早期视神经外观正常

E. 仅限于视网膜病变

3. 一位 80 岁女性，亚急性起病，出现双眼对称性视力丧失和眼前闪光，考虑自身免疫性视网膜病变可能。下列说法正确的是？

A. 眼底检查通常显示黄斑纤维化和出血

B. FFA 检查正常，可有效排除自身免疫性视网膜病变的诊断

C. ERG 和 OCT 常常有助于确定诊断

D. 血清视网膜抗体检测是灵敏度和特异度较高的辅助检查方法

E. 没有癌症病史的患者，不太考虑该诊断

4. 以下哪一项不是自身免疫性视网膜病变的合理治疗？

A. 糖皮质激素

B. 肿瘤监视

C. 血浆置换

D. 静脉注射免疫球蛋白

E. 玻璃体切除术

5. 边缘叶脑炎患者的核心临床特征是什么？

A. 行为改变、失忆、癫痫发作和幻觉

B. 肌阵挛、共济失调、过度惊骇

C. 眼肌麻痹、共济失调和意识模糊

D. 进行性步态失调、认知障碍和尿失禁

E. 视空间和实践技能逐渐下降

6. 面臂肌张力障碍发作与下列哪种抗体介导的疾病相关？

A. GFAP-IgG

B. LGI1-IgG

C. GAD65-IgG

D. NMDAR-IgG

E. GABABR-IgG

7. NMDAR-IgG 脑炎最常见的早期临床表现是什么？

A. 流感样症状、非特异性神经系统症状和情绪紊乱

B. 运动障碍

C. 癫痫发作

D. 共济失调

E. 行为异常

8. 哪些因素可以预测 NMDAR-IgG 脑炎患者

在长期随访中的良好功能预后？

  A. 不需进重症监护室

  B. 早期治疗干预

  C. 发病时无癫痫发作

  D. A 和 B

  E. B 和 C

9. 对于疑似自身免疫性脑炎的患者，以下哪项陈述是错误的？

  A. 应同时检测血清和脑脊液的神经自身抗体

  B. 若血清或脑脊液中没有检测到神经抗体，则排除自身免疫性脑炎的诊断

  C. 若高度怀疑自身免疫性脑炎，即使在神经自身抗体检测结果出来之前，也应开始免疫治疗

  D. 应该进行癌症筛查

  E. 有时需要延长免疫治疗以评估治疗反应

10. 下面哪种 **IgG** 自身抗体与自身免疫性脑炎无关？

  A. AMPAR-IgG

  B. NMDAR-IgG

  C. LGI1-IgG

  D. AchR-M-IgG

  E. GAD65-IgG

11. 对于一名出现亚急性认知功能下降且合并 **TPO-IgG** 阳性的患者，以下哪一项可以支持 **SREAT**（自身免疫性甲状腺炎相关类固醇激素反应性脑病）的诊断？

  A. 血清促甲状腺激素水平低下

  B. 相关的临床特征，如脑卒中样发作、肌阵挛或震颤、EEG 显示弥漫慢波、炎性脑脊液及糖皮质激素治疗有效

  C. 仅 TPO-IgG

  D. 脑部 MRI 异常表现为不同血管分布区的双侧多发脑卒中

  E. 糖皮质激素治疗无效

12. 一名 **52** 岁女性，因过去 **8** 周出现认知障碍、左侧肢体无力和震颤而就诊。**MRI** 未见明显异常。脑脊液蛋白质浓度升高，EEG 显示轻度弥漫性慢波。TPO-IgG 升高。血和脑脊液中其他感染性和自身免疫性病因筛查均阴性。诊断考虑自身免疫性甲状腺炎相关类固醇激素反应性脑病。接下来要怎么做？

  A. 使用大剂量糖皮质激素冲击试验治疗，随访 TPO-IgG 滴度，评估治疗效果

  B. 不论临床反应如何，采用大剂量皮质类固醇和长期免疫治疗

  C. 神经心理测试，大剂量糖皮质激素治疗后复查 EEG 及神经心理测试，以客观评价临床反应

  D. 使用利妥昔单抗治疗，因为患者对皮质类固醇治疗效果差

  E. 排查肿瘤

13. 以下哪一项不是与 **AMPAR-IgG** 相关副肿瘤性自身免疫综合征的典型临床表现？

  A. 行为改变

  B. 短期记忆丧失

  C. 意识模糊

  D. 神经病变

  E. 癫痫发作

14. 下列哪项检查不是随访评估自身免疫性痴呆患者临床预后的可靠方法？

  A. EEG

  B. PET/CT

  C. 神经心理测试

  D. 颅脑 MRI

  E. 抗体滴度检测

15. 在下列哪种临床情况下，考虑 **LGI1-IgG** 相关自身免疫性癫痫？

  A. 75 岁男性，面部和手臂频繁、短暂、强直性收缩，每天超过 50 次

  B. 10 岁男孩，儿童期发病，高度刻板的夜间活动，其特征为大声发声，然后全身僵硬和颤抖

  C. 33 岁女性，有脑囊虫病史，经常出现似曾相识的感觉，胃里有上升感，随后出现意识障碍

D. 27 岁男性，发热、头痛、颈部僵硬、意识模糊、全身强直－阵挛性发作

E. 6 岁男孩，部分性癫痫发作持续状态，脑影像显示偏侧皮质 T_2 FLAIR 高信号和萎缩

16. 下列哪项神经系统表现与 LGI1-IgG 相关自身免疫病无关？

A. 感觉和自主神经性癫痫发作，表现为毛发竖立和面部潮红

B. 频繁发作的阵发性头晕，持续数秒，每天多次，无意识丧失

C. 神经病理性疼痛和自主神经功能障碍

D. 抽筋、僵硬、痉挛、抑郁和健忘

E. 一过性共济失调、构音障碍和步态不稳

17. 45 岁女性因新发头痛，双眼无痛性视物模糊，轻度下肢无力（疲劳），以及感觉异常 1 个月余就诊。她的视盘水肿，视力正常，脊髓病变体征轻微。头颅 MRI 显示脑室周围线性强化，脊髓 MRI 显示模糊的 T_2 异常高信号，伴有少量钆中央强化。脑脊液检查显示淋巴细胞明显增多（白细胞 110/L），细胞学正常，蛋白质浓度升高，无寡克隆带。最可能的诊断是什么？

A. AQP4-IgG 相关疾病

B. MOG-IgG 相关疾病

C. 脊髓肿瘤

D. 脊髓梗死

E. 自身免疫性 GFAP 星形细胞病

18. 以下哪种神经自身抗体最常见于儿童？

A. GFAP-IgG

B. ANNA2-IgG

C. PCA1-IgG

D. IgLON5-IgG

E. CRMP5-IgG

19. 58 岁女性因 HSV 脑炎服用阿昔洛韦 21 天，5 周后出现亚急性精神错乱和癫痫发作。出院时，她有顺行性记忆障碍，但完全清醒并能与人交流。在过去 2 周里，她变得更加嗜睡，而且言语减少。

尽管开始服用左乙拉西坦，但癫痫发作控制不佳。她一直没有发热。复查影像学检查显示左侧颞极神经胶质增生进展，伴少许强化。下一步最应该做的是什么？

A. 重新开始阿昔洛韦治疗

B. 脑脊液检查和 HSV PCR 检测

C. 应用拉莫三嗪

D. 检测脑脊液神经抗体，包括 NMDAR-IgG

E. 考虑癫痫手术

20. 一名 26 岁的男子因意识模糊、癫痫发作和发热 1 个月就诊。2 天前出现咳嗽、肌痛和发热。脑部 MRI 显示颅内散在 T_2 高信号病灶，伴有一定程度的强化。脑脊液参数正常。5 天前，他的姐姐被诊断患有流感。怀疑是流感相关性脑病，最需要进行的检查是什么？

A. 脑脊液流感病毒 PCR

B. 脑脊液流感病毒抗体检测

C. 鼻咽标本流感病毒 PCR 检测

D. 鼻咽标本流感抗原检测

E. 脑脊液寡克隆带的检测

21. KLHL11 自身免疫性脑炎最常见的临床表现有哪些？

A. 癫痫发作和脑病

B. 眩晕、复视和步态不稳

C. 面臂肌张力障碍发作

D. 神经精神障碍

E. 脑膜脑脊髓炎

22. 与 KLHL11 自身免疫性脑炎相关的恶性肿瘤是什么？

A. 小细胞肺癌

B. 乳腺癌

C. 胸腺瘤

D. 睾丸生殖细胞肿瘤

E. 前列腺癌

23. 以下哪一种睡眠障碍是 IgLON5-IgG 相关自身免疫性脑炎的典型表现？

A. 不宁腿综合征

B. 过度片段性肌阵挛

C. 快速眼动睡眠行为障碍

D. 睡行症（梦游症）

E. 猝倒

24. IgLON5 属于下列哪一个蛋白家族?

A. 神经元分化

B. 谷氨酰胺转移酶

C. 组氨酸脱羧酶

D. 髓鞘碱性蛋白

E. 细胞黏附

25. 以下哪一项是隐匿性卵巢或乳腺癌女性患者自身免疫性共济失调的生物标志物？

A. mGluR1-IgG

B. PCA1-IgG

C. ANNA1-IgG

D. GAD65-IgG

E. CASPR2-IgG

26. 以下哪种抗体阳性患者可能会出现自身免疫性共济失调与僵人综合征的重叠?

A. mGluR1-IgG

B. PCA1-IgG

C. ANNA1-IgG

D. GAD65-IgG

E. CASPR2-IgG

27. 关于系统性红斑狼疮伴舞蹈病患者,下列哪一选项是正确的?

A. 他们通常患有隐匿性小细胞癌

B. 糖皮质激素治疗无效

C. 他们通常合并有 PCA1

D. 他们通常预后良好

E. 他们通常神经元抗体阳性

28. 关于 CRMP5-IgG 阳性的舞蹈病患者,下列哪项描述是正确的?

A. 他们通常有小细胞癌

B. 糖皮质激素治疗有效

C. 他们通常合并有 PCA1

D. 他们通常预后良好

E. 他们不吸烟

29. GlyR1-IgG 是哪种自身免疫综合征的生物标志物?

A. 脊髓病变

B. 共济失调

C. 僵人综合征谱系疾病

D. 周围神经病变

E. 重症肌无力

30. GAD65-IgG 是哪种自身免疫综合征的生物标志物?

A. 共济失调、僵人综合征、1 型糖尿病

B. 共济失调、僵人综合征、银屑病

C. 神经病变、僵人综合征、1 型糖尿病

D. 神经病变、僵人综合征、银屑病

E. 神经病变、僵人综合征、共济失调

31. 在 PERM 患者中可观察到以下所有症状,除了哪项?

A. 脑病

B. 肌阵挛

C. 复视

D. 面臂肌张力障碍发作

E. 夸张的惊跳反应

32. 对僵人综合征 / 伴有强直和肌阵挛的进行性脑脊髓炎患者进行免疫治疗,哪种蛋白抗体与免疫疗法的良好应答相关?

A. GAD65-IgG

B. DPPX-IgG

C. GlyR1-IgG

D. NMDAR-IgG

E. LGI1-IgG

33. 一名患有系统性红斑狼疮的 28 岁女性患者,突发背痛、感觉异常和腿部无力 2 周。她描述了一种紧绷的、束带般的麻木感和刺痛感,从她的背中部一直延伸到臀部和腿部。最近,她发

现小便时不能完全排空。病程中没有发热、头痛、眼睛疼痛或视力减退。查体提示神志清楚，定向力正常，对答切题。从 T_{12} 皮节延伸到鞍区和双侧下肢的触觉和痛温觉丧失。肛门括约肌张力降低。她的肌容积和张力正常，但双侧髋屈肌、髋伸肌、外展肌和内收肌无力。上肢肌力正常。双侧膝反射和跟腱反射亢进。双侧巴宾斯基征阳性。振动觉和本体感觉正常。患者最可能的神经系统疾病诊断是什么？

    A. 急性炎症性脱髓鞘性多发性神经病

    B. 横贯性脊髓炎

    C. 无菌性脑膜炎

    D. 多发性单神经炎

    E. 周围神经病变

34. 一名有系统性红斑狼疮病史的 **32** 岁女性，因左臂反复出现突然、不自主运动而就诊。她在 **2** 年前被诊断为特发性左下肢深静脉血栓，并接受了 **3** 个月的抗凝治疗。查体显示她的左上臂、手和手腕有舞蹈手足徐动症，未见震颤、齿轮样运动或偏身投掷运动。哪种抗体可能与该患者的临床表现有关？

    A. AQP4-IgG

    B. 抗核糖体 P 抗体

    C. 抗磷脂抗体

    D. 抗核抗体

    E. NMDAR-IgG

35. 在脊髓 MRI 上，下列哪个特征是副肿瘤性脊髓病的特征？

    A. 无（通常为正常结果）

    B. 沿背侧的长节段、无强化脊髓束 T_2 高信号

    C. 沿背侧和外侧的多发、短节段 T_2 高信号病灶，常伴有结节状或环状强化

    D. 沿背侧或外侧的长节段脊髓束 T_2 高信号，钆增强后强化

    E. 脊髓 T_2 高信号伴明显水肿（长节段或短节段），钆增强后病灶内不规则强化，符合脊髓肿瘤

36. 最常见的与副肿瘤性脊髓病相关的恶性肿瘤是什么？

    A. 畸胎瘤

    B. 脊髓星形细胞瘤和室管膜瘤

    C. 小细胞肺癌和乳腺癌

    D. 前列腺癌

    E. 黑色素瘤

37. 下列哪个患者应怀疑诊断是 Sjögren 感觉神经节病？

    A. 32 岁女性，眼口干燥，伴脚趾麻木和刺痛，并对称向上延伸到脚踝

    B. 56 岁女性，进行性远端无力、步态不稳和震颤

    C. 72 岁男性，背部疼痛放射至左下肢，伴左足下垂

    D. 56 岁男性，左上肢和右下肢麻木、感觉异常，伴进行性行走不稳

    E. 52 岁女性，左足背剧烈疼痛和感觉异常，伴左足下垂

38. 以下哪种与干燥综合征相关的神经病变表型对糖皮质激素或 IVIG 治疗应答不佳？

    A. 多发性单神经病

    B. 脑神经病变

    C. 脊神经根病

    D. 感觉性共济失调神经病

    E. 不伴感觉性共济失调的痛性感觉神经病变

39. 以下哪种临床情况，可能是 CRMP5– 抗体相关副肿瘤性脊髓神经病？

    A. 45 岁女性，有干燥症状，亚急性起病的四肢无痛性麻木，进行性步态和肢体共济失调

    B. 75 岁男性，手足麻木刺痛、颈部疼痛和全身反射亢进病史 3 年

    C. 61 岁男性，四肢痛性、非对称性、上行性感觉异常和无力 9 个月，伴严重的步态共济失调、四肢腱反射及跖反射消失，体重逐渐减轻 9kg

    D. 23 岁女性，2 周前出现四肢上行性感觉异常和无力、反射消失、呼吸衰竭，需要机械通气

    E. 37 岁女性，有肾衰竭病史，右手腕急性下

垂，2 个月后左脚下垂

40. 关于 CRMP5 相关的副肿瘤综合征，下列哪种说法是正确的？

　　A. 小细胞肺癌和胸腺瘤是最常见的相关癌症

　　B. 如果在诊断后立即开始肿瘤治疗，不需要免疫疗法

　　C. 如果在诊断时没有发现癌症，则不需要进行持续的癌症监测，因为 CRMP5-IgG 与癌症没有很强的相关性

　　D. 大多数患者对肿瘤治疗和免疫治疗的联合治疗有很好的反应

　　E. CRMP5 相关多发性神经根神经病通常是脱髓鞘性的

41. 关于 ANNA1-IgG 自身免疫性神经病，哪种说法是正确的？

　　A. 起病隐匿，对免疫治疗反应灵敏

　　B. 几乎总是伴有认知能力下降

　　C. 可以表现为僵人综合征

　　D. 最常与胸腺瘤有关

　　E. 通常伴有剧烈疼痛

42. 副肿瘤性自身免疫神经系统表现包括什么？

　　A. 亚急性发作的神经根病，感觉神经病变，或长度依赖性感觉运动神经病

　　B. 数十年的进行性神经病变

　　C. 腕管综合征

　　D. 跗管综合征

　　E. 椎管狭窄

43. 慢性炎症性脱髓鞘性多发性神经根神经病：

　　A. 一种极其罕见的炎症性神经病变

　　B. 炎症性轴索性多发性神经根神经病

　　C. 一种通常与恶性肿瘤有关的神经病

　　D. 不可治疗

　　E. 一种炎性脱髓鞘性多发性神经根神经病

44. 在评估慢性炎性脱髓鞘性多发性神经根神

经病时，哪些特征应考虑其他诊断的可能性？

　　A. 近端和远端无力，体重减轻

　　B. 脑脊液蛋白质水平升高，IVIG 反应差

　　C. 面瘫，疼痛

　　D. 严重的自主神经功能障碍，呼吸困难

　　E. 对称性无力，神经传导以脱髓鞘为特征

45. 关于 CASPR2 自身免疫相关性疼痛，下列说法正确的是：

　　A. 通常对免疫治疗有反应

　　B. 总是与认知功能下降有关

　　C. 与癌症无关

　　D. 对非免疫疗法无反应，如膜稳定药物

　　E. 与 Morvan 综合征有关，但与 Isaacs 综合征无关

46. 关于 CASPR2-IgG 自身免疫的癌症风险，下列哪种说法是正确的？

　　A. 不存在风险

　　B. 最常见于胸腺瘤，在同时 LGI1-IgG 自身抗体阳性者中更常见

　　C. 若患者有自身免疫性疼痛，则更常见

　　D. 与血液系统恶性肿瘤密切相关

　　E. 与预后不良相关

47. 45 岁女性，亚急性起病，出现恶心、呕吐、直立性低血压、尿潴留。她有严重的口干、眼干，瞳孔散大无反应。针对下列哪种抗原的抗体最有可能引起这种疾病？

　　A. 烟碱型 α_1–AChR

　　B. 烟碱型 α_3–AChR

　　C. 毒蕈碱 M_3 受体

　　D. VGKC 辅助亚基

　　E. L 型 VGCC

48. 一名 48 岁男性因严重的恶心、呕吐和便秘就诊。腹部 X 线显示肠襻扩张提示麻痹性肠梗阻，符合假性肠梗阻。下列哪一种副肿瘤抗体与胃肠道运动障碍相关？

　　A. ANNA1-IgG

B. Ma2-IgG

C. Amphiphysin-IgG

D. PCA1-IgG

E. ANNA2-IgG

49. 在胃肠道运动障碍患者中，下列哪项检查发现不需要考虑免疫治疗？

A. ANNA1-IgG 血清阳性

B. DPPX-IgG 血清阳性

C. α_3–AChR-IgG 血清阳性

D. 自主神经功能障碍和系统性红斑狼疮病史

E. 关节活动过度

50. 下列哪种神经抗体最可能与自身免疫性胃肠动力障碍和小细胞癌有关？

A. ANNA1-IgG

B. DPPX-IgG

C. NMDAR-IgG

D. LGI1-IgG

E. CASPR2-IgG

51. 下列哪一种自身免疫性重症肌无力抗体与胸腺瘤的高风险有关？

A. MuSK-IgG

B. AChR-IgG（结合抗体、调节抗体）和横纹肌抗体

C. LRP4 抗体

D. 血清阴性

E. AChR 结合抗体阳性，调节抗体和横纹肌抗体阴性

52. MuSK-IgG 重症肌无力患者通常会选择下列哪种无类固醇节制的长期治疗方法？

A. 嗅吡斯的明

B. 吗替麦考酚酯

C. 利妥昔单抗

D. 硫唑嘌呤

E. 环孢素

53. Lambert-Eaton 肌无力综合征患者最常见的癌症是什么？

A. 卵巢腺癌

B. 精原细胞瘤

C. 乳腺癌

D. 小细胞肺癌

E. 前列腺癌

54. Lambert-Eaton 肌无力综合征最常与以下哪种特异性自身抗体相关？

A. VGCC

B. 神经节型 AChR

C. VGKC

D. 肌肉型 AChR

E. 横纹肌蛋白

55. 1 例亚急性进行性近端肌无力患者，肌酸激酶水平显著升高，下列哪项检查结果可支持坏死性自身免疫性肌病的诊断？

A. HMGCR-IgG 阳性

B. TIF1γ-IgG 阳性

C. 肌肉活检显示边缘空泡和肌浆样的黏液

D. 肌肉活检显示肌束周围有明显的炎性渗出物和束周肌纤维萎缩

E. 停用他汀类药物后无力症状缓解

56. 关于癌症和坏死性自身免疫性肌病，下列哪些说法是正确的？

A. NAM 不是副肿瘤性疾病，因此没有必要进行癌症筛查

B. 血清阴性和 SRP-IgG 阳性 NAM 患者的癌症发病率高于普通人群

C. 血清阴性和 HMGCR-IgG 阳性 NAM 患者的癌症发病率高于普通人群

D. 血清阳性（HMGCR-IgG 或 SRP-IgG）NAM 患者的癌症发病率高于普通人群

E. 所有 NAM 患者，无论抗体状态如何，其癌症发病率均高于普通人群

57. 一名患有肌无力的 60 岁男性患者，肌肉活检显示肌束周围区域有萎缩、坏死和再生纤维。患者最可能的诊断是什么？

A. 坏死性自身免疫性肌病

B. 皮肌炎

C. 包涵体肌炎

D. 多发性肌炎

E. 肌营养不良

58. 肢体无力合并吞咽困难、爬楼梯困难、NXP2 自身抗体阳性的患者，最可能是下列哪种神经肌肉疾病？

A. 皮肌炎

B. 包涵体肌炎

C. 坏死性自身免疫性肌病

D. 重症肌无力

E. Lamber-Eaton 肌无力综合征

59. 使用哪种 ICI 会引起神经系统并发症？

A. 单用 CTLA4 抑制药

B. 单用 PD-1 抑制药

C. 单用 PD-L1 抑制药

D. 任何类别的 ICI

E. 所有的 ICI 都不会

60. 一名黑色素瘤患者接受联合 ICI 治疗。第 3 个 ICI 周期后，患者出现复视、非疲劳性颈部及上下肢近端无力。EMG 检查未见神经肌肉接头受损。这位患者接下来需要进行的是什么？

A. 腾喜龙试验

B. 肌酸激酶检测，心脏检查，ICI 停药和皮质类固醇治疗

C. 停用 ICI 和观察症状

D. 股四头肌活检，如果没有炎症迹象，恢复 ICI 治疗

E. 继续 ICI 治疗，因为这是一种副肿瘤表现，治疗癌症将改善症状

61. 高滴度抗横纹肌抗体与下列哪一项最相关？

A. 先天性肌无力综合征

B. Lamber-Eaton 肌无力综合征

C. 坏死性自身免疫性肌病

D. 无重症肌无力的胸腺瘤

E. 胸腺瘤合并重症肌无力

62. 在不正确的临床背景下检测横纹肌抗体会导致以下哪一种结果？

A. 临床特异度低

B. 临床灵敏度低

C. 低阳性预测值

D. 低阴性预测值

E. 高阴性预测值

答案解析

1. 答案 C

检测 CRMP5-IgG 支持副肿瘤综合征诊断。小细胞肺癌最常见于 CRMP5-IgG 阳性者。胸腺瘤也与 CRMP5-IgG 有关，但相对较少。Ma2-IgG 和 KLHL11-IgG 分别与睾丸生殖细胞瘤和精原细胞瘤有关。ANNA2-IgG 和 PCA1-IgG 和 Amphiphysin-IgG 最常伴发乳腺癌。

2. 答案 A

CRMP5-IgG 相关视神经病变累及视神经，典型表现为视盘水肿，但 MRI 上无视神经强化。视盘水肿很少单独出现，通常与玻璃体炎和视网膜炎同时存在。孤立性副肿瘤性视网膜病变与抗恢复蛋白抗体有关。临床表现为视力丧失、球后视神经炎（无视盘水肿）、眼球转痛和 MRI 上视神经强化，符合视神经炎的诊断。双侧视盘水肿和头痛可能是继发于压迫性肿块病变或假性脑瘤综合征的颅内压增高症状。

3. 答案 C

ERG 和 OCT 有助于诊断自身免疫性视网膜病变。眼底检查往往正常或接近正常，血管造影是没有帮助的。除抗恢复蛋白外，市面上可用的血清视网膜抗体测试，临床特异性均较低。自身免疫性视网膜病变可以是非副肿瘤性的。

4. 答案 E

目前还没有 I 类证据支持这些罕见视网膜病

变的治疗。通常会进行试验性免疫治疗。肿瘤筛查可针对抗恢复蛋白抗体患者的抗体特异性，如果肿瘤仍未被发现，这些患者可能需要在长达3年的时间里，每3～6个月进行1次监测。一般来说，对于其他病例，只需进行1次全面的癌症筛查。玻璃体切除术在自身免疫性视网膜病变的治疗中没有作用。

5. 答案 A

边缘叶脑炎是一种影响边缘皮质、海马、杏仁核、下丘脑和扣带回的炎症过程。它表现为认知功能障碍、行为改变、幻听幻视、严重失忆和癫痫发作。肌阵挛、共济失调和过度惊骇多见于GAD65阳性自身免疫性脑炎患者。眼肌麻痹、共济失调和意识模糊是韦尼克脑病的典型三联征。步态失衡、认知障碍和尿失禁是正常颅压脑积水的特征。视空间和实践技能下降是神经退行性疾病的表现。

6. 答案 B

虽然癫痫发作可以是其他自身抗体介导疾病的一种表现形式，但面臂肌张力障碍癫痫发作只发生在LGI1-IgG阳性的患者。FBDS的特征是短暂、频繁的肌张力障碍性运动，主要影响手臂和同侧面部。抗癫痫药物治疗的效果有限，但免疫疗法可使癫痫不再发作。

7. 答案 A

NMDAR-IgG脑炎的前驱症状可出现非特异性病毒感染样症状和神经系统症状（头痛、感觉异常），随后出现情绪改变、行为改变（尤其是儿童）和认知障碍。在病程的后期，通常会出现癫痫发作、运动障碍和共济失调，但这些症状并非首发症状。

8. 答案 D

在多因素分析中，与NMDAR-IgG脑炎1年功能预后改善最密切相关的两个因素是发病时未入住重症监护病房和早期开始治疗。但是，发病时无癫痫发作也与良好的功能预后独立相关。

9. 答案 B

有血清学阴性的自身免疫性脑炎，因此，如果根据临床表现、脑脊液结果和影像学，诊断考虑自身免疫性脑炎，即使血清和脑脊液神经自身抗体检测均为阴性，也应进行肿瘤筛查并开始试验性免疫治疗。

10. 答案 D

除肌肉型AChR-IgG是重症肌无力的生物标志物外，上述所有自身抗体均与自身免疫性脑炎相关。在胸腺瘤和自身免疫性脑炎患者中，即使没有重症肌无力的证据，也可能存在肌肉型AChR-IgG，它是潜在胸腺瘤的生物标志物。

11. 答案 B

诊断SREAT所需的特征包括：①亚急性和波动性脑病，伴有1次或多次脑卒中发作、癫痫发作、肌阵挛和震颤；②检测到甲状腺自身抗体（其反映了自身免疫性神经疾病的倾向，但并不意味着这些抗体具有致病作用）；③对免疫治疗有效。脑病的EEG表现和炎性脑脊液支持诊断。SREAT患者的促甲状腺激素水平通常正常。仅TPO-IgG阳性不足以诊断SREAT。异常的脑部MRI可能提示另一种原因，如中枢神经系统血管炎。SREAT通常对皮质类固醇治疗有效。

12. 答案 C

神经心理学测试有助于评估治疗前的认知缺陷状况及客观记录免疫治疗后的改善情况。患者的EEG异常，治疗后重复EEG检查也有助于客观评估病情改善情况。TPO-IgG滴度对监测免疫治疗的反应没有价值。如果初始试验性免疫治疗无效，不推荐长期免疫治疗。SREAT通常对皮质类固醇治疗反应良好。SREAT通常与潜在肿瘤无关。

13. 答案 D

与AMPAR-IgG神经元抗体相关的自身免疫综合征和副肿瘤综合征通常表现为暴发性边缘叶脑炎（严重的短期记忆丧失、意识模糊、癫痫发作和精神症状）。然而，该疾病谱也可以模拟神经退行性疾病，表现为更轻微的反应迟钝和认知障碍。AMPAR 相关自身免疫病的神经系统症状并不特异。

14. 答案 E

在对自身免疫性或副肿瘤性综合征患者进行基线临床评估时，确定一个合适的客观指标是非常重要的。这项指标应该是可靠的，与患者的症状相关，并能够定期重复检测，以评估免疫治疗的临床效果。对自身免疫性或副肿瘤性综合征患者常用的评估方法包括 EEG、神经心理学测试、PET/CT 和脑部 MRI。抗体滴度并不是神经系统预后的可靠指标，尽管治疗有效，临床症状改善，抗体仍可表现为阳性。

15. 答案 A

面臂肌张力障碍发作是 LGI1-IgG 相关自身免疫性癫痫成年患者的一种特征性表型，表现为短暂的局灶性运动性发作，每天可发生多次。患者的典型体征是面部和手臂的肌肉异常收缩。B 选项更像额叶癫痫。C 和 D 选项分别提示继发于脑囊虫病和感染性脑膜脑炎的癫痫发作。E 选项中的临床表现提示 Rasmussen 脑炎。

16. 答案 E

A 至 D 选项中的神经系统表现与 LGI1-IgG 有关。癫痫发作和记忆力减退是 LGI1-IgG 自身免疫最常见的表现。周围神经系统的表现，如神经性肌强直或神经病理性疼痛综合征也有描述。阵发性眩晕发作是短暂而频繁的眩晕（可能是癫痫发作），可在脑病发生前 2~12 个月出现。然而，发作性步态共济失调和构音障碍是一种与 CASPR2 自身免疫相关的表型，与 LGI1 自身免疫无关。

17. 答案 E

患者有轻微的脊髓病征象，没有视神经炎的明确证据，因此 AQP4 和 MOG 自身免疫病的可能性较小。有脑膜受累相关症状和体征，以及亚急性起病，考虑脊髓肿瘤或梗死的可能性不大。病例所描述的症状、影像学检查和化验结果，符合

GFAP 自身免疫病的特征。

18. 答案 A

GFAP-IgG 自身免疫病可见于儿童。儿童常见的其他神经自身特异性抗体包括 NMDAR-IgG、MOG-IgG、AQP4-IgG 和 GABA$_A$R-IgG。而有些神经自身抗体（ANNA2-IgG、PCA1-IgG、IgLON5-IgG 和 CRMP5-IgG）几乎只在成年人中出现。

19. 答案 D

复发性 HSV 脑炎极为罕见。据报道，HSV 脑炎和其他一些疱疹病毒中枢神经系统感染的患者，在恢复期会出现感染后脑炎。虽然 NMDAR-IgG 是最常见的，但也可出现其他抗体，包括未分类的神经抗体。症状对于免疫治疗可能有反应（但手术无效），因此需高度警惕。

20. 答案 C

临床表现、接触史、影像学表现和脑脊液参数正常可能与流感相关脑病一致，但不符合典型的多发性硬化。PCR 检测流感的灵敏度最高。然而，在这种情况下，脑脊液检查几乎没有作用，因为中枢神经系统的直接感染被认为并不是主要的病理生理机制，而且很少出现阳性结果。在正确的临床情况下，鼻咽 PCR 阳性结果可确诊流感。

21. 答案 B

步态不稳和复视是与 KLHL11 自身免疫相关的最常见症状。眩晕、耳鸣和听力丧失也可以出现，在某些情况下，这些症状可以先于共济失调或眼球运动障碍数周至数月出现。癫痫发作和脑病也可发生，但并不常见。面臂肌张力障碍发作是 LGI1 脑炎的特异性表现。神经精神功能障碍是许多脑部疾病的一般特征。脑膜脊髓炎是与自身免疫性 GFAP 星形细胞病最相关的表型。

22. 答案 D

大多数 KLHL11 自身免疫患者在癌症筛查中可发现睾丸生殖细胞肿瘤；在某些情况下，这些肿瘤位于睾丸外。因此，如果睾丸 US 检查正常，则需要进行全身 PET。小细胞肺癌、乳腺癌和胸

腺瘤可与其他各种自身抗体一起出现，但没有一种抗体与 KLHL11 相关。前列腺癌通常与神经系统副肿瘤综合征无关。

23. 答案 C

在有关 IgLON5 自身免疫综合征的最初报道和后续报道中，以梦境演绎行为和多导睡眠监测提示 REM 睡眠无肌张力缺失为特征的快速眼动睡眠行为障碍是最常见的睡眠障碍。尽管所列的其他症状也可能发生在 IgLON5 自身免疫患者中，但它们不是该疾病的典型症状，目前也没有相关报道。

24. 答案 E

IgLON 蛋白由 5 个细胞黏附蛋白组成，被认为参与神经元的生长和连接，并可能在血脑屏障的发育和维持完整性中发挥作用。IgLON5-IgG 已被发现与自身免疫和可能的神经变性相关。

25. 答案 B

共济失调可能是所列任一神经抗体自身免疫的神经表型。然而，PCA1 是唯一一种与乳腺癌和妇科肿瘤密切相关的抗体。

26. 答案 D

共济失调可能是所列任一神经抗体自身免疫的神经表型。GAD65-IgG 是唯一一与僵人综合征（包括共济失调 – 僵人叠加综合征）相关的抗体。

27. 答案 D

与副肿瘤性疾病患者不同，系统性红斑狼疮患者的舞蹈症在接受糖皮质激素治疗后通常会缓解。这些患者没有检测到神经元抗体，也无副肿瘤背景。

28. 答案 A

CRMP5-IgG 阳性患者通常是患有小细胞肺癌的吸烟者，他们对免疫治疗反应不佳，神经系统和癌症预后较差。PCA1 是副肿瘤性小脑共济失调女性乳腺癌或妇科腺癌的生物标志物。

29. 答案 C

虽然 GlyR1-IgG 可在多种神经系统疾病患者中检测到，但其临床意义在僵人综合征谱系病（包括经典型、伴强直及肌阵挛的进行性脑脊髓炎、僵肢综合征）之外尚不清楚。

30. 答案 A

公认的 GAD65-IgG 相关的临床自身免疫病，包括中枢神经系统疾病（脑炎、癫痫、共济失调、僵人综合征、舞蹈病和脊髓病）和某些非神经系统自身免疫疾病（1 型糖尿病、自身免疫性甲状腺疾病和恶性贫血）。

31. 答案 D

面臂肌张力障碍发作是 LGI1 自身免疫最常见的表现。PERM 被认为是僵人综合征的一个变异型，其特点是中枢神经系统过度兴奋，伴有夸张的惊跳反应、肌强直和痛性痉挛。PERM 患者还可能出现眼痛、上睑下垂、吞咽困难、构音障碍、自主神经功能障碍、癫痫发作和呼吸困难。

32. 答案 C

尽管 GAD65-IgG 和 DPPX-IgG 与中枢神经系统过度兴奋综合征有关，但与只有 GAD65-IgG 阳性的僵人综合征谱系病相比，同时存在 GlyR1-IgG 阳性具有更高的免疫抑制应答率。NMDAR-IgG、LGI1-IgG 与伴强直及肌阵挛的进行性脑脊髓炎无关。

33. 答案 B

从脊髓水平开始并延伸至鞍区的感觉异常提示横贯性脊髓炎。她的查体表现为对称性肢体无力、上运动神经元受损的反射亢进和巴宾斯基征阳性。反射消失在神经病中常见。多发性单神经炎的症状和体征分布不对称。无菌性脑膜炎仅以疼痛和脑膜体征为主。

34. 答案 C

抗磷脂抗体与舞蹈病、静脉血栓形成及复发性自然流产有关。AQP4-IgG 与复发性横贯性脊髓炎和视神经炎有关。抗核糖体 P 抗体与神经精神症状有关。抗核抗体是一种非特异性自身免疫标志物。NMDAR-IgG 与自身免疫性脑炎有关。

35. 答案 D

虽然约有 1/3 的病例脊髓 MRI 结果可能正常，但如果沿背侧或偏侧出现纵向广泛（3 个或 3 个以上相邻节段）T_2 高信号，钆增强后以类似脊髓束特异性模式强化，则提示副肿瘤性脊髓病。钆增强后无强化则更符合维生素 B_{12} 缺乏。多发性、短节段和偏侧性 T_2 高信号病变，通常见于多发性硬化。

36. 答案 C

小细胞肺癌和乳腺癌是副肿瘤性脊髓病最常见的伴发肿瘤。CRMP5-IgG 和 Amphiphysin-IgG 是最常检测到的神经自身抗体。GFAP-IgG 相关脊髓病较少发生畸胎瘤。星形细胞瘤和室管膜瘤是肿瘤性（而不是副肿瘤性）脊髓病的病因。黑色素瘤和前列腺癌可以转移到脊柱，但很少有副肿瘤性脊髓病的报道。

37. 答案 D

不对称感觉缺失和感觉性共济失调是提示背根神经节受累的临床特征。干燥症状相关的远端感觉异常和麻木也可能是干燥综合征的神经系统并发症。然而，神经病变表型更多提示的是对称性感觉性多发性神经病。

38. 答案 D

在一项针对 92 例干燥综合征相关神经病变患者的研究中，多发性单神经病变和脑神经病变患者对皮质类固醇治疗的反应最为良好。只有 18% 的感觉性共济失调神经病变或感觉性神经节病变患者对皮质类固醇治疗有反应。多发性神经根神经病、无感觉性共济失调的痛性感觉神经病变、感觉性共济失调神经病变患者 IVIG 治疗的有效率分别为 100%、67% 和 23%。

39. 答案 C

CRMP5-IgG 与副肿瘤性脊髓神经病有关。CRMP5-IgG 相关脊髓神经病综合征的典型表现为进行性、非对称性、四肢感觉运动障碍，通常伴有严重的神经病理性疼痛和脊髓病特征（跗伸肌

反射、继发于后索受累的明显感觉性共济失调、大小便失禁）。不明原因的体重减轻是副肿瘤疾病的另一个线索。

40. 答案 A

CRMP5-IgG 与癌症密切相关。小细胞肺癌和胸腺瘤是最常见的相关癌症。如果在初步评估时未发现癌症，则必须进行持续监测。免疫治疗通常与肿瘤治疗联合使用，一些患者的临床症状有所改善并趋于稳定，但往往只是部分反应。CRMP5-IgG 相关多神经根神经病变在电生理测试的典型表现是轴索受损。

41. 答案 B

在迄今为止病例数最多的一组患者中，如果有认知检查结果，即使是原发性神经病患者，也会发现异常。小细胞肺癌见于大多数患者。大多数患者都没有疼痛。

42. 答案 A

副肿瘤性神经病有多种表现，包括经典的感觉神经元病和其他形式的神经病。关键的临床线索是症状在数天到数周内的亚急性演变。隐匿性进行性神经病通常有遗传原因。腕管综合征和跗管综合征是由神经卡压引起的局灶性疾病。椎管狭窄是神经根病变的非副肿瘤性病因。

43. 答案 E

慢性炎性脱髓鞘性多神经根神经病变是最常见的炎症性神经病变之一，通常导致远端和近端无力（多神经根神经病变）、失平衡，体格检查表现为大纤维为主的感觉缺失，神经传导检查以脱髓鞘为特征。极少与恶性肿瘤相关，是一种可治疗的神经病。

44. 答案 D

严重的自主神经功能障碍和呼吸困难在慢性炎症性脱髓鞘性多发性神经根神经病中非常罕见。严重的自主神经功能障碍提示淀粉样变性、干燥综合征、结节病或副肿瘤综合征。在神经性疾病中，呼吸困难可能是由神经肌肉呼吸无力或伴随

的心脏和（或）肺受累引起的。当出现呼吸困难时，应警惕 POEMS 综合征、结节病、淀粉样变或结缔组织病的可能性。

45. 答案 A

CASPR2-IgG 自身免疫性疾病是一种免疫治疗反应性疾病，经常但并非总是伴有癫痫发作、脑病和认知障碍。这些症状在发病年龄较大的患者中较为常见。免疫治疗和膜稳定药物都有助于控制疼痛。

46. 答案 B

与 CASPR2-IgG 最相关的癌症是胸腺瘤，这种相关性在同时具有该自身抗体和 LGI1-IgG 自身免疫的人中最高。目前还没有数据表明，在伴有疼痛、侵袭性更强的癌症或常见血液系统癌症的患者中，这种情况更为常见。

47. 答案 B

研究结果表明，这是由于含有 α₃ 亚基的神经节烟碱型 AChR-IgG 引起的自身免疫性自主神经节病。α₁ 亚基存在于神经肌肉接头处，是重症肌无力的靶点。毒蕈碱 M₃ 受体抗体已在干燥综合征中被描述，但不太可能导致直立性低血压。Kv4.2 通道辅助 DPPX-IgG 与自主神经功能亢进和腹泻有关。目前还没有已知的影响自主神经功能的 L 型通道相关自身免疫病。

48. 答案 A

假性肠梗阻可能是副肿瘤性疾病的唯一自主神经表现，通常发生在小细胞肺癌患者。最常见的相关抗体是 ANNA1-IgG。其他抗体的典型神经系统伴随症状包括脑干或边缘叶脑炎（Ma2-IgG），多种中枢神经系统和周围神经系统表现（Amphiphysin-IgG），小脑共济失调（Yo 抗体），以及脑干脑炎和斜视性眼阵挛 – 肌阵挛综合征（Ri 抗体）。

49. 答案 E

排除其他诊断后，对于有严重难治性自身免疫性胃肠动力障碍症状的患者，即使相关神经特

异性抗体血清阴性，也可以考虑试用免疫抑制疗法。在 6～12 周的试验性治疗中，如果客观检测结果显著改善，则可支持自身免疫性疾病的诊断。Ehlers-Danlos 综合征患者（也有关节活动过度）可能会出现胃肠动力障碍。但 Ehlers-Danlos 综合征是一种遗传性疾病，而非自身免疫性疾病，因此没有必要进行免疫试验治疗。

50. 答案 A

ANNA1 与小细胞癌、儿童神经母细胞瘤或胸腺瘤有关。起病多为急性或亚急性。这种病通常对免疫治疗反应很差。DPPX-IgG 经常与 AGID 和胃肠道症状相关。DPPX-IgG 通常与小细胞癌无关，但也可能与 B 细胞淋巴瘤等血液系统肿瘤相关。NMDAR-IgG、LGI1-IgG 和 CASPR2-IgG 自身抗体可能与自身免疫性自主神经功能障碍相关，但较少表现为 AGID。这些抗体也不是典型的副肿瘤性抗体或与小细胞癌相关的抗体。当与肿瘤相关时，NMDAR-IgG 更常与卵巢畸胎瘤相关，LGI1-IgG 和 CASPR2-IgG 与胸腺瘤相关。

51. 答案 B

胸腺瘤患者 AChR 结合抗体阳性，但其他胸腺瘤抗原导向的 IgG（如 AChR 调节抗体和横纹肌抗体）通常也呈阳性。MuSK-IgG 和 LRP4 抗体尚不清楚是否伴有肿瘤。

52. 答案 C

利妥昔单抗受到许多临床医生的青睐，但这种偏好是基于 IV 类证据。在缺乏随机临床试验证据的情况下，吗替麦考酚酯、硫唑嘌呤和环孢素是 MuSK-IgG 重症肌无力长期免疫治疗的合理选择。

53. 答案 D

Lambert-Eaton 肌无力综合征患者最常见的癌症是小细胞肺癌。常规 CT 结果为阴性的患者应接受 PET/CT，尤其是有已知癌症危险因素的患者。

54. 答案 A

Lambert-Eaton 肌无力综合征患者血清中常检

测到 VGCC 抗体，尤其是 P/Q 型抗体。在副肿瘤病例中同时存在 SOX1-IgG 会增加小细胞癌的可能性。

55. 答案 A

60% 的坏死性自身免疫性肌病患者中检出 SRP-IgG 和 HMGCR-IgG。无论之前是否接触过他汀类药物，都可能发生 HMGCR-IgG 相关的 NAM。TIF1γ-IgG 对皮肌炎具有高度特异性，而非 NAM。在 NAM 中，肌肉活检显示不同阶段的坏死纤维，无炎性渗出或仅有少量炎性渗出。束周萎缩是皮肌炎的典型表现，而非 NAM。边缘空泡和嗜血沉积不是 NAM 的病理学特征，但在包涵体肌炎和某些遗传性肌病中可以观察到。对于服用他汀类药物的 NAM 患者，仅停用他汀类药物并不能阻止肌无力的发展，还需要进行积极的免疫调节治疗。

56. 答案 C

尽管 SRP-IgG 介导的 NAM 被报道为一种副肿瘤性疾病，但这种 NAM 亚群的癌症发病率与一般人群并无不同。相反，血清阴性和 HMGCR-IgG 介导的 NAM 患者的癌症发病率高于一般人群。

57. 答案 B

皮肌炎是一种特发性炎症性肌病，其特征是束周病理改变，包括束周萎缩、坏死和再生，以及肌膜过表达黏液病毒抗性蛋白 A。炎症反应发生在血管周围。

58. 答案 A

NXP2-IgG 自身抗体被认为是皮肌炎的特异性抗体。与其他皮肌炎特异性抗体相比，NXP2-IgG 和 TIF1γ-IgG 与较高的癌症风险相关。

59. 答案 D

所有 ICI 都曾出现过神经系统并发症。对于任何有神经系统并发症的癌症患者，应检查药物清单中是否有 ICI。

60. 答案 B

这种表现与 ICI 相关肌病相符，而这种肌病可能与心肌病相关。由于患者全身乏力，应停止 ICI 治疗，至少在排除潜在的心脏受累之前应暂停 ICI 治疗。一线治疗是皮质类固醇；如果无反应或病情加重，可考虑进行血浆置换或 IVIG。

61. 答案 E

在诊断为重症肌无力的胸腺瘤患者中横纹肌抗体的出现率最高，约占此类病例的 75%。相比之下，在没有患重症肌无力的胸腺瘤患者中，只有不到 30% 的患者携带横纹肌抗体。纹状体抗体与先天性肌无力综合征或 NAM 无关。Lambert-Eaton 肌无力综合征与横纹肌抗体的相关性较弱（约 5% 的病例为阳性）。

62. 答案 C

在正确的临床背景之外检测临床特异度较低的抗体会导致低阳性预测值。临床灵敏度和特异度不受检测人群的影响。临床特异性对阴性预测值的影响很小。

推荐阅读

[1] Adamus G, Chew EY, Ferris FL, Klein ML. Prevalence of anti-retinal autoantibodies in different stages of age-related macular degeneration. BMC Ophthalmol. 2014 Dec 8;14:154.

[2] The American College of Rheumatology nomenclature and case definitions for neuropsychiatric lupus syndromes. Arthritis Rheum. 1999 Apr;42(4):599–608.

[3] Armangue T, Spatola M, Vlagea A, Mattozzi S, Carceles-Cordon M, Martinez-Heras E, et al; Spanish Herpes Simplex Encephalitis Study Group. Frequency, symptoms, risk factors, and outcomes of autoimmune encephalitis after herpes simplex encephalitis: a prospective observational study and retrospective analysis. Lancet Neurol. 2018

Sep;17(9):760–72. Epub 2018 Jul 23.

[4] Aurangzeb S, Symmonds M, Knight RK, Kennett R, Wehner T, Irani SR. LGI1-antibody encephalitis is characterised by frequent, multifocal clinical and subclinical seizures. Seizure. 2017 Aug;50:14–7. Epub 2017 May 30.

[5] Bhat A, Naguwa S, Cheema G, Gershwin ME. The epidemiology of transverse myelitis. Autoimmun Rev. 2010 Mar;9(5):A395–9. Epub 2009 Dec 24.

[6] Bortoluzzi A, Scire CA, Bombardieri S, Caniatti L, Conti F, De Vita S, et al; Study Group on Neuropsychiatric Systemic Lupus Erythematosus of the Italian Society of Rheumatology. Development and validation of

a new algorithm for attribution of neuropsychiatric events in systemic lupus erythematosus. Rheumatology (Oxford). 2015 May;54(5):891–8. Epub 2014 Oct 21.

[7] Brune AJ, Gold DR. Acute visual disorders: what should the neurologist know? Semin Neurol. 2019 Feb;39(1):53–60. Epub 2019 Feb 11.

[8] Camdessanche JP, Jousserand G, Ferraud K, Vial C, Petiot P, Honnorat J, et al. The pattern and diagnostic criteria of sensory neuronopathy: a case-control study. Brain. 2009 Jul;132(Pt 7):1723–33. Epub 2009 Jun 8.

[9] Castillo P, Woodruff B, Caselli R, Vernino S, Lucchinetti C, Swanson J, et al. Steroid-responsive encephalopathy associated with autoimmune thyroiditis. Arch Neurol. 2006 Feb;63(2):197–202.

[10] Chan KH, Lachance DH, Harper CM, Lennon VA. Frequency of seronegativity in adult-acquired generalized myasthenia gravis. Muscle Nerve. 2007 Nov;36(5):651–8.

[11] Choi Decroos E, Hobson-Webb LD, Juel VC, Massey JM, Sanders DB. Do acetylcholine receptor and striated muscle antibodies predict the presence of thymoma in patients with myasthenia gravis? Muscle Nerve. 2014 Jan;49(1):30–4. Epub 2013 Jul 17.

[12] Clardy SL, Lennon VA, Dalmau J, Pittock SJ, Jones HR Jr, Renaud DL, et al. Childhood onset of stiff-man syndrome. JAMA Neurol. 2013 Dec;70(12):1531–6.

[13] Cohen DA, Bhatti MT, Pulido JS, Lennon VA, Dubey D, Flanagan EP, et al. Collapsin response-mediator protein 5-associated retinitis, vitritis, and optic disc edema. Ophthalmology. 2020 Feb;127(2):221–9. Epub 2019 Sep 20.

[14] Crisp SJ, Balint B, Vincent A. Redefining progressive encephalomyelitis with rigidity and myoclonus after the discovery of antibodies to glycine receptors. Curr Opin Neurol. 2017 Jun;30(3):310–6.

[15] Cross SA, Salomao DR, Parisi JE, Kryzer TJ, Bradley EA, Mines JA, et al. Paraneoplastic autoimmune optic neuritis with retinitis defined by CRMP-5-IgG. Ann Neurol. 2003 Jul;54(1):38–50.

[16] Cutsforth-Gregory JK, McKeon A, Coon EA, Sletten DM, Suarez M, Sandroni P, et al. Ganglionic antibody level as a predictor of severity of autonomic failure. Mayo Clin Proc. 2018 Oct;93(10):1440–7. Epub 2018 Aug 28.

[17] Dalmau J, Armangue T, Planaguma J, Radosevic M, Mannara F, Leypoldt F, et al. An update on anti-NMDA receptor encephalitis for neurologists and psychiatrists: mechanisms and models. Lancet Neurol. 2019 Nov;18(11):1045–57. Epub 2019 Jul 17.

[18] Dalmau J, Graus F. Antibody-mediated encephalitis. N Engl J Med. 2018 Mar 1;378(9):840–51.

[19] Dubey D, Britton J, McKeon A, Gadoth A, Zekeridou A, Lopez Chiriboga SA, et al. Randomized placebo-controlled trial of intravenous immunoglobulin in autoimmune LGI1/ CASPR2 epilepsy. Ann Neurol. 2020 Feb;87(2):313–23. Epub 2019 Dec 14.

[20] Dubey D, Hinson SR, Jolliffe EA, Zekeridou A, Flanagan EP, Pittock SJ, et al. Autoimmune GFAP astrocytopathy: prospective evaluation of 90 patients in 1 year. J Neuroimmunol. 2018 Aug 15;321:157–63. Epub 2018 Apr 27.

[21] Dubey D, Lennon VA, Gadoth A, Pittock SJ, Flanagan EP, Schmeling JE, et al. Autoimmune CRMP5 neuropathy phenotype and outcome defined from 105 cases. Neurology. 2018 Jan 9;90(2):e103–10. Epub 2017 Dec 8.

[22] Dubey D, Wilson MR, Clarkson B, Giannini C, Gandhi M, Cheville J, et al. Expanded clinical phenotype, oncological associations, and immunopathologic insights of paraneoplastic kelch-like protein-11 encephalitis. JAMA Neurol. 2020 Aug 3;77(11):1–10. Epub ahead of print.

[23] Dyck PJB, Tracy JA. History, diagnosis, and management of chronic inflammatory demyelinating polyradiculoneuropathy. Mayo Clin Proc. 2018 Jun;93(6):777–93.

[24] Escudero D, Guasp M, Arino H, Gaig C, Martinez-Hernandez E, Dalmau J, et al. Antibody-associated CNS syndromes without signs of inflammation in the elderly. Neurology. 2017 Oct 3;89(14):1471–5. Epub 2017 Sep 6.

[25] Fang B, McKeon A, Hinson SR, Kryzer TJ, Pittock SJ, Aksamit AJ, et al. Autoimmune glial fibrillary acidic protein astrocytopathy: a novel meningoencephalomyelitis. JAMA Neurol. 2016 Nov 1;73(11):1297–1307.

[26] Flanagan EP, Drubach DA, Boeve BF. Autoimmune dementia and encephalopathy. Handb Clin Neurol. 2016;133:247–67.

[27] Flanagan EP, Hinson SR, Lennon VA, Fang B, Aksamit AJ, Morris PP, et al. Glial fibrillary acidic protein immunoglobulin G as biomarker of autoimmune astrocytopathy: analysis of 102 patients. Ann Neurol. 2017 Feb;81(2):298–309.

[28] Flanagan EP, McKeon A, Lennon VA, Boeve BF, Trenerry MR, Tan KM, et al. Autoimmune dementia: clinical course and predictors of immunotherapy response. Mayo Clin Proc. 2010 Oct;85(10):881–97.

[29] Flanagan EP, McKeon A, Lennon VA, Kearns J, Weinshenker BG, Krecke KN, et al. Paraneoplastic isolated myelopathy: clinical course and neuroimaging clues. Neurology 2011 Jun 14;76:2089–95.

[30] Flanagan EP, Saito YA, Lennon VA, McKeon A, Fealey RD, Szarka LA, et al. Immunotherapy trial as diagnostic test in evaluating patients with presumed autoimmune gastrointestinal dysmotility. Neurogastroenterol Motil. 2014 Sep;26(9):1285–97. Epub 2014 Jul 20.

[31] Fox AR, Gordon LK, Heckenlively JR, Davis JL, Goldstein DA, Lowder CY, et al. Consensus on the diagnosis and management of nonparaneoplastic autoimmune retinopathy using a modified delphi approach. Am J Ophthalmol. 2016 Aug;168:183–90. Epub 2016 May 20.

[32] Gadoth A, Pittock SJ, Dubey D, McKeon A, Britton JW, Schmeling JE, et al. Expanded phenotypes and outcomes among 256 LGI1/CASPR2-IgG-positive patients. Ann Neurol. 2017 Jul;82(1):79–92.

[33] Gaig C, Graus F, Compta Y, Hogl B, Bataller L, Bruggemann N, et al. Clinical manifestations of the anti-IgLON5 disease. Neurology. 2017 May 2;88(18):1736–43. Epub 2017 Apr 5.

[34] Gelpi E, Hoftberger R, Graus F, Ling H, Holton JL, Dawson T, et al. Neuropathological criteria of anti-IgLON5-related tauopathy. Acta Neuropathol. 2016 Oct;132(4):531–43. Epub 2016 Jun 29.

[35] Gibbons CH, Freeman R. Antibody titers predict clinical features of autoimmune autonomic ganglionopathy. Auton Neurosci. 2009 Mar 12;146(1–2):8–12. Epub 2009 Jan 13.

[36] Gilhus NE, Skeie GO, Romi F, Lazaridis K, Zisimopoulou P, Tzartos S. Myasthenia gravis: autoantibody characteristics and their implications for therapy. Nat Rev Neurol. 2016 May;12(5):259–68. Epub 2016 Apr 22.

[37] Goodman BP. Diagnostic approach to myeloneuropathy. Continuum (Minneap Minn). 2011 Aug;17(4):744–60.

[38] Grange L, Dalal M, Nussenblatt RB, Sen HN. Autoimmune retinopathy. Am J Ophthalmol. 2014 Feb;157(2):266–72.e1. Epub 2013 Sep 29.

[39] Griffin JW, Cornblath DR, Alexander E, Campbell J, Low PA, Bird S, et al. Ataxic sensory neuropathy and dorsal root ganglionitis associated with Sj.gren's syndrome. Ann Neurol. 1990 Mar;27(3):304–15.

[40] Harper CM, Lennon VA. Lambert-Eaton syndrome. In: Kaminshi H, Kusner L, editors. Myasthenia gravis and related disorders, 3rd ed. New York (NY): Humana Press, Cham/ Springer; c2018. p. 221–37. (Current Clinical Neurology book series).

[41] Hinson SR, Lopez-Chiriboga AS, Bower JH, Matsumoto JY, Hassan A, Basal E, et al. Glycine receptor modulating antibody predicting treatable stiff-person spectrum disorders. Neurol Neuroimmunol Neuroinflamm. 2018 Jan 23;5(2):e438.

[42] Hoftberger R, van Sonderen A, Leypoldt F, Houghton D, Geschwind M, Gelfand J, et al. Encephalitis and AMPA receptor antibodies: novel findings in a case series of 22 patients. Neurology. 2015 Jun

16;84(24):2403–12. Epub 2015 May 15.

[43] Honorat JA, Komorowski L, Josephs KA, Fechner K, St Louis EK, Hinson SR, et al. IgLON5 antibody: neurological accompaniments and outcomes in 20 patients. Neurol Neuroimmunol Neuroinflamm. 2017 Jul 18;4(5):e385.

[44] Honorat JA, McKeon A. Autoimmune movement disorders: a clinical and laboratory approach. Curr Neurol Neurosci Rep. 2017 Jan;17(1):4.

[45] Irani SR, Gelfand JM, Bettcher BM, Singhal NS, Geschwind MD. Effect of rituximab in patients with leucine-rich, glioma-inactivated 1 antibody-associated encephalopathy. JAMA Neurol. 2014 Jul 1;71(7):896–900.

[46] Jones AL, Flanagan EP, Pittock SJ, Mandrekar JN, Eggers SD, Ahlskog JE, et al. Responses to and outcomes of treatment of autoimmune cerebellar ataxia in adults. JAMA Neurol. 2015 Nov;72(11):1304–12.

[47] Kassardjian CD, Lennon VA, Alfugham NB, Mahler M, Milone M. Clinical features and treatment outcomes of necrotizing autoimmune myopathy. JAMA Neurol. 2015 Sep;72(9):996–1003.

[48] Klein CJ. Autoimmune-mediated peripheral neuropathies and autoimmune pain. Handb Clin Neurol. 2016;133:417–46.

[49] Klein CJ, Lennon VA, Aston PA, McKeon A, Pittock SJ. Chronic pain as a manifestation of potassium channel-complex autoimmunity. Neurology. 2012 Sep 11;79(11):1136–44. Epub 2012 Aug 15.

[50] Kunchok A, Zekeridou A, McKeon A. Autoimmune glial fibrillary acidic protein astrocytopathy. Curr Opin Neurol. 2019 Jun;32(3):452–8

[51] Lopez-Chiriboga AS, Komorowski L, Kumpfel T, Probst C, Hinson SR, Pittock SJ, et al. Metabotropic glutamate receptor type 1 autoimmunity: clinical features and treatment outcomes. Neurology. 2016 Mar 15;86(11):1009–13. Epub 2016 Feb 17.

[52] Lucchinetti CF, Kimmel DW, Lennon VA. Paraneoplastic and oncologic profiles of patients seropositive for type 1 antineuronal nuclear autoantibodies. Neurology. 1998 Mar;50(3):652–7.

[53] Makarious D, Horwood K, Coward JIG. Myasthenia gravis: an emerging toxicity of immune checkpoint inhibitors. Eur J Cancer. 2017 Sep;82:128–36. Epub 2017 Jun 27.

[54] Mammen AL, Allenbach Y, Stenzel W, Benveniste O; ENMC 239th Workshop Study Group. 239th ENMC International Workshop: Classification of Dermatomyositis, Amsterdam, the Netherlands, 14–16 December 2018. Neuromuscul Disord. 2020 Jan;30(1):70–92. Epub 2019 Oct 25.

[55] Mammen AL. Statin-associated autoimmune myopathy. N Engl J Med. 2016 Feb 18;374(7):664–9.

[56] Mandel-Brehm C, Dubey D, Kryzer TJ, O'Donovan BD, Tran B, Vazquez SE, et al. Kelch-like protein 11 antibodies in seminomaassociated paraneoplastic encephalitis. N Engl J Med. 2019 Jul 4;381(1):47–54.

[57] Mariampillai K, Granger B, Amelin D, Guiguet M, Hachulla E, Maurier F, et al. Development of a new classification system for idiopathic inflammatory myopathies based on clinical manifestations and myositis-specific autoantibodies. JAMA Neurol. 2018 Dec 1;75(12):1528–37.

[58] Mathey EK, Park SB, Hughes RA, Pollard JD, Armati PJ, Barnett MH, et al. Chronic inflammatory demyelinating polyradiculoneuropathy: from pathology to phenotype. J Neurol Neurosurg Psychiatry. 2015 Sep;86(9):973–85. Epub 2015 Feb 12.

[59] McKeon A. Autoimmune encephalopathies and dementias. Continuum (Minneap Minn). 2016 Apr;22(2, Dementia):538–58.

[60] McKeon A. Immunotherapeutics for autoimmune encephalopathies and dementias. Curr Treat Options Neurol. 2013 Dec;15(6):723–37.

[61] McKeon A, Benarroch EE. Autoimmune autonomic disorders. Handb Clin Neurol. 2016;133:405–16.

[62] McKeon A, Lennon VA, LaChance DH, Klein CJ, Pittock SJ. Striational antibodies in a paraneoplastic context. Muscle Nerve. 2013 Apr;47(4):585–7. Epub 2013 Mar 5.

[63] McKeon A, Lennon VA, Pittock SJ, Kryzer TJ, Murray J. The neurologic significance of celiac disease biomarkers. Neurology. 2014 Nov 11;83(20):1789–96. Epub 2014 Sep 26.

[64] McKeon A, Robinson MT, McEvoy KM, Matsumoto JY, Lennon VA, Ahlskog JE, et al. Stiff-man syndrome and variants: clinical course, treatments, and outcomes. Arch Neurol. 2012 Feb;69(2):230–8.

[65] Milone M. Diagnosis and management of immune-mediated myopathies. Mayo Clin Proc. 2017 May;92(5):826–37.

[66] Mittal MK, Rabinstein AA, Hocker SE, Pittock SJ, Wijdicks EF, McKeon A. Autoimmune encephalitis in the ICU: analysis of phenotypes, serologic findings, and outcomes. Neurocrit Care. 2016 Apr;24(2):240–50.

[67] Mori K, Iijima M, Koike H, Hattori N, Tanaka F, Watanabe H, et al. The wide spectrum of clinical manifestations in Sj.gren's syndromeassociated neuropathy. Brain. 2005 Nov;128(Pt 11):2518–34. Epub 2005 Jul 27.

[68] Moss HE, Liu GT, Dalmau J. Glazed (vision) and confused. Surv Ophthalmol. 2010 Mar-Apr;55(2):169–73. Epub 2009 Oct 4.

[69] Okuno H, Yahata Y, Tanaka-Taya K, Arai S, Satoh H, Morino S, et al. Characteristics and outcomes of influenza-associated encephalopathy cases among children and adults in Japan, 2010–2015. Clin Infect Dis. 2018 Jun 1;66(12):1831–7.

[70] O'Toole O, Lennon VA, Ahlskog JE, Matsumoto JY, Pittock SJ, Bower J, et al. Autoimmune chorea in adults. Neurology. 2013 Mar 19;80(12):1133–44. Epub 2013 Feb 20.

[71] Pittock SJ, Lennon VA, de Seze J, Vermersch P, Homburger HA, Wingerchuk DM, et al. Neuromyelitis optica and non organ-specific autoimmunity. Arch Neurol. 2008 Jan;65(1):78–83.

[72] Postuma RB, Iranzo A, Hu M, Hogl B, Boeve BF, Manni R, et al. Risk and predictors of dementia and parkinsonism in idiopathic REM sleep behaviour disorder: a multicentre study. Brain. 2019 Mar 1;142(3):744–59.

[73] Rahimy E, Sarraf D. Paraneoplastic and non-paraneoplastic retinopathy and optic neuropathy: evaluation and management. Surv Ophthalmol. 2013 Sep-Oct;58(5):430–58.

[74] Sabater L, Gaig C, Gelpi E, Bataller L, Lewerenz J, Torres-Vega E, et al. A novel non-rapid-eye movement and rapid-eye-movement parasomnia with sleep breathing disorder associated with antibodies to IgLON5: a case series, characterisation of the antigen, and postmortem study. Lancet Neurol. 2014 Jun;13(6):575–86. Epub 2014 Apr 3. Erratum in: Lancet Neurol. 2015 Jan;14(1):28.

[75] Sanders DB, Wolfe GI, Benatar M, Evoli A, Gilhus NE, Illa I, et al. International consensus guidance for management of myasthenia gravis: executive summary. Neurology. 2016 Jul 26;87(4):419–25. Epub 2016 Jun 29.

[76] Sechi E, Markovic SN, McKeon A, Dubey D, Liewluck T, Lennon VA, et al. Neurologic autoimmunity and immune checkpoint inhibitors: autoantibody profiles and outcomes. Neurology. 2020 Oct 27;95(17):e2442–52. Epub 2020 Aug 13.

[77] Sheikh SI, Amato AA. The dorsal root ganglion under attack: the acquired sensory ganglionopathies. Pract Neurol. 2010 Dec;10(6):326–34.

[78] Skjei KL, Lennon VA, Kuntz NL. Muscle specific kinase autoimmune myasthenia gravis in children: a case series. Neuromuscul Disord. 2013 Nov;23(11):874–82. Epub 2013 Aug 7.

[79] St Louis EK, Boeve BF. REM sleep behavior disorder: diagnosis, clinical implications, and future directions. Mayo Clin Proc. 2017 Nov;92(11):1723–36. Epub 2017 Nov 1.

[80] Thompson J, Bi M, Murchison AG, Makuch M, Bien CG, Chu K, et al; Faciobrachial Dystonic Seizures Study Group. The importance of early immunotherapy in patients with faciobrachial dystonic seizures. Brain. 2018 Feb 1;141(2):348–56.

[81] Titulaer MJ, Lang B, Verschuuren JJ. Lambert-Eaton myasthenic

syndrome: from clinical characteristics to therapeutic strategies. Lancet Neurol. 2011 Dec;10(12):1098–107.

[82] Titulaer MJ, McCracken L, Gabilondo I, Armangue T, Glaser C, Iizuka T, et al. Treatment and prognostic factors for long-term outcome in patients with anti-NMDA receptor encephalitis: an observational cohort study. Lancet Neurol. 2013 Feb;12(2):157–65. Epub 2013 Jan 3.

[83] Tobin WO, Lennon VA, Komorowski L, Probst C, Clardy SL, Aksamit AJ, et al. DPPX potassium channel antibody: frequency, clinical accompaniments, and outcomes in 20 patients. Neurology. 2014 Nov 11;83(20):1797–803. Epub 2014 Oct 15.

[84] Vernino S, Low PA, Fealey RD, Stewart JD, Farrugia G, Lennon VA. Autoantibodies to ganglionic acetylcholine receptors in autoimmune autonomic neuropathies. N Engl J Med. 2000 Sep 21;343(12):847–55.

[85] Winston N, Vernino S. Autoimmune autonomic ganglionopathy. Front Neurol Neurosci. 2009;26:85–93. Epub 2009 Apr 6.

[86] Wolfe GI, Kaminski HJ, Aban IB, Minisman G, Kuo HC, Marx A, et al; MGTX Study Group. Randomized trial of thymectomy in myasthenia gravis. N Engl J Med. 2016 Aug 11;375(6):511–22. Erratum in: N Engl J Med. 2017 May 25;376(21):2097. [Dosage error in article text].

[87] Xu M, Bennett DLH, Querol LA, Wu LJ, Irani SR, Watson JC, et al. Pain and the immune system: emerging concepts of IgG-mediated autoimmune pain and immunotherapies. J Neurol Neurosurg Psychiatry. 2020 Feb;91(2):177–88. Epub 2018 Sep 17.

[88] Zalewski NL, Flanagan EP. Autoimmune and paraneoplastic myelopathies. Semin Neurol. 2018 Jun;38(3):278–89. Epub 2018 Jul 16.

[89] Zekeridou A, Lennon VA. Neurologic autoimmunity in the era of checkpoint inhibitor cancer immunotherapy. Mayo Clin Proc. 2019 Sep;94(9):1865–78. Epub 2019 Jul 26.

陈　莹　译　　谭红梅　章殷希　校

单选题（选择最佳答案）

1. 神经结节病最常累及以下哪对脑神经？

A. 视神经（第 Ⅱ 对脑神经）

B. 动眼神经（第 Ⅲ 对脑神经）

C. 滑车神经（第 Ⅳ 对脑神经）

D. 外展神经（第 Ⅵ 对脑神经）

E. 面神经（第 Ⅶ 对脑神经）

2. 新发确诊的结节病性视神经病变的最佳治疗办法是什么？

A. 大剂量口服皮质类固醇 5 天

B. 大剂量静脉注射皮质类固醇 5 天

C. 间断性静脉注射皮质类固醇

D. 大剂量静脉注射皮质类固醇 5 天后改大剂量口服皮质类固醇 3 个月，然后逐渐减量

E. 血浆置换

3. 下列哪一项不是结节病性视神经病变的典型表现？

A. 数月内色觉下降

B. 突发单眼完全视力丧失

C. 数周内视力下降

D. 检查发现视盘水肿

E. 检查发现传入性瞳孔障碍

4. Susac 综合征患者的病变常见于以下哪个解剖部位？

A. 导水管周围灰质

B. 透明隔

C. 胼胝体

D. 丘脑

E. 视觉皮质

5. Susac 综合征目前认为可能的病理机制是什么？

A. 炎症性脱髓鞘

B. 自身免疫性内皮细胞病

C. 血栓栓塞

D. 感染性血管炎

E. 线粒体功能障碍

6. 下列哪一项对鉴别脑白质营养不良和多发性硬化最没有帮助？

A. 皮质下 U 形纤维回避

B. 脊髓特异纤维束信号异常

C. 高度对称性脑白质异常

D. 累及胼胝体的白质病变

E. 存在脱髓鞘性周围神经病变

7. 以下哪项不是 LBSL 的主要 MRI 诊断标准？

A. 脑白质信号异常，U 形纤维回避

B. 脊髓背柱和外侧皮质脊髓束信号异常

C. 延髓锥体束信号异常

D. MRS 显示异常脑白质的乳酸水平升高

8. 遗传性弥漫性白质脑病伴轴索球样变中存在哪种基因异常？

A. NOTCH3 序列变异

B. *Lamin B1* 基因重复

C. C9ORF72 重复扩增

D. 脑脊液 -1 受体序列变异

E. CAG 三核苷酸扩增

9. 弥漫性白质脑病伴轴索球样变发现 MRI 弥散受限的部位在哪里？

A. 皮质下白质

B. 脑皮质边缘（花边征）

C. 颈髓

D. 胸髓

E. 基底节

10. 一名接受利妥昔单抗治疗的 DLBCL 患者因头痛、乏力伴发热 3 天就诊。她在急诊室时出现癫痫发作。脑脊液检查显示蛋白质浓度轻度升高，有核细胞总数为 126/ul，其中多形核细胞占 42%。MRI 显示丘脑和基底节不对称 T_2 高信号。高度怀疑病因是病毒感染抗体。关于病毒感染抗体检测，哪项说法最准确？

A. 脑脊液 PCR 是病毒感染抗体最敏感的检测方法

B. 只需要进行血清和脑脊液的病毒感染抗体检测

C. 脑脊液病毒培养是最有用的检测手段

D. 应同时进行病毒感染抗体血清学和 PCR 检测，因为在利妥昔单抗治疗的情况下，血清学检测可能会出现假阴性

E. 脑脊液病毒感染抗体 -IgG 阳性具有诊断意义

11. 一名 72 岁男子因意识模糊被送往急诊室。他表现为发热、脑病样表现及失语。在进行 CT 时，患者出现了局灶性痫性发作，表现为右臂强直 - 阵挛性抽搐，随后出现继发性全面发作。脑脊液检查显示蛋白质浓度为 123mg/dl，有核细胞总数为 120/μl（主要是淋巴细胞），葡萄糖值正常。他接受了广谱抗生素和阿昔洛韦治疗。第二天早上，他仍有高热不退、嗜睡、沟通能力较差。头部 MRI FLAIR 序列显示左侧颞叶内侧和眶额区明显比右侧肿胀。HSV PCR 检测呈阴性。下一步最佳处理是什么？

A. 停用阿昔洛韦，因为患者没有 HSV 脑炎

B. 继续使用阿昔洛韦，并重复进行脑脊液 HSV PCR 检测

C. 疑似 HHV-6 脑炎，启动更昔洛韦治疗

D. 疑似自身免疫性脑炎，启动静脉注射丙种免疫球蛋白治疗

E. 继续进行 EEG 检查，因为 MRI 上的变化可能反映了非惊厥性癫痫持续状态

12. MELAS 综合征的典型临床特征包括什么？

A. 线粒体遗传、脑病、乳酸性酸中毒和紧张型头痛

B. 线粒体遗传、脑病、乳酸性酸中毒和脑卒中样发作

C. 父系遗传、脑病、乳酸性酸中毒和脑卒中样发作

D. X 连锁遗传、脑病、乳酸性酸中毒和脑卒中样发作

E. X 连锁遗传、乳酸性酸中毒和偏头痛样头痛

13. 线粒体疾病的典型中枢神经系统 MRI 表现包括什么？

A. 颞叶内侧异常

B. 胼胝体病变

C. 脊髓病变

D. 可逆的大面积皮质及近皮质结构异常信号

E. 小面积皮质及近皮质结构异常信号，继而出现萎缩

14. 以下哪项检查对散发性克 - 雅病的敏感度和特异度最高？

A. EEG 周期性尖波复合波

B. 脑脊液实时震动诱导转化结果阳性

C. 脑脊液中 14-3-3 蛋白水平升高

D. MRI 呈现花边征

E. 脑脊液中 NSE 水平升高

15. 以下哪种 MRI 结果对散发性克 - 雅病的灵敏度和特异度最高？

A. DWI 序列上花边征和深部核团高信号

B. 花边征

C. T$_2$/FLAIR 序列上花边征和深部核团高信号

D. T$_1$ 钆增强后尾状核头部强化

E. 曲棍球征

16. 自身免疫性中枢神经系统疾病通常起病形式为：

A. 超急性（数秒至数分钟）

B. 急性（数小时至数天）

C. 亚急性（数天至数周）

D. 慢性（数月以上）

E. 隐匿性进展（数年以上）

17. 下列哪项头颅 MRI 结果有助于识别缺血性脑卒中？

A. 仅 DWI 高信号

B. DWI 高信号，ADC 高信号

C. DWI 低信号，ADC 低信号

D. DWI 高信号，ADC 低信号

E. DWI 低信号，ADC 高信号

18. 以下哪种脑脊液检查结果可能提示原发性中枢神经系统血管炎？

A. 葡萄糖水平低

B. 中性粒细胞增多

C. 出现寡克隆带

D. 淋巴细胞增多

E. 脑脊液压力增高

19. 原发性中枢神经系统血管炎的标准诱导治疗是什么？

A. 溶栓和血压控制

B. 静脉注射丙种免疫球蛋白

C. 糖皮质激素和环磷酰胺

D. 硫唑嘌呤

E. 甲氨蝶呤

20. 一名患有认知功能障碍和脑叶内出血的老年女性接受了脑活检术，病理结果显示跨壁的肉芽肿性血管炎，β 淀粉样蛋白沉积。下列哪项与这

些发现一致？

A. 脑淀粉样血管病

B. CAA 相关炎症

C. β 淀粉样蛋白相关血管炎

D. 中枢神经系统血管炎

E. Susac 综合征

21. 以下哪项可能是 β 淀粉样蛋白相关血管炎的初始表现？

A. 癫痫发作

B. 视神经炎

C. 周围神经病变

D. 帕金森病

E. 抑郁症

22. 原发性中枢神经系统淋巴瘤患者最有可能在以下哪个颅外部位出现淋巴瘤？

A. 玻璃体

B. 脑脊液

C. 骨髓

D. 纵隔淋巴结

E. 肝脏

23. 对于经病理证实患有原发性中枢神经系统淋巴瘤，并且无其他疾病的患者，以下哪一项最适合作为一线治疗？

A. 甲氨蝶呤

B. 全脑放射治疗

C. 鞘内注射利妥昔单抗

D. 造血干细胞移植

E. 嵌合抗原受体 T 细胞治疗

24. 一名 66 岁男性出现脑病、癫痫发作和体重减轻。仔细检查后未发现淋巴结病变或皮肤病变，但乳酸脱氢酶水平升高，全血细胞减少。MRI 显示整个大脑和脊髓均有斑片状 T$_2$ 高信号。胸部、腹部和骨盆 CT 正常。骨髓活检显示细胞减少，但无恶性细胞。疑似血管内淋巴瘤。以下哪项检查最有可能证实这一诊断？

A. 脑脊液检查

B. EEG

C. 随机皮肤活检

D. EMG

E. 外周血涂片

25. 治疗血管内淋巴瘤时，以下哪种化疗药物对中枢神经系统病变负荷影响最大？

A. 利妥昔单抗

B. 甲氨蝶呤

C. 阿霉素（多柔比星）

D. 环磷酰胺

E. 长春新碱

26. 胼胝体肿块的鉴别诊断包括什么？

A. 淋巴瘤、胶质瘤、脑脓肿和绿色瘤（髓样肿瘤浸润）

B. 胶质瘤、脱髓鞘病变、脑脓肿和淋巴瘤

C. 脱髓鞘病变、胶质瘤、脑脓肿和绿色瘤

D. 绿色瘤、淋巴瘤、脱髓鞘病变和胶质瘤

E. 绿色瘤、脱髓鞘病变、胶质瘤和 IgG4 相关疾病

27. 以下哪种临床特征不支持边缘叶脑炎的诊断？

A. 无谵妄

B. 癫痫发作

C. 运动障碍

D. 精神症状

E. 发热

28. 下列哪种影像学特征最符合边缘叶脑炎的诊断？

A. T_1 强化病灶

B. 双侧颞叶内侧，T_2/FLAIR 高信号病变

C. 存在弥散受限

D. 微出血病灶

E. 颞叶新皮质受累

29. 白塞综合征的临床和辅助检查特征包括以下哪一项？

A. 局限于口腔的溃疡、脑膜炎、HLA-B51 阳性，以及中东、东地中海或亚洲血统

B. 口腔和生殖器溃疡、脊髓炎、HLA-B51 阳性，以及中东、东地中海或亚洲血统

C. 口腔和生殖器溃疡、脑膜炎、HLA-B51 阳性，以及中东、东地中海或亚洲血统

D. 口腔和生殖器溃疡、脊髓炎、HLA-B27 阳性，以及中东、东地中海或亚洲血统

E. 口腔和生殖器溃疡、脑膜炎、HLA-B51 阳性，以及爱尔兰血统

30. 一名 35 岁的白塞综合征患者有口腔溃疡和炎性肠道黏膜病变病史。目前服用硫唑嘌呤控制良好。患者突发双向复视，脑桥 – 中脑交界处可见强化病灶。以下哪项治疗方案最适合该患者？

A. 急性期 IVMP（1g/d，3～5 天），然后口服泼尼松并继续使用硫唑嘌呤

B. 急性期 IVMP（1g/d，3～5 天），然后继续服用硫唑嘌呤

C. 口服泼尼松并继续服用硫唑嘌呤

D. 急性期 IVMP（1g/d，3～5 天），然后口服泼尼松，再改用 TNFα 抑制药

E. 急性期 IVMP（1g/d，3～5 天），然后改用 TNFα 抑制药

31. VKH 综合征的特征性临床表现包括以下哪项？

A. 前葡萄膜炎、听力损害、无菌性脑膜炎、皮肤改变

B. 全葡萄膜炎、口腔和生殖器溃疡、无菌性脑膜炎、皮肤改变

C. 全葡萄膜炎、听力损害、周围神经病变、皮肤改变

D. 全葡萄膜炎、听力损害、无菌性脑膜炎、皮肤改变

E. 全葡萄膜炎、口腔溃疡和生殖器溃疡、听力损害、无菌性脑膜炎

32. 哪些药物常用于非感染性葡萄膜综合征的慢性免疫治疗？

A. 皮质类固醇

B. 利妥昔单抗

C. TNFα 抑制药

D. 皮质类固醇和利妥昔单抗

E. 皮质类固醇和 TNFα 抑制药

33. 以下哪种 MRI 表现最符合 CLIPPERS？

A. 使用皮质类固醇后临床改善

B. 轻微的 T₂/FLAIR 异常

C. 软脑膜增强

D. 不对称强化

E. 脑脊液压力升高

34. 以下哪项临床特征不是典型的 CLIPPERS 表现？

A. 癫痫发作

B. 假性球麻痹

C. 痉挛状态

D. 共济失调

E. 认知障碍

35. 以下哪种或哪类治疗结缔组织疾病和炎症性肠道疾病的药物与中枢神经系统炎症有关？

A. 柳氮磺胺吡啶

B. CD20 单抗

C. TNFα 抑制药

D. 硫唑嘌呤

E. 吗替麦考酚酯

36. 一名 32 岁女性，有类风湿性关节炎病史，4 天前出现双下肢麻木和步态不稳。由于锥体束损伤，引起她不对称性右腿屈肌无力，双侧腱反射活跃，右侧巴宾斯基征（+）。感觉检查显示右脚趾振动觉减弱，左腿至腹中部针刺觉减退。脊髓 MRI 显示在 T₄、T₆ 和 T₇ 处有多发、短节段、T₂ 高信号病变，T₆ 处病变增强后有强化。以下她用的哪种药需要关注？

A. 羟氯喹

B. 布洛芬

C. 泮托拉唑

D. 维生素 D

E. 依那西普

37. 一名 50 岁男子因新发的强直阵挛发作就诊。他没有头部外伤史、癫痫病史或近期感染史，也没有癫痫家族史。首次就诊时，他的神经系统检查未见明显异常。EEG 检查结果正常。头颅 MRI 显示左侧颞枕叶斑片状 T₂ 高信号伴强化。脑脊液检查无明显异常。脑脊液和血清中均未检测到神经元自身抗体。胸部 X 线和脊柱 MRI 均正常。下列哪项是确诊该患者的最佳措施？

A. 开始免疫治疗

B. 进行脑活检

C. 重复脑脊液检查

D. 开始抗癫痫治疗

E. 随访观察

38. 上述患者的脑活检显示，脑实质和血管周围 CD3⁺T 淋巴细胞浸润，无肉芽肿，也无感染迹象或肿瘤证据。开始使用皮质类固醇激素并逐步减量，吗替麦考酚酯作为激素减量后续使用药物，患者应继续服用多长时间 ICI？

A. 1 个月

B. 不确定

C. 直到患者无症状

D. 根据医生判断，一般为最近一次临床复发后，持续 3～5 年时间

E. 直到出现不良反应

39. HaNDL 综合征（伴脑脊液淋巴细胞增多的短暂性头痛和神经功能缺损）最常见的神经系统表现是下列哪项？

A. 急性意识模糊状态

B. 失语

C. 运动障碍

D. 感觉症状

E. 视觉症状

40. 在 HaNDL 综合征患者中，下列哪项诊断检查可能出现异常（除脑脊液淋巴细胞增多外）？

A. 头颅 MRI 平扫或增强

B. EEG

C. 脑血管造影

D. ESR

E. 头颅 CT 平扫

41. 以下哪种成像方式更适合用于评估可能的组织细胞增生症？

A. 头颅 MRI

B. 骨扫描

C. 长骨 X 线摄片

D. 从眼眶到大腿的 PET/CT

E. 从头顶到足趾的 PET/CT

42. 以下哪项不是中枢神经系统组织细胞增生症的典型特征？

A. 尿崩症

B. 视神经炎

C. MRI 上病灶持续强化

D. 共济失调

E. 脊髓病变

43. 脑卒中后及颈内动脉支架植入术后出现的癫痫发作可能是由以下哪种原因引起的？

A. 再灌注损伤、脑卒中相关损伤、脑出血或脱髓鞘病变

B. 脱髓鞘病变、脑卒中相关损伤、脑出血或异物残留

C. 再灌注损伤、脑卒中相关损伤、脑出血或异物残留

D. 再灌注损伤、脑卒中相关损伤、脱髓鞘病变或异物残留

E. 再灌注损伤、脱髓鞘病变、脑出血或异物残留

44. 一名 35 岁女性，右上肢疼痛和不灵活 6 个月。查体显示右腿画圈样步态，颈根部针刺觉异常。影像学检查显示局限于低位颈椎的肿胀性病变，伴强化和空洞。最可能的诊断是以下哪项？

A. 弥漫性星形细胞瘤

B. H3K27M 变异的胶质瘤

C. 室管膜瘤

D. 胶质母细胞瘤

E. 脊髓转移瘤

45. 一名 61 岁男性，发作性短暂失衡感 2 年，每次发作持续约 1s。随后，他发现右眼"干涩"且无法闭眼。其妻子注意到他右侧面瘫。该患者最初被诊断为 Bell 麻痹，但由于有失平衡感，他接受了头颅 MRI 检查，结果显示脑干和上颈椎内异常高信号，不伴强化。他接受了为期 5 天的静脉注射大剂量皮质类固醇激素，右侧面部无力有所改善。随访影像学检查显示，背侧脑桥、延髓和颈椎内肿胀性 T_2 高信号病灶持续存在。在进行评估时，患者表示右侧舌头味觉异常。最可能的诊断是什么？

A. 弥漫性星形细胞瘤

B. 毛细胞星形细胞瘤

C. 室管膜瘤

D. 胶质母细胞瘤

E. 转移瘤

46. 以下哪种脊髓 MRI 增强成像模式最符合脊髓结节病？

A. 背侧软脊膜下强化伴或不伴三叉戟征

B. 边缘征及火焰征

C. 横向带状或饼状强化

D. 强化中断征

E. 环形强化

47. 以下哪项是脊髓结节病的主要治疗方法？

A. 单次短疗程静脉注射皮质类固醇

B. 血浆置换

C. 长期大剂量口服皮质类固醇，在这之前用或不用静脉注射大剂量皮质类固醇

D. 芬戈莫德

E. 那他珠单抗

48. 硬脊膜动静脉瘘患者脊髓 T_2 高信号在哪个水平最常见？

A. 颈髓

B. 下胸髓

C. 中段胸髓

D. 圆锥

E. 延髓 - 颈髓交界处

49. 下列哪种治疗可能导致硬脊膜动静脉瘘患者病情明显加重？

A. 血浆置换

B. 皮质类固醇

C. IVIG

D. ACE 抑制药

E. 外科手术

50. 在自发性脊髓梗死中，严重的急性脊髓损伤应该多快出现？

A. 10min 内

B. 4h 内

C. 8h 内

D. 12h 内

E. 24h 内

51. 一名 65 岁女性因急性胸痛向背部放射，随后迅速出现下肢麻木无力，并在 12h 内达到高峰而就诊。应首先进行以下哪项检查？

A. 脊髓 MRI

B. 胸部 CTA

C. 脑脊液检查

D. 血清抗体检测

E. 脊柱 CT

52. 哪种 MRI 特征表明近期有脊髓出血，而不是其他原因导致的脊髓病变？

A. 纵向广泛 T_2 高信号

B. 病灶强化

C. T_2 低信号和增强前 T_1 高信号

D. T_1 低信号

E. 流空影

53. 脊髓出血最常见的原因是什么？

A. 外伤

B. 凝血功能异常

C. 海绵状畸形

D. 动静脉畸形

E. 硬脑膜动静脉瘘

54. 以下哪种脊髓 MRI 增强成像模式最有可能是脊髓型颈椎病？

A. 背侧软脊膜下强化伴或不伴三叉戟征

B. 边缘征和火焰征

C. 横向带状或饼状强化

D. 强化中断征

E. 环形强化

55. 颈椎减压手术成功后，脊髓型颈椎病相关的增强一般需要多长时间才能完全消失？

A. 立即

B. 少于 1 周

C. 少于 1 个月

D. 1～2 年

E. 2 年以上

56. 以下哪项不是导致脊髓神经病的可能原因？

A. 维生素 B_{12} 缺乏

B. HIV 感染

C. 铜缺乏

D. 一氧化二氮中毒

E. 吡哆醇缺乏

57. 以下哪项检测对恶性贫血最具特异性？

A. 内因子抗体

B. 壁细胞抗体

C. 胃泌素水平升高

D. MMA 水平升高

E. 同型半胱氨酸水平升高

58. 脊髓 MRI 显示患者有长节段 T_2 病变，以下哪个特征最能提示患者患有非炎症性脊髓病？

A. MOG-IgG 阳性

B. AQP4-IgG 阳性

C. 脊柱手术后隐匿进展

D. 截瘫

E. 矢状位 MRI 上无流空影

59. 以下哪种情况不是慢性粘连性蛛网膜炎的原因?

A. 外伤

B. 脊柱手术史

C. 非创伤性蛛网膜下腔出血

D. 视神经脊髓炎谱系病

E. 使用碘苯酯对比剂

60. 一名 70 岁男子出现亚急性头痛、精神状态改变、短期记忆丧失、发热和肺炎。脑脊液检查显示轻微的细胞数增多(白细胞 10/μl)和蛋白质水平增加。最可能是以下哪种病原体感染?

A. 流感病毒 A 或 B

B. 肺炎军团菌或引起严重急性呼吸综合征的冠状病毒 2

C. 肺炎链球菌或无乳链球菌

D. 单核细胞增生性李斯特菌或脑膜炎奈瑟菌

E. 大肠杆菌或流感嗜血杆菌

61. 以下哪项描述最符合可能的自身免疫性脑炎?

A. 亚急性起病的工作记忆缺陷和精神状态改变

B. 急性视力下降

C. 下肢无力和感觉减退

D. 锥体外系症状

E. 周围神经病变

答案解析

1. 答案 E

神经结节病最常累及的脑神经是面神经。高达 50% 的神经结节病患者会出现面瘫。然而,大多数因神经结节病导致面神经麻痹的患者还伴有其他神经症状。视神经是神经结节病第二常见累及的脑神经。

2. 答案 D

目前,结节病性视神经病变的最佳治疗方法是静脉注射大剂量皮质类固醇,然后长期口服大剂量激素并缓慢减量。间歇性静脉注射或短期静脉注射或口服激素是不够的。不推荐血浆置换治疗结节病性视神经病变。不能长期耐受激素或停用激素后复发的患者,可在使用激素的同时使用甲氨蝶呤等免疫疗法。英夫利昔单抗是治疗神经结节病患者的潜在激素替代药物。

3. 答案 B

突发视力丧失并非结节病性视神经病变的典型表现,典型的结节病性视神经病变通常起病隐匿,在数周到数月内视力和色觉逐渐减退。结节病性视神经病变可出现视盘肿胀和相对传入瞳孔障碍。突发单侧视力丧失的原因可能包括视神经缺血或外伤。

4. 答案 C

雪球样或辐条状的胼胝体中央病变在 Susac 综合征中很常见,被认为是该病的特征性表现。导水管周围灰质病变常见于韦尼克脑病患者。丘脑病变可见于朊病毒病患者。透明隔分隔两个侧脑室。

5. 答案 B

Susac 综合征被认为是一种靶向血管内皮细胞的自身免疫性疾病,但这一观点仍未得到证实。目前尚无证据支持感染性血管炎是其发病机制。多发性硬化和视神经脊髓炎谱系疾病属于炎性脱髓鞘疾病。血栓栓塞是脑血管意外的病因。

6. 答案 D

累及胼胝体的白质病变可见于脑白质营养不良和多发性硬化。其他选项符合脑白质营养不良的表现而非 MS。

7. 答案 D

MRS 上异常脑白质的乳酸水平升高是 LBSL MRI 的支持标准,但不是其必需的 MRI 诊断标准。而其他选项都是主要的 MRI 诊断标准,应基于这些 MRI 表现对 LBSL 进行诊断。

8. 答案 D

集落刺激因子 1 受体基因的序列变异可见

炎相关，而 HLA-B51 阳性则与白塞综合征有关。脑膜炎是白塞综合征的典型表现，而非脊髓炎。经典白塞综合征在西方世界最早见于土耳其人，但这种疾病也发生在其他中东和亚洲后裔中。

30. 答案 D

该患者对硫唑嘌呤治疗没有反应，而且有 3 个预后不良的因素：男性、胃肠道受累和神经系统受累。因此，基于开放标签研究结果，建议改用 TNFα 抑制药。此外，在 TNFα 抑制药治疗生效前，急性期皮质类固醇激素应作为桥接治疗继续使用。口服泼尼松治疗的持续时间尚不明确，应根据患者情况和医生的经验进行个体化治疗。

31. 答案 D

口腔和生殖器溃疡通常见于白塞综合征，而非 VKH 综合征。无菌性脑膜炎、全葡萄膜炎、听力损害和皮肤改变（而不是神经病变或前葡萄膜炎）是 VKH 综合征的特性。

32. 答案 E

白塞综合征、VKH 综合征和炎症性肠道疾病等葡萄膜 – 脑膜综合征似乎都有一个共同的发病机制，即 TNFα 通路。因此，所有这些疾病都受益于皮质类固醇激素和 TNFα 抑制药的使用。B 细胞耗竭疗法（即利妥昔单抗）尚未被证实有利于葡萄膜 – 脑膜综合征，因此在这些综合征中并不常用。

33. 答案 B

虽然典型 CLIPPERS 可在接受皮质类固醇激素治疗后好转，但这也是许多其他伴脑干强化疾病常见的非特异性表现。软脑膜强化、不对称强化或脑脊液压力升高与肿瘤性疾病有关。典型 CLIPPERS 患者的 T$_2$/FLAIR 序列异常病灶，与钆增强后强化病灶大小相似。由于患有这种疾病的患者有时只有小面积点状强化，因此在没有增强的情况下，MRI 通常报告为正常。

34. 答案 A

癫痫发作是一个警示信号，提示应关注 CLIPPERS 以外的诊断。其他警示信号还包括对皮

质类固醇激素治疗缺乏实质性临床或影像学反应，缺乏典型的脑干为主的表现，数天内进展为严重功能障碍，发热或明显的 B 选项症状，意识水平下降和任何其他中枢神经系统之外的发现。

35. 答案 C

TNFα 抑制药已被证实可诱发中枢神经系统脱髓鞘疾病和其他中枢神经系统炎性疾病，尽管这是美国 FDA 批准治疗这类疾病的药物，但也是中枢神经系统炎症的危险因素。其他药物可用于治疗各种炎症和自身免疫疾病，但是否会引起炎症还不明确。硫唑嘌呤和吗替麦考酚酯与淋巴瘤风险相关。

36. 答案 E

类风湿性关节炎、银屑病、强直性脊柱炎、克罗恩病和溃疡性结肠炎等自身免疫性疾病患者可能会发生中枢神经系统脱髓鞘，遗传学因素和潜在的自身免疫性疾病可能都会导致这种风险。另外有报道称，在这些疾病中，依那西普这一类 TNFα 抑制药的使用，与中枢神经系统脱髓鞘有关。羟氯喹、布洛芬和泮托拉唑尚不清楚是否会导致中枢神经系统脱髓鞘。维生素 D 缺乏是导致中枢神经系统脱髓鞘的一个人群风险因素。

37. 答案 B

如果全面的检查（自身抗体、癌症、传染源和其他病因）均无法确诊，并且存在合适的部位（通常伴有强化），则推荐进行脑活检。如果一开始就进行免疫治疗，就很难排除某些诊断，如中枢神经系统淋巴瘤。第 2 次脑脊液检查异常的可能性相对较低。抗癫痫治疗是必要的，但对于诊断并没有帮助。

38. 答案 D

目前对于免疫抑制治疗的持续时间还没有达成共识。建议在最后一次复发后持续 3～5 年免疫抑制治疗。应仔细监测患者的潜在不良反应。

39. 答案 D

HaNDL 综合征最常见的神经系统表现包括

感觉症状（70%），其次是失语（66%）和运动障碍（42%）。视觉症状不太常见，报道的病例不到20%，包括视力下降、同侧偏盲和闪光感。较少见的表现包括急性意识障碍、视盘水肿和外展神经麻痹。每次发作神经系统的表现往往不同。

40. 答案 B

HaNDL 综合征发作期间的 EEG 通常是异常的，表现为临床症状相对应的单侧慢波。在已发表的病例数最多的一项研究中，42 例患者中有 30 例（71%）存在明显的 EEG 异常。

41. 答案 E

从头到脚对全身进行 PET/CT 是评估组织细胞增生症的首选方法。这可用来确定全身活检目标，包括肾周疾病和长骨疾病。在进行病理评估之前，应注意不要使组织脱钙，因为脱钙会降低组织免疫组织化学对 BRAF 染色的敏感性。从眼眶到大腿行 PET/CT（肿瘤筛查方案）可能会错过股骨远端的高代谢病变，而这正是 Erdheim-Chester 病的典型表现。长骨 X 线摄片对于检测组织细胞疾病的骨病变不够敏感。骨扫描是单独检测骨病变的成像方式，但 PET/CT 在检测软组织异常（如肾周高代谢组织和肺部疾病）方面具有额外的优势。脑部 MRI 推荐用于疑似组织细胞疾病的患者，但只有 40% 的 Erdheim-Chester 病患者有中枢神经系统受累。

42. 答案 B

视神经炎是一个警示信号，提示应关注组织细胞增生症以外的诊断。尿崩症是中枢神经系统组织细胞增生症常见的表现，并且可在其确诊十年前就已经出现。半数尿崩症患者头颅 MRI 是正常的。头颅及脊髓 MRI 持续强化是组织细胞增生症的典型表现。Erdheim-Chester 病通常累及小脑、脑干和脊髓。

43. 答案 C

支架置入术后再灌注损伤可导致局灶性脑功能障碍，包括癫痫发作。由于自然病史、抗血栓治疗或两者兼而有之导致的脑卒中出血转化，也可能导致癫痫发作。颈动脉支架栓塞聚合物残留进入脑实质内导致慢性肉芽肿性脑炎，从而导致癫痫发作。这种现象不同于传统的脱髓鞘疾病，如多发性硬化。

44. 答案 C

室管膜瘤是最正确的答案，因为它是成人最常见的脊髓原发性肿瘤，在 MRI 上通常表现为伴强化的占位病灶，并伴有空洞。手术切除是其最有效的治疗方法。具有 H3K27M 的胶质瘤和胶质母细胞瘤是侵袭性肿瘤，可累及脊髓。它们也可形成伴强化的脊髓占位病灶，但与室管膜瘤比相对少见。累及脊髓的胶质母细胞瘤很罕见，通常起病较快，呈亚急性，这类肿瘤经常有强化且预后较差。弥漫性星形细胞瘤属于低级别肿瘤，尽管病程上符合题干描述，但这类肿瘤通常没有强化或相关的空洞。H3K27M 胶质瘤是一个相对较新的诊断实体。这种变异型多见于儿童起病的弥漫性脑桥内胶质瘤，病程具有侵袭性、难治性的特点。而 H3K27M 胶质瘤在成人中病程较为缓慢。不伴骨质破坏的脊髓髓内转移瘤是非常罕见的。

45. 答案 A

弥漫性星形细胞瘤为低级别肿瘤，病程缓慢，某种症状可存在多年。弥漫性星形细胞瘤通常被误诊为炎症、感染或脑血管疾病。这类肿瘤通常没有强化或相应的空洞。由于这类肿瘤具有浸润性，其症状通常不如影像学预测的严重。本病例也可能是 H3K27M 变异的胶质瘤，因为这类肿瘤累及中线结构，并且通常无强化。该病的影像学特征与室管膜瘤不一致，室管膜瘤是一种膨胀性、强化病变，可能伴有空洞。累及脊髓的胶质母细胞瘤通常起病较快，呈亚急性症。这些肿瘤经常表现为强化病灶，可出现中央坏死，预后较差。毛细胞星形细胞瘤通常有强化，可能有肿瘤相关的囊肿。不伴骨质破坏的脊髓髓内转移瘤是非常罕见的。

46. 答案 A

脊髓 MRI 中存在延伸≥2 个节段的线性、背侧、软膜下强化病灶，伴或不伴有中央管强化，在轴位增强脊髓影像上形成三叉戟状外观，提示脊髓结节病。其他增强模式与其他脊髓病相关：边缘征和火焰征与转移瘤相关，横向带状 / 饼状强化与颈椎病压迫有关，强化缺失片段与硬脊膜动静脉瘘有关，视神经脊髓炎谱系疾病与环形强化有关。

47. 答案 C

通常首先 IVMP，随后长期大剂量口服泼尼松，是脊髓结节病的主要治疗方法。短疗程 IVMP 而不长期口服泼尼松可导致早期复发。血浆置换、芬戈莫德和那他珠单抗都不是脊髓结节病公认的治疗方法。

48. 答案 D

由于重力依赖性水肿累积，约 90% 的硬脊膜动静脉瘘患者会出现脊髓 T_2 高信号，并向下延伸至脊髓圆锥。

49. 答案 B

免疫疗法（IVIG、皮质类固醇激素和血浆置换）对硬脊膜动静脉瘘是无效的，不仅如此，多份病例报道证实皮质类固醇激素还与潜在的疾病严重恶化相关，这很可能是继发了静脉压力增高。由于血浆置换可暂时降低全身血压，因此可暂时改善症状。手术是明确的治疗方法。

50. 答案 D

自发性脊髓梗死的诊断标准包括在 12h 以内迅速出现的严重脊髓功能障碍。

51. 答案 B

虽然脊髓 MRI 很可能需要在早期进行评估，但必须首先考虑紧急危及生命的情况。因此，由于担心主动脉夹层，应首先进行胸部 CTA。同样，也不需要在脊髓成像完成前紧急进行脑脊液检查和抗体检测。在疑似脊髓损伤中，脊椎 CT 通常作为创伤检查的一部分而需首先完成，但如果是非创伤血管病变，其灵敏度和特异度较差。

52. 答案 C

MRI 结果显示 T_2 低信号和 T_1 高信号则高度提示出血，可通过其他序列（如梯度回波加权成像）进一步确认。长节段 T_2 高信号不具有特异性。评估强化病灶可有助于寻找潜在的肿块或其他可能的病变，但对于这种情况价值不大。虽然 T_1 低信号可出现在出血后晚期，但对急性期的诊断价值不大。虽然血流空洞影可见于潜在的动静脉畸形，但不能用于确定近期是否有出血。

53. 答案 A

虽然海绵状畸形和动静脉畸形是非创伤性脊髓出血最常见的病因，但总体而言，创伤是最常见的原因。硬脊膜动静脉瘘导致脊髓肿胀而非出血。

54. 答案 C

矢状位图像上呈横向带状或扁平饼状强化，宽度大于或等于高度，则高度提示颈椎病。背侧软膜下强化与脊髓结节病相关。边缘征和火焰征提示脊髓髓内转移瘤。硬脊膜动静脉瘘可出现缺失片状强化征象。而环形强化多见于多发性硬化或 AQP4-IgG 血清阳性的视神经脊髓炎谱系疾病。

55. 答案 D

在减压手术成功后，脊髓型颈椎病相关的强化病灶会慢慢消退（1～2 年），这有时会导致诊断上的混淆。但是，在临床症状或影像学没有恶化的情况下，强化病灶的缓慢消退不应排除脊髓型颈椎病这一诊断。

56. 答案 E

维生素 B_{12} 缺乏和铜缺乏都可以导致亚急性联合变性。减肥手术史是这两种疾病的危险因素。HIV 感染与转甲基化途径的紊乱有关，而 HIV 的直接感染通常不会导致脊髓病变。一氧化二氮会氧化维生素 B_{12} 的钴核，从而导致维生素 B_{12} 功能缺失。吡哆醇（维生素 B_6）缺乏可导致周围神经病变，但不会导致脊髓病变。

57. 答案 A

代谢性维生素 B_{12} 缺乏，可出现甲基丙二酸（MMA）和同型半胱氨酸水平升高；维生素 B_{12} 缺乏症中，MMA 升高比同型半胱氨酸升高更有特异性。胃泌素水平升高和壁细胞抗体对诊断恶性贫血敏感，但并非其特异性标志物。内因子抗体相对不敏感，但是最具特异性。

58. 答案 C

MOG-IgG 或 AQP4-IgG 自身免疫病患者可出现亚急性脊髓炎症状。慢性粘连性蛛网膜炎可出现于脊柱手术后硬脊膜损伤的患者中，通常隐匿起病并逐渐进展。截瘫不是任何一种脊髓病所特有的。MRI 上明显的脊膜静脉影（流空影）可提示硬脊膜动静脉瘘。所有这些诊断中都可出现脊髓矢状面上长节段 T_2 异常信号。

59. 答案 D

视神经脊髓炎谱系疾病可出现长节段横贯性脊髓炎。其他都是慢性粘连性蛛网膜炎的危险因素。

60. 答案 B

患者同时患有肺炎和脑炎。亚急性起病，症状相关联，脑脊液检查有炎症迹象，均提示肺炎军团菌或严重急性呼吸综合征冠状病毒 2 感染。

61. 答案 A

自身免疫性脑炎的特征是亚急性起病（快速进展，<3 个月）的短期记忆缺损、精神状态改变或精神症状。癫痫发作、脑脊液细胞数增多、局灶性中枢神经系统体征和提示脑炎的影像学特征也是其重要的检查结果。

推荐阅读

[1] Anderson TL, Morris JM, Wald JT, Kotsenas AL. Imaging appearance of advanced chronic adhesive arachnoiditis: a retrospective review. AJR Am J Roentgenol. 2017 Sep;209(3):648–55. Epub 2017 Jun 22.

[2] Auriel E, Charidimou A, Gurol ME, Ni J, Van Etten ES, Martinez-Ramirez S, et al. Validation of clinicoradiological criteria for the diagnosis of cerebral amyloid angiopathy-related inflammation. JAMA Neurol. 2016 Feb;73(2):197–202.

[3] Bartleson JD, Swanson JW, Whisnant JP. A migrainous syndrome with cerebrospinal fluid pleocytosis. Neurology. 1981 Oct;31(10):1257–62.

[4] Bhatia KD, Krishnan P, Kortman H, Klostranec J, Krings T. Acute cortical lesions in MELAS syndrome: anatomic distribution, symmetry, and evolution. AJNR Am J Neuroradiol. 2020 Jan;41(1):167–73. Epub 2019 Dec 5.

[5] Biousse V, Newman NJ. Diagnosis and clinical features of common optic neuropathies. Lancet Neurol. 2016 Dec;15(13):1355–67.

[6] Bower RS, Burrus TM, Giannini C, Erickson BJ, Meyer FB, Pirko I, et al. Teaching NeuroImages: demyelinating disease mimicking butterfly high-grade glioma. Neurology. 2010 Jul 13;75(2):e4–5.

[7] Burkholder BM. Vogt-Koyanagi-Harada disease. Curr Opin Ophthalmol. 2015 Nov;26(6):506–11.

[8] Byram K, Hajj-Ali RA, Calabrese L. CNS vasculitis: an approach to differential diagnosis and management. Curr Rheumatol Rep. 2018 May 30;20(7):37.

[9] Calabrese LH, Mallek JA. Primary angiitis of the central nervous system: report of 8 new cases, review of the literature, and proposal for diagnostic criteria. Medicine (Baltimore). 1988 Jan;67(1):20–39.

[10] Chiavazza C, Pellerino A, Ferrio F, Cistaro A, Soffietti R, Ruda R. Primary CNS lymphomas: challenges in diagnosis and monitoring. Biomed Res Int. 2018 Jun 21;2018:3606970.

[11] Chung KK, Anderson NE, Hutchinson D, Synek B, Barber PA. Cerebral amyloid angiopathy related inflammation: three case reports and a review. J Neurol Neurosurg Psychiatry. 2011 Jan;82(1):20–6. Epub 2010 Oct 9.

[12] Conway BL, Clarke MJ, Kaufmann TJ, Flanagan EP. Utility of extension views in spondylotic myelopathy mimicking transverse myelitis. Mult Scler Relat Disord. 2017 Jan;11:62–4. Epub 2016 Dec 9.

[13] Cunningham ET Jr, Rathinam SR, Tugal-Tutkun I, Muccioli C, Zierhut M. Vogt-Koyanagi-Harada disease. Ocul Immunol Inflamm. 2014 Aug;22(4):249–52.

[14] Egan RA. Diagnostic criteria and treatment algorithm for Susac syndrome. J Neuroophthalmol. 2019 Mar;39(1):60–7.

[15] Ehlers S. Tumor necrosis factor and its blockade in granulomatous infections: differential modes of action of infliximab and etanercept? Clin Infect Dis. 2005 Aug 1;41 Suppl 3:S199–203.

[16] Flanagan EP, Kaufmann TJ, Krecke KN, Aksamit AJ, Pittock SJ, Keegan BM, et al. Discriminating long myelitis of neuromyelitis optica from sarcoidosis. Ann Neurol. 2016 Mar;79(3):437–47. Epub 2016 Feb 12.

[17] Flanagan EP, Krecke KN, Marsh RW, Giannini C, Keegan BM, Weinshenker BG. Specific pattern of gadolinium enhancement in spondylotic myelopathy. Ann Neurol. 2014 Jul;76(1):54–65. Epub 2014 Jun 14.

[18] Foutz A, Appleby BS, Hamlin C, Liu X, Yang S, Cohen Y, et al. Diagnostic and prognostic value of human prion detection in cerebrospinal fluid. Ann Neurol. 2017 Jan;81(1):79–92.

[19] Gelfand JM, Genrich G, Green AJ, Tihan T, Cree BA. Encephalitis of unclear origin diagnosed by brain biopsy: A diagnostic challenge. JAMA Neurol. 2015 Jan;72(1):66–72.

[20] Geschwind MD. Rapidly progressive dementia. Continuum (Minneap Minn). 2016 Apr;22(2, Dementia):510–37.

[21] Gorman GS, Schaefer AM, Ng Y, Gomez N, Blakely EL, Alston CL, et al. Prevalence of nuclear and mitochondrial DNA mutations related

to adult mitochondrial disease. Ann Neurol. 2015 May;77(5):753–9. Epub 2015 Mar 28.

[22] Goyal G, Young JR, Koster MJ, Tobin WO, Vassallo R, Ryu JH, et al; Mayo Clinic Histiocytosis Working Group. The Mayo Clinic Histiocytosis Working Group Consensus Statement for the Diagnosis and Evaluation of Adult Patients With Histiocytic Neoplasms: Erdheim-Chester disease, Langerhans cell histiocytosis, and Rosai-Dorfman disease. Mayo Clin Proc. 2019 Oct;94(10):2054–71. Epub 2019 Aug 28.

[23] Greco A, De Virgilio A, Gallo A, Fusconi M, Turchetta R, Tombolini M, et al. Susac's syndrome: pathogenesis, clinical variants and treatment approaches. Autoimmun Rev. 2014 Aug;13(8):814–21. Epub 2014 Apr 12.

[24] Grommes C, DeAngelis LM. Primary CNS lymphoma. J Clin Oncol. 2017 Jul 20;35(21):2410–8. Epub 2017 Jun 22.

[25] Hajj-Ali RA, Calabrese LH. Diagnosis and classification of central nervous system vasculitis. J Autoimmun. 2014 Feb-Mar;48–49:149–52. Epub 2014 Feb 1.

[26] Han CH, Batchelor TT. Diagnosis and management of primary central nervous system lymphoma. Cancer. 2017 Nov 15;123(22):4314–24. Epub 2017 Sep 26.

[27] Headache Classification Committee of the International Headache Society (IHS). The International Classification of Headache Disorders, 3rd edition (beta version). Cephalalgia. 2013 Jul;33(9):629–808.

[28] Huang C, Wang Y, Li X, Ren L, Zhao J, Hu Y, et al. Clinical features of patients infected with 2019 novel coronavirus in Wuhan, China. Lancet. 2020 Feb 15;395(10223):497–506. Epub 2020 Jan 24. Erratum in: Lancet. 2020 Jan 30.

[29] Ishido T, Horita N, Takeuchi M, Kawagoe T, Shibuya E, Yamane T, et al. Clinical manifestations of Beh.et's disease depending on sex and age: results from Japanese nationwide registration. Rheumatology (Oxford). 2017 Nov 1;56(11):1918–27.

[30] Keegan BM, Giannini C, Parisi JE, Lucchinetti CF, Boeve BF, Josephs KA. Sporadic adult-onset leukoencephalopathy with neuroaxonal spheroids mimicking cerebral MS. Neurology. 2008 Mar 25;70(13 Pt 2):1128–33. Epub 2008 Feb 20.

[31] Kelley BP, Patel SC, Marin HL, Corrigan JJ, Mitsias PD, Griffith B. Autoimmune encephalitis: pathophysiology and imaging review of an overlooked diagnosis. AJNR Am J Neuroradiol. 2017 Jun;38(6):1070–8. Epub 2017 Feb 9.

[32] Kidd DP, Burton BJ, Graham EM, Plant GT. Optic neuropathy associated with systemic sarcoidosis. Neurol Neuroimmunol Neuroinflamm. 2016 Aug 2;3(5):e270.

[33] Konno T, Broderick DF, Mezaki N, Isami A, Kaneda D, Tashiro Y, et al. Diagnostic value of brain calcifications in adult-onset leukoencephalopathy with axonal spheroids and pigmented glia. AJNR Am J Neuroradiol. 2017 Jan;38(1):77–83. Epub 2016 Sep 15.

[34] Kramer CL. Vascular disorders of the spinal cord. Continuum (Minneap Minn). 2018 Apr;24(2, Spinal Cord Disorders):407–26.

[35] Kumar N. Metabolic and toxic myelopathies. Semin Neurol. 2012 Apr;32(2):123–36. Epub 2012 Sep 8.

[36] Kumar N. Neurologic aspects of cobalamin (B12) deficiency. Handb Clin Neurol. 2014;120:915–26.

[37] Kunchok A, Aksamit AJ Jr, Davis JM 3rd, Kantarci OH, Keegan BM, Pittock SJ, et al. Association between tumor necrosis factor inhibitor exposure and inflammatory central nervous system events. JAMA Neurol. 2020 Aug 1;77(8):937–46.

[38] Law LY, Riminton DS, Nguyen M, Barnett MH, Reddel SW, Hardy TA. The spectrum of immune-mediated and inflammatory lesions of the brainstem: clues to diagnosis. Neurology. 2019 Aug 27;93(9):390–405.

[39] Lorentzen AO, Nome T, Bakke SJ, Scheie D, Stenset V, Aamodt AH. Cerebral foreign body reaction after carotid aneurysm stenting. Interv Neuroradiol. 2016 Feb;22(1):53–7. Epub 2015 Oct 28.

[40] Low S, Han CH, Batchelor TT. Primary central nervous system lymphoma. Ther Adv Neurol Disord. 2018 Oct 5;11:1756286418793562.

[41] Lu VM, Alvi MA, McDonald KL, Daniels DJ. Impact of the H3K27M mutation on survival in pediatric high-grade glioma: a systematic review and meta-analysis. J Neurosurg Pediatr. 2018 Nov 30;23(3):308–16.

[42] Mao L, Jin H, Wang M, Hu Y, Chen S, He Q, et al. Neurologic manifestations of hospitalized patients with coronavirus disease 2019 in Wuhan, China. JAMA Neurol. 2020 Jun 1;77(6):683–90.

[43] McKeon A. Immunotherapeutics for autoimmune encephalopathies and dementias. Curr Treat Options Neurol. 2013 Dec;15(6):723–37.

[44] Mehta RI, Mehta RI, Solis OE, Jahan R, Salamon N, Tobis JM, et al. Hydrophilic polymer emboli: an under-recognized iatrogenic cause of ischemia and infarct. Mod Pathol. 2010 Jul;23(7):921–30. Epub 2010 Mar 19.

[45] Mont'Alverne AR, Yamakami LY, Goncalves CR, Baracat EC, Bonfa E, Silva CA. Diminished ovarian reserve in Beh.et's disease patients. Clin Rheumatol. 2015 Jan;34(1):179–83. Epub 2014 May 31.

[46] Moriguchi T, Harii N, Goto J, Harada D, Sugawara H, Takamino J, et al. A first case of meningitis/ encephalitis associated with SARS-coronavirus-2. Int J Infect Dis. 2020 May;94:55–8. Epub 2020 Apr 3.

[47] Nouh A, Borys E, Gierut AK, Biller J. Amyloid-Beta related angiitis of the central nervous system: case report and topic review. Front Neurol. 2014 Feb 4;5:13.

[48] Ozdal P, Ozdamar Y, Yazici A, Teke MY, Ozturk F. Vogt-Koyanagi-Harada disease: clinical and demographic characteristics of patients in a specialized eye hospital in Turkey. Ocul Immunol Inflamm. 2014 Aug;22(4):277–86. Epub 2013 Dec 11.

[49] Petzold GC, Bohner G, Klingebiel R, Amberger N, van der Knaap MS, Zschenderlein R. Adult onset leucoencephalopathy with brain stem and spinal cord involvement and normal lactate. J Neurol Neurosurg Psychiatry. 2006 Jul;77(7):889–91.

[50] Pilotto A, Masciocchi S, Volonghi I, De Giuli V, Caprioli F, Mariotto S, et al. SARS-CoV-2 encephalitis is a cytokine release syndrome: evidences from cerebrospinal fluid analyses. Clin Infect Dis. 2021 Jan 4:ciaa1933. Epub ahead of print.

[51] Pilotto A, Odolini S, Masciocchi S, Comelli A, Volonghi I, Gazzina S, et al. Steroid-responsive encephalitis in coronavirus disease 2019. Ann Neurol. 2020 Aug;88(2):423–7. Epub 2020 Jun 9.

[52] Ponzoni M, Campo E, Nakamura S. Intravascular large B-cell lymphoma: a chameleon with multiple faces and many masks. Blood. 2018 Oct 11;132(15):1561–7. Epub 2018 Aug 15.

[53] Rabinstein AA. Vascular myelopathies. Continuum (Minneap Minn). 2015 Feb;21(1, Spinal Cord Disorders):67–83.

[54] Rademakers R, Baker M, Nicholson AM, Rutherford NJ, Finch N, Soto-Ortolaza A, et al. Mutations in the colony stimulating factor 1 receptor (CSF1R) gene cause hereditary diffuse leukoencephalopathy with spheroids. Nat Genet. 2011 Dec 25;44(2):200–5.

[55] Resende LL, de Paiva ARB, Kok F, da Costa Leite C, Lucato LT. Adult leukodystrophies: a step-by-step diagnostic approach. Radiographics. 2019 Jan-Feb;39(1):153–68.

[56] Salvarani C, Brown RD Jr, Hunder GG. Adult primary central nervous system vasculitis. Lancet. 2012 Aug 25;380(9843):767–77. Epub 2012 May 9.

[57] Salvarani C, Brown RD Jr, Muratore F, Christianson TJH, Galli E, Pipitone N, et al. Rituximab therapy for primary central nervous system vasculitis: A 6 patient experience and review of the literature. Autoimmun Rev. 2019 Apr;18(4):399–405. Epub 2019 Feb 10.

[58] Salvarani C, Hunder GG, Morris JM, Brown RD Jr, Christianson T, Giannini C. Aβ-related angiitis: comparison with CAA without inflammation and primary CNS vasculitis. Neurology. 2013 Oct

29;81(18):1596–603. Epub 2013 Sep 27.

[59] Scheper GC, van der Klok T, van Andel RJ, van Berkel CG, Sissler M, Smet J, et al. Mitochondrial aspartyl-tRNA synthetase deficiency causes leukoencephalopathy with brain stem and spinal cord involvement and lactate elevation. Nat Genet. 2007 Apr;39(4):534–9. Epub 2007 Mar 25.

[60] Schwendimann RN. Metabolic and toxic myelopathies. Continuum (Minneap Minn). 2018 Apr;24(2, Spinal Cord Disorders):427–40.

[61] Scolding NJ, Joseph F, Kirby PA, Mazanti I, Gray F, Mikol J, et al. Abetarelated angiitis: primary angiitis of the central nervous system associated with cerebral amyloid angiopathy. Brain. 2005 Mar;128(Pt 3):500–15. Epub 2005 Jan 19.

[62] Shaban A, Moritani T, Al Kasab S, Sheharyar A, Limaye KS, Adams HP Jr. Spinal cord hemorrhage. J Stroke Cerebrovasc Dis. 2018 Jun;27(6):1435–46. Epub 2018 Mar 16.

[63] Siva A, Kantarci OH, Saip S, Altintas A, Hamuryudan V, Islak C, et al. Beh.et's disease: diagnostic and prognostic aspects of neurological involvement. J Neurol. 2001 Feb;248(2):95–103.

[64] Stern BJ, Royal W 3rd, Gelfand JM, Clifford DB, Tavee J, Pawate S, et al. Definition and consensus diagnostic criteria for neurosarcoidosis: from the Neurosarcoidosis Consortium Consensus Group. JAMA Neurol. 2018 Dec 1;75(12):1546–53.

[65] Susac JO, Murtagh FR, Egan RA, Berger JR, Bakshi R, Lincoff N, et al. MRI findings in Susac's syndrome. Neurology. 2003 Dec 23;61(12):1783–7.

[66] Tobin WO, Guo Y, Krecke KN, Parisi JE, Lucchinetti CF, Pittock SJ, et al. Diagnostic criteria for chronic lymphocytic inflammation with pontine perivascular enhancement responsive to steroids (CLIPPERS). Brain. 2017 Sep 1;140(9):2415–25.

[67] Toledano M, Davies NWS. Infectious encephalitis: mimics and chameleons.

[68] Pract Neurol. 2019 Jun;19(3):225–37. Epub 2019 Mar 16.

[69] Vanderver A. Genetic leukoencephalopathies in adults. Continuum (Minneap Minn). 2016 Jun;22(3):916–42.

[70] Venkatesan A, Michael BD, Probasco JC, Geocadin RG, Solomon T. Acute encephalitis in immunocompetent adults. Lancet. 2019 Feb

16;393(10172):702–16. Epub 2019 Feb 14.

[71] Vilela P, Rowley HA. Brain ischemia: CT and MRI techniques in acute ischemic stroke. Eur J Radiol. 2017 Nov;96:162–72. Epub 2017 Aug 24.

[72] Weidauer S, Nichtweiss M, Hattingen E. Differential diagnosis of white matter lesions: nonvascular causes-Part II. Clin Neuroradiol. 2014 Jun;24(2):93–110. Epub 2014 Feb 12.

[73] Weinshenker BG. Tumefactive demyelinating lesions: characteristics of individual lesions, individual patients, or a unique disease entity? Mult Scler. 2015 Nov;21(13):1746–7. Epub 2015 Sep 11.

[74] WHO classification of tumours of the central nervous system: International Agency for Research on Cancer (IARC). In: Louis DN, Ohgaki H, Wiestler OD, Cavenee WK, editors. Revised 4th ed. Lyon: International Agency for Research on Cancer. c2016. 408 p. (T1 hypointensity.)

[75] Zalewski NL, Flanagan EP, Keegan BM. Evaluation of idiopathic transverse myelitis revealing specific myelopathy diagnoses. Neurology. 2018 Jan 9;90(2):e96-e102. Epub 2017 Dec 15.

[76] Zalewski NL, Krecke KN, Weinshenker BG, Aksamit AJ, Conway BL, McKeon A, et al. Central canal enhancement and the trident sign in spinal cord sarcoidosis. Neurology. 2016 Aug 16;87(7):743–4.

[77] Zalewski NL, Rabinstein AA, Brinjikji W, Kaufmann TJ, Nasr D, Ruff MW, et al. Unique gadolinium enhancement pattern in spinal dural arteriovenous fistulas. JAMA Neurol. 2018 Dec 1;75(12):1542–5.

[78] Zalewski NL, Rabinstein AA, Krecke KN, Brown RD Jr, Wijdicks EFM, Weinshenker BG, et al. Characteristics of spontaneous spinal cord infarction and proposed diagnostic criteria. JAMA Neurol. 2019 Jan 1;76(1):56–63.

[79] Zalewski NL, Rabinstein AA, Krecke KN, Brown RD, Wijdicks EFM, Weinshenker BG, et al. Spinal cord infarction: clinical and imaging insights from the periprocedural setting. J Neurol Sci. 2018 May 15;388:162–7. Epub 2018 Mar 17.

[80] Zeydan B, Uygunoglu U, Saip S, Demirci ON, Seyahi E, Ugurlu S, et al. Infliximab is a plausible alternative for neurologic complications of Beh.et disease. Neurol Neuroimmunol Neuroinflamm. 2016 Jul 8;3(5):e258.

相 关 图 书 推 荐

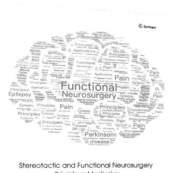

原著　[美] Kofi Boahene 等

主译　张洪钿　陈立华　邓兴力

定价　228.00 元

本书引进自 JAYPEE 出版社，由来自国际颅底中心的权威专家结合多年大量实践经验及深厚的临床知识精心打造，经国内多家医院具有影响力的专家联袂翻译而成。本书阐述了颅底手术相关的解剖学，强调将内镜作为一种工具，成为通过鼻腔内的自然开口（鼻内）及次选入路（经眶、经口）用于颅底手术的微创入路，并添加了微创治疗半规管闭合不全等内容，通过六篇 31 章解析了颅底手术的一般概念、手术相关的解剖学、常见颅底病变的处理及以微侵袭方式进行经眶、经鼻和经口的颅底手术。本书编排独具特色，图文并茂，阐释简明，不仅适合神经外科医生、耳鼻咽喉科医生、头颈外科医生在临床实践中借鉴参考，而且对经头部自然腔道和次选通道等微创手术入路有了解需求的相关人员来说，亦是一部不可多得的临床必备工具书。

原著　[美] Nader Pouratian 等

主译　陶　蔚

定价　280.00 元

本书引进自世界知名的 Springer 出版社，由美国加州大学洛杉矶分校大卫·格芬医学院神经外科的 Nader Pouratian 教授和美国休斯敦贝勒医学院神经外科的 Sameer A. Sheth 教授，结合最新技术进展与多年临床实践经验精心打造，是一部细致全面、专注系统的立体定向与功能神经外科实用参考书。相较于其他神经外科著作，本书著者将理论与实践相结合，系统描述了立体定向基础理论、路径和靶点生理学基础、功能性脑疾病机制和手术操作技巧，以及功能神经外科的新进展、未来研究方向和发展蓝图，可以帮助读者更好地理解相关技术及疾病，临床实用性强。全书共五篇 38 章，编排简洁，阐释明晰，图文并茂，非常适合神经外科医师临床实践时参考，是一部不可多得的参考工具书。

相 关 图 书 推 荐

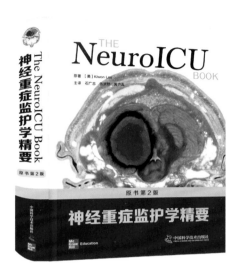

原著　[美] Kiwon Lee

主译　石广志　张洪钿　黄齐兵

定价　280.00 元

本书引进自世界知名的 McGraw-Hill 出版集团，由得克萨斯大学医学院著名神经重症医学专家 Kiwon Lee 教授倾力打造。本书为全新第 2 版，在 2012 年初版取得巨大成功的基础上修订而成。本书不仅对神经重症患者遇到的各种大脑及脊髓状况进行了介绍，而且还对神经疾病伴发各种器官功能不全和衰竭的处理进行了详细的阐述。本书保持了前一版以病例为基础的互动式风格，并对患者接受干预措施后可能发生的不良反应给出了实际建议，还特别向读者展示了遇到意外情况时的应对方案。

本书着重强调临床实践，针对神经重症监护病房的大量真实病例，通过流程图、表格、示意图、照片、文献追溯和关键知识点来进一步阐明分析，图文并茂，通俗易懂，不但对神经重症监护病房的医护人员有重要的指导意义，还可供神经内、外科一线临床医生工作中阅读参考。

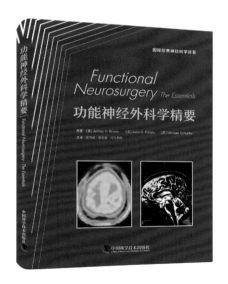

原著　[美] Jeffrey A. Brown 等

主译　张洪钿　邹志浩　司马秀田

定价　158.00 元

本书引进自 Thieme 出版社，由美国的神经外科专家 Jeffrey A. Brown、Julie G. Pilitsis、Michael Schulder 共同编写，国内多位临床经验丰富的神经外科专家共同翻译，是一部全面介绍神经系统功能性疾病的专业著作。全书共 41 章，详细阐述了神经外科功能性疾病的临床表现、影像学、治疗等内容，并且用丰富的图片、表格及关键知识点来简明展示相关知识。本书内容全面，要点突出，图文并茂，既可作为众多神经科临床医生的指导用书，又可作为功能神经外科学相关培训的参考用书。